AF548186

ALEXANDRA POPE · SJANIE HUGO-WURLITZER

Die verborgene Kraft der Wechseljahre

Alexandra Pope
Sjanie Hugo-Wurlitzer

Die verborgene Kraft der Wechseljahre

Wie du die Phasen der Veränderung gelassen meisterst und dich selbst ganz neu entdeckst

Aus dem Englischen übersetzt von Sabine Zürn

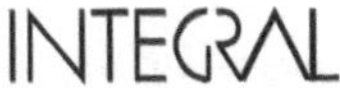

Die Originalausgabe erschien 2022 unter dem Titel *Wise Power – Discover the Liberating Power of Menopause to Awaken Authority, Purpose and Belonging* bei Hay House UK Ltd.

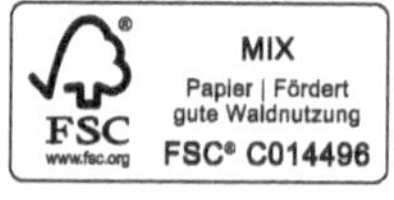

Verlagsgruppe Penguin Random House FSC® N001967

Erste Auflage 2023

Redaktion: Beate Schlachter
Umschlaggestaltung: Guter Punkt, München, unter Verwendung von Motiven von: © myshkovsky / iStock / Getty Images Plus
Satz: Satzwerk Huber, Germering
Druck und Bindung: GGP Media GmbH, Pößneck
ISBN: 978-3-7787-9320-6
www.Integral-Lotos-Ansata.de

ANMERKUNG DER AUTORINNEN

Wir arbeiten seit 2009 zusammen und haben 2014 gemeinsam die *Red School* gegründet, mit der Mission, das Bewusstsein für den Menstruationszyklus (Menstruationszyklusbewusstsein, MZB) als Initiationsweg und spirituelle Praxis wiederherzustellen, die Revolution der bewusst durchlebten Wechseljahre auf den Weg zu bringen und für die Zukunft Führerinnen rund um das Thema Menstrualität auszubilden.

Die Inhalte dieses Buches sind exklusiv in der *Red School* entstanden, und du findest sie nur bei uns. Unsere Philosophie ist inspiriert durch unser eigenes Menstruationszyklusbewusstsein und durch die Erfahrungen unzähliger Frauen und Menschen mit Zyklus, mit denen wir zusammengearbeitet haben.

Oft werden wir gefragt, ob unser Ansatz auf traditionellem Wissen beruht. Wir haben einiges aus indigenen Kulturen übernommen, wofür wir sehr dankbar sind. Dazu gehören der Rückzug während der Menstruation, die Auffassung, die Menstruation als Zeit eines erhöhten Bewusstseins und als visionäre Phase zu betrachten, der Respekt vor den Zyklen der Natur und die Anerkennung der Wechseljahre als Übergangsritual. Die Menstruationskosmologie der *Red School,* die wir in diesem Buch vorstellen, einschließlich der fünf Phasen der Wechseljahre, ist jedoch modernes Wissen, das in 40 Jahren intensiver Beschäftigung mit dem Menstruationszyklus und dessen Vollendung, den Wechseljahren, entstanden ist.

Wir möchten betonen, dass dieses Wissen heute und für unsere gegenwärtige Zeit entstanden ist und sich weiterentwickeln wird, wenn mehr und mehr Frauen und Menschen mit Zyklus den Menstruationszyklus und die Wechseljahre bewusst erleben. In Anbetracht dessen bitten wir dich, als Quelle dieses Wissens immer die *Red School* (zu der alle Mitglieder unserer Community gehören) anzugeben, falls du es mit anderen teilen möchtest. Dieses Wissen gehört uns allen, doch es ist uns wichtig, als Urheberinnen genannt und wertgeschätzt zu werden.

Anmerkung des Verlags zur Terminologie in diesem Buch

Im englischen Original bezeichnen die Autorinnen mit *menopause* einen sehr viel umfassenderen Zeitraum als im englischen und deutschen Sprachgebrauch üblich. Daher haben wir uns in der Übersetzung für den Begriff »Wechseljahre« entschieden. Gemeint ist der langjährige, allmähliche psycho-spirituelle Übergang, den Frauen und Menschen mit Zyklus um das Ende ihrer Menstruationsjahre und oft mehrere Jahre über die Menopause hinaus durchleben. Eine ausführliche Definition der in diesem Buch verwendeten Terminologie findest du auf den Seiten 23 ff.

INHALT

Teil III
DAS MYSTERIUM DER WECHSELJAHRE

Teil IV
DEIN EIGENES GESETZ – WILLKOMMEN IN DER FREIHEIT

WILLKOMMEN

Wir haben einen ziemlich radikalen Gedanken für dich parat: Die Wechseljahre sind der Schlüssel zu deiner tiefsten Erfüllung und für die Zukunft unseres Planeten. Das mag kühn klingen, aber für uns ist das unstrittig. In diesem Buch zeigen wir dir, wie du das Potenzial und die Kraft der Wechseljahre für dich und die Welt nutzen kannst. Also, schnall dich an – die Wechseljahre sind zwar eine ziemlich wilde Fahrt, aber wir begleiten dich dabei.

Die Wechseljahre bieten dir eine einschneidende Lebenserfahrung, eine großartige Initiationsreise. Sie umfassen nicht nur eine vollständige hormonelle Veränderung der Landschaft deiner Gesundheit, sondern beinhalten auch eine psychische und emotionale Transformation. Und als Krönung erlebst du auch noch eine spirituelle Initiation. All das bedeutet, dass du dich veränderst. Grundlegend. Denk an den Sinnspruch »Stirb und werde!« oder, anders ausgedrückt, Tod und Wiedergeburt.

Die Wechseljahre haben eine ungeheure Kraft, und in dieser Kraft schlummert ein riesiges Potenzial. Doch die Kraft der Wechseljahre geht derzeit in einem Meer aus Kummer und Leid unter. Aber was wäre, wenn das Verstehen der Wechseljahre der Schlüssel dazu ist, um dieses Leiden zu *transformieren*? Wir sind davon überzeugt, dass es funktioniert.

Meist werden die Wechseljahre nur als körperlicher Zustand betrachtet, unter dem wir »leiden« oder mit dem wir »fertigwerden müssen«. Doch in Wahrheit sind sie ein normaler organischer

Übergang, der das Ende unserer Menstruationsjahre und den Wechsel in das nächste Kapitel unseres Lebens markiert. Zum Glück gibt es heute ein umfangreiches Gesundheitsangebot zur Behandlung von Wechseljahresbeschwerden, und die Wechseljahre selbst werden in den Medien, am Arbeitsplatz und sogar in politischen Kreisen immer häufiger diskutiert. Aber die kulturelle Auffassung, dass die Wechseljahre ein Problem sind, vor dem wir gerettet werden müssen, existiert weiterhin.

Die Wahrheit lautet jedoch, dass du gar nicht gerettet werden musst. Du leidest nicht an einer Gesundheitsstörung, auch wenn du einige unangenehme, vielleicht sogar sehr belastende Symptome erlebst, sondern unter einem enormen Defizit an Anerkennung und Respekt für den spirituellen Prozess, den du durchläufst.

Du leidest an einem Defizit an Zeit, Raum und Unterstützung, um deinen inneren Impuls, dich um deine eigenen Bedürfnisse kümmern zu wollen, anzuerkennen und ihm nachzukommen. Und daran, dass es keinen würdigen Rahmen und keine Sprache gibt, um die Kraft zu benennen, die in dir aufsteigt, und für die enorme Anstrengung, die sie dir abverlangt. Dein inneres, heiliges Selbst ruft, und du bekommst nicht genug Unterstützung und Möglichkeiten, um diesem Ruf zu folgen. Dieser Ruf ist gleichermaßen ein Weckruf für dich und ein Ruf aus der Zukunft, der Sehnsucht des Lebens. Du sollst deinen einzigartigen Beitrag in den Dienst aller stellen. Es ist der Ruf der Liebe.

DEINE LIEBE WIRD GEBRAUCHT

Wir betrachten die Wechseljahre als »großes Erwachen«. Sie dienen als Appell an dich zu erwachen – zu der Person, die du wirklich bist, und zu deiner Verantwortung für das Leben. Betrachte sie als persönliche Initiation, die gleichzeitig unserer heutigen Zeit dient. Wir Menschen stehen in vielerlei Hinsicht unter noch nie da gewesenem Druck und vor vielen Problemen: Die Zukunft unseres Planeten steht auf dem Spiel. Wir müssen uns diesen Herausforderungen stellen und neue, kreative Antworten auf schier unüberwindliche Schwierigkeiten finden.

Einzelne Menschen oder Ansätze werden nicht die Lösung bringen – vielmehr braucht es uns alle in unserer Einzigartigkeit und Vielseitigkeit, um etwas zu bewirken. Mit anderen Worten: Du hast eine wichtige Aufgabe – egal wie groß sie ist, ob im öffentlichen oder im privaten Bereich –, und dir wurde eine ganz bestimmte Berufung in die Wiege gelegt. Ihre Erfüllung wird dir einiges abverlangen, deshalb bereite dich gut darauf vor. Die Wechseljahre sind die ultimative Vorbereitung, denn sie sind die entscheidende Initiation in deine Autorität, in deine Berufung und in deine Führungsrolle. Die Wechseljahre aktivieren dein einzigartiges Potenzial, um die Welt positiv zu gestalten, indem du deine ganze Wirkmacht entfaltest.

Deine Berufung, die bei der ersten Blutung geweckt, durch die monatliche Menstruation potenziert und in all den Jahren des Menstruierens weiter entfaltet wurde, erhält in der letzten Phase der Wechseljahre zusätzliche Kraft. In unserem ersten Buch mit dem Titel *Wild Power: Dein Zyklus als Quelle weiblicher Kraft* haben wir den Initiationsprozess im Menstruationszyklus beschrieben und gezeigt, wie deine Menstruationsjahre dich zu deiner Berufung erwecken und wachsen lassen. Die Wechseljahre – die an sich schon eine Initiation sind – markieren die letzte Station in diesem Initiationsprozess der Menstrualität.

Die Wechseljahre sind eine Auszeit vom Alltag, in der du aufgerufen bist, über dein bisheriges Leben nachzudenken. Deine Lebensgeschichte kehrt zu dir zurück und verlangt, dass du dich ihr widmest und sie heilst. Du wirst mit deinen dunkelsten Seiten konfrontiert – nicht, um sie zu verurteilen oder zu korrigieren, sondern um Frieden mit ihnen und mit allen Facetten deines Seins zu schließen. Es ist eine Bestandsaufnahme deiner selbst, deiner Lebenssituation und des ganzen Lebens.

DEINE BEWUSST DURCHLEBTEN WECHSELJAHRE

Dieses Abenteuer, dir selbst gegenüberzutreten, ist eine Einladung, dich auf eine neue Ebene der Selbstakzeptanz einzulassen. Eine Erkenntnis, dass du – mit allem, was dich ausmacht – in Ordnung bist. Die Wechseljahre entschädigen dich. Dieser Zustrom von Freundlichkeit dir selbst gegenüber eröffnet dir die Möglichkeit, ein Kanal für die Liebe zu werden. Wie ein Upgrade des Bewusstseins wird das durch Selbstmitgefühl und Demut möglich und lässt dich über egozentrische Prioritäten hinauswachsen, um dem Leben zu dienen. Du wirst zu einer Form des Führens hingeleitet, die von Liebe und Weisheit durchdrungen ist – wir nennen sie Weisheitskraft (engl. *wise power*).

Wir erzählen dir in diesem Buch also eine radikale Geschichte der Wechseljahre, eine Geschichte der Initiation – der Prüfungen, Leiden und Tränen – in Freiheit, Liebe und innere Autorität. Vielleicht wirst du nur einen Bruchteil all des Guten auskosten, das wir genießen dürfen, aber selbst dann bist du einen Schritt weiter. Dieser Vorgeschmack reicht aus, um dein Gehirn neu zu verdrahten und dich für das Leben nach den Wechseljahren – im großen Danach – vorzubereiten.

Und ganz wichtig: Deine »bewusst durchlebten Wechseljahre« sind ein Geschenk an die Zukunft. Vielleicht dauert es noch ein oder zwei Generationen, bis wir alle die Fülle an Möglichkeiten erkennen, die die Wechseljahre mit sich bringen, aber jede Generation wird ein wenig mehr von dem erleben, worüber wir in diesem Buch berichten. Und das beginnt damit, dass du deine Wechseljahre als etwas Heiliges betrachtest. Die veränderte Sichtweise auf dich selbst in der Phase der Wechseljahre setzt einen globalen Bewusstseinswandel in Gang, nach dem wir uns alle verzweifelt sehnen.

EIN PAAR SÄTZE ÜBER UNS

Es grenzt an ein kleines Wunder, dass wir dieses umfangreiche Wissen über die Wechseljahre heute mit dir teilen dürfen. Mittlerweile sind unsere Kenntnisse sehr detailliert, sorgfältig ausgearbeitet und dynamisch – geprägt von unseren eigenen Erfahrungen und all den Geschichten, die wir im Rahmen unserer Arbeit erfahren haben. Sie stammen jedoch aus dem »dunklen Zeitalter« der Achtzigerjahre, als der Menstruationszyklus noch kaum beachtet wurde und man über die Periode nur hinter vorgehaltener Hand sprach.

Alles begann kurz vor Alexandras 31. Geburtstag, als sie unglaubliche Regelbeschwerden bekam. Diese Schmerzen traten jeden Monat erneut auf und dauerten bis zu vier Tage. Sie wollte keine Medikamente nehmen oder sich operieren lassen, also traf sie die radikale Entscheidung, ihrem Körper zu vertrauen und auf ihn zu hören, indem sie der Menstruation jeden Monat, so gut es ging, Raum gab; außerdem wandte sie viele Naturheilmethoden an, um diesen Zustand in den Griff zu bekommen.

Und sie wurde gesund – langsam und über einen Zeitraum von mehreren Jahren. Im Laufe dieses Prozesses offenbarte ihr Körper ihr die immense Kraft des Menstruationszyklus und der Menstruation selbst. Es dauerte eine Weile, bis Alexandra die ganze Kraft dieser Erfahrung in Worte fassen konnte, aber indem sie ihren eigenen Zyklus würdigte, offenbarte sich ihr nach und nach die spirituelle Architektur darin.

Alexandra fragte sich, ob das, was sie wahrnahm und entdeckte, überhaupt stimmte. Hatten auch andere Frauen solche Erfahrungen gemacht? Als sie es schließlich wagte, in Australien, wo sie zu dieser Zeit lebte, Workshops zu veranstalten und darüber zu sprechen, stellte sie fest, dass andere Frauen ihre Ideen wirklich interessant fanden. Sie erfuhren sogar große Erleichterung dadurch – besonders diejenigen, die Probleme mit ihrem Menstruationszyklus hatten. Im Jahr 2004 führte ihre

Vortragstätigkeit Alexandra schließlich nach Großbritannien, um dort einen Workshop zu leiten.

Sjanie (ausgesprochen Schaanie) lernte Alexandra bei einem Workshop in London kennen. Im Alter von 51 Jahren hatte Alexandra immer noch ihren Zyklus. Die beiden trafen sich wieder, als Alexandra 2008 nach den Wechseljahren dauerhaft nach Großbritannien zurückkehrte. Diese Begegnung beflügelte ihre Kreativität, ihren Ehrgeiz und ihre Leidenschaft für die Arbeit über Menstrualität, und sie unterrichteten, schrieben und produzierten von da an gemeinsam. Im Jahr 2014 gründeten sie die *Red School.*

Sjanie hatte ihre eigene aufschlussreiche Reise mit dem Menstruationszyklus erlebt, als sie nach sieben Jahren die Verhütung absetzte. Ihr Seelenleben und ihre Kreativität blühten förmlich auf, als ihr Zyklus wieder einsetzte und sich dadurch ihr Leben und ihre berufliche Laufbahn veränderten. Menstruelle Visionen führten sie zu Alexandras erstem Buch, *The Wild Genie: The Healing Power of Menstruation,* und dann zu diesem verheißungsvollen Workshop.

Das Leben brachte uns dazu, über dieses wunderbare Potenzial in unserem Körper zu sprechen. Dieses Wissen darf nicht verschwiegen und unter den Teppich gekehrt werden, denn das traumatisiert unserer festen Überzeugung nach Frauen und Menschen mit Zyklus, und es stellt einen echten Verlust für die Gesellschaft als Ganzes dar.

Gemeinsam haben wir die Red-School-Kosmologie der Menstrualität entwickelt, über die wir in unserem Buch *Wild Power* berichten, entwickeln diese Arbeit gemeinsam immer weiter und freuen uns über eine sehr tragfähige und magische Verbindung, die auch noch eine Menge Spaß macht. Die Zusammenarbeit an unserem zweiten Buch war manchmal knochenhart, anspruchsvoll und anstrengend. Der Umfang des Themas Wechseljahre hat uns ganz schön zu schaffen gemacht, doch zähneknirschend, fluchend und mit viel Gelächter haben wir alle unsere Ideen zu Papier gebracht.

Sjanie ist ein Neuling auf dem Gebiet der Wechseljahre – sie ist Mitte vierzig, doch sie wird stetig älter, sodass diese Initiation für sie alles andere als graue Theorie ist. Ihre kreative Zusammenarbeit mit Alexandra – einschließlich stundenlanger Diskussionen über die Erfahrungen vieler Frauen und Menschen mit Zyklus, mit denen sie zusammengearbeitet haben, und des Austauschs von Ideen – ermöglichte es den beiden, ihre Erkenntnisse über die Wechseljahre in einer Weise zu vertiefen, die Alexandra allein nicht möglich gewesen wäre.

In diesem Buch bringt Sjanie, deren Arbeit durch die Geburt und Erziehung ihrer beiden Töchter geprägt ist, ihre umfassenden Erfahrungen mit der Menstrualität ein, um zu zeigen, wie der Menstruationszyklus uns auf die Wechseljahre vorbereitet. Und Alexandra, die ihre eigenen Wechseljahre seit 13 Jahren hinter sich hat, spricht zu dir mit dem reichen Erfahrungsschatz aus dem großen Danach.

ÜBER DIESES BUCH

In diesem Buch geht es um die große Initiation in die Wechseljahre und wie sie deine Autorität stärken, dir ein Ziel geben und dich zu großer Kraft und Weisheit erwecken, die dich zu dir selbst und zu einem Gefühl der Zugehörigkeit zurückführen. Für all jene, die sich dem Prozess hingeben und die Wechseljahre bewusst mit Sachkenntnis und einer guten Dosis Demut und Humor durchlaufen, kann der Übergang würdig und selbstbekräftigend sein. Das Buch steht dir dabei hilfreich zur Seite.

Es beleuchtet das spirituelle Abenteuer der Wechseljahre und gibt Hilfestellung für seine Bewältigung. Unser Ansatz bietet dir einen neuen Blickwinkel und eine neue Sprache für dieses nächste Kapitel deines Lebens, um die damit verbundenen Erfahrungen auf ihrer tiefsten Ebene zu verstehen. Mit seiner Hilfe entwickelst du deine ganze Kraft und Würde, richtest dich mit zunehmender Sicherheit und Klarheit auf dich selbst aus und entfaltest deine volle Kreativität.

Wir haben die Erfahrung gemacht, dass Frauen und Menschen mit Zyklus in den Wechseljahren die ungeschminkte Wahrheit hören wollen, auch wenn sie anfangs etwas schwer zu verstehen ist. Deshalb kommen wir im ersten Kapitel, »Die Initiation in die Wechseljahre – eine kurze Geschichte«, direkt auf den Punkt. Danach stellen wir einige Grundprinzipien auf, um die Herausforderung der Wechseljahre nicht nur irgendwie zu überleben, sondern sie zu meistern und die auf dieser Grundlage sprießenden Früchte zu genießen.

Um die ganze Geschichte über die Kraft der Wechseljahre zu erzählen und zu begreifen, wie du sie für dich nutzen kannst, ist es unbedingt notwendig, dass wir den gesamten Weg unserer Menstruationsjahre betrachten, die auf die Wechseljahre hinzielen.

In den ersten Kapiteln erklären wir dies sehr detailliert. Wenn du die lange Geschichte der Wechseljahre überspringen möchtest, um direkt zu den praktischen Tipps zu gelangen, dann blättere die Teile I und II schnell durch und beginne mit Teil III, Kapitel 13: »Hilfe, die Wechseljahre sind da! Was soll ich tun?«.

AUFBAU DES BUCHES

Das Buch ist in vier Teile gegliedert. In **Teil I: Du entfaltest dich** erhältst du einen Überblick über die Wechseljahre. Wir würdigen die Schmerzen, die so viele von uns erleben, und untersuchen, wie die kulturell überwiegend negative Auffassung der Wechseljahre und der mangelnde Respekt vor dem Menstruationszyklus dazu beitragen. Im Anschluss daran untersuchen wir das größere System, zu dem die Wechseljahre gehören, indem wir unseren Menstruationszyklus und die Übergänge zwischen Menarche, Mutterschaft und Menopause als *innere Ökologie* begreifen, die wir »Menstrualität« nennen.

Als Nächstes betrachten wir die Initiation in die Wechseljahre, ihr Potenzial und ihre Kraft, uns und unsere Spezies weiterzuentwickeln. Wir zeigen auf, welche Bedeutung die Wechseljahre haben, wie die Bewältigung der mit ihnen verbundenen Herausforderungen unsere Autorität erhöht und unsere Berufung verfeinert. Wir erläutern, wie die Wechseljahre uns verändern, uns den Zugang zu einer anderen Form von Kraft ermöglichen und uns letztlich zu wertvollen Hüterinnen des Lebens auf diesem Planeten machen. Sie sind ein Trainingsprogramm für führungsstarke Frauen *par excellence.*

In **Teil II: Die Reise zu den Wechseljahren** befassen wir uns mit den Jahreszeiten unserer Menstrualität. Das umfasst alle Lebensphasen von der Menarche über die Zwanziger-, Dreißiger- und Vierzigerjahre bis hin zu den letzten Menstruationszyklen und wie uns diese auf die bevorstehende Initiation in die Wechseljahre vorbereiten. Dabei befassen wir uns auch mit einigen typischen Anzeichen der beginnenden Wechseljahre.

Teil III: Das Mysterium der Wechseljahre beschäftigt sich mit den Wechseljahren selbst. Hier findest du einen »Reiseplan« durch die Wechseljahre, der alles Wichtige auflistet, was du während dieser Zeit für dich tun oder bereithalten solltest. Danach folgt die Übersicht über den archetypischen Initiationsprozess, den du in den fünf Phasen der Wechseljahre durchläufst, und die fünf alchemistischen Fähigkeiten, die du in den einzelnen Phasen entwickelst.

Dies vertiefen wir in den Kapiteln 16 bis 20. Wir befassen uns mit dem Sinn und Zweck jeder einzelnen Phase und ihrer jeweiligen »Initiationsherausforderung« sowie mit möglichen Erfahrungen und ihrer Bedeutung. Dieser Teil enthält zahlreiche Geschichten von Frauen und Menschen mit Zyklus, mit denen wir im Laufe der Jahre zusammengearbeitet haben, und eine gute Prise Humor. Zum Schluss geht es um das Thema, wie die Wechseljahre sich auf unsere Beziehungen auswirken.

In **Teil IV: Dein eigenes Gesetz – willkommen in der Freiheit** wagen wir einen Ausblick auf das große Danach, enthüllen ihre Verheißungen und die Kräfte, die du nun hast, sowie die Verantwortung, die damit verbunden ist. Wir erkunden auch die weitere Entwicklung bis ins respektierte Alter und feiern die Wechseljahre als Geburtsstunde der Anführerinnen, die wir heute brauchen.

AN WEN RICHTET SICH DAS BUCH?

Wir haben das Buch für alle Leser*innen geschrieben, die sich für die persönliche und spirituelle Entwicklung und die Veränderung der Welt interessieren. Es richtet sich an all jene, die erkannt haben, wie wichtig es ist, dass alle Frauen und Menschen mit Zyklus ihre volle Autorität und ihre Führungsrolle in der Welt einfordern.

Wir sind uns bewusst, dass die Erfahrung des Menstruationszyklus und der Wechseljahre nicht auf Cisgender-Frauen (Frauen, die sich mit dem ihnen bei der Geburt zugewiesenen Geschlecht identifizieren) beschränkt ist. Unsere Arbeit basierte zunächst auf unseren eigenen Erfahrungen als zwei weißen, gesunden Cisgender-Frauen, die in einer liberalen Demokratie in Großbritannien leben, und wir wissen die Freiheiten zu schätzen, die sie uns gewährt. Dazu kamen später die Erfahrungen unzähliger Cisgender-Frauen, mit denen wir im Laufe der Jahre zusammengearbeitet haben.

In diesem Buch beziehen wir uns manchmal explizit auf Cisgender-Frauen. Wir sind jedoch der Meinung, dass unsere Arbeit auch für transgeschlechtliche Menschen relevant ist. Deshalb verwenden wir die genderinklusive Schreibweise **Frauen und Menschen mit Zyklus**. Damit wollen wir auch all jene ansprechen, die sich nicht als Frau identifizieren, aber den Menstruationszyklus und die Wechseljahre durchleben. *Red School* möchte eure Menstruations- und Wechseljahreserfahrungen verstehen. Obwohl uns derzeit noch die professionelle Expertise fehlt, sind wir sehr daran interessiert, lernen hinzu und freuen uns über E-Mails mit euren Erfahrungen.

Das Buch begleitet dich durch alle Lebensphasen. Wir erzählen die Geschichte vor, während und nach den Wechseljahren; es spricht also Menschen jeden Alters an. Je nach deiner Lebenssituation liest du das Buch aus unterschiedlichen Perspektiven:

- Du bist bereits in den Wechseljahren.
- Du bist in den Wechseljahren und leidest unter damit verbundenen Beschwerden (etwa Hitzewallungen, Stimmungsschwankungen, Schlaflosigkeit, Gewichtszunahme, Depressionen). Wir konzentrieren uns auf den psychologischen und spirituellen Prozess der Wechseljahre und gehen nicht direkt auf körperliche Symptome ein, aber alles, was wir mit dir teilen, fördert dein körperliches Wohlbefinden.
- Du hast eine chirurgisch erzeugte Menopause hinter dir oder bereitest dich darauf vor. Wir hoffen, dass dieses Buch dich dabei stärkt und unterstützt. Die Informationen über die fünf Phasen der Wechseljahre können dir helfen, dich auf den größeren Prozess vorzubereiten und dich darin verankert zu fühlen, auch wenn die Erfahrung der Phasen für dich durch die schnelle und möglicherweise vorzeitige Einleitung der Menopause stark beeinflusst sein könnte.
- Du bist im großen Danach. Wenn die Wechseljahre hinter dir liegen, du aber noch nicht damit abgeschlossen hast, kann dieses Buch dir dabei helfen, diesen Prozess sinnvoll zu beenden und Probleme aufzudecken, die noch bearbeitet werden müssen. Auf diese Weise findest du nach den Wechseljahren Halt und Orientierung.
- Du bist im Menstruationszyklus, und die Wechseljahre liegen noch in weiter Ferne. In diesem Stadium enthält das Buch für dich zwar viel Theorie, aber du findest darin auch wertvolle Tipps, wie du dich durch dein Menstruationszyklusbewusstsein (MZB; engl. *menstrual cycle awareness, MCA*) auf die Wechseljahre vorbereiten kannst.
- Du befindest dich in der letzten Dekade deines Menstruationszyklus. Diese Lebensphase hat eine ganz eigene Qualität, und unsere Tipps und Hinweise können dir dabei helfen, sie besser zu verstehen, dich auf die bevorstehenden Wechseljahre einzustellen und in einen für dich wichtigen Prozess einzutauchen.

- Du bist in der Prämenopause, und das ist definitiv der richtige Zeitpunkt, um dieses Buch zu lesen. Wir bieten dir eine neue Perspektive auf diese Lebensphase und helfen dir dabei, die damit verbundenen Prozesse besser zu verstehen. Ebenso findest du Tipps, wie du in dieser Zeit gut für dich sorgen kannst.

Auch als Psychiater*in, Psychotherapeut*in, Lebensberater*in, Coach*in oder Frauenärztin oder Frauenarzt musst du über Menstrualität informiert sein, obwohl sich das Buch nicht dezidiert an Fachleute richtet. Wir fühlen uns betrogen, weil in der Vergangenheit versäumt wurde, diese Themen anzusprechen. Dieses Buch liefert dir umfassende Informationen über unsere Psyche in der Zeit der Wechseljahre und wie du sie unterstützend begleiten kannst.

Falls du zu den Skeptiker*innen gehörst, die dieses »Wechseljahres-Power-Zeug« für reinen Blödsinn halten, wird das Buch wohl deinen Blutdruck in die Höhe treiben. Weil wir dafür nicht die Verantwortung übernehmen können, bitten wir dich, das Buch am besten gleich wegzulegen. Für den Fall, dass du dennoch wagst, es zu lesen, solltest du wissen, dass schon so manche Skeptiker*innen an einem unserer Workshops teilgenommen haben, bekehrt und danach zu einigen unserer lautstärksten Befürworter*innen wurden. Alternativ kannst du dem Buch auch ganz unvoreingenommen begegnen. Bestimmt haderst du ab und zu mit uns, aber vielleicht gibst du uns widerwillig auch in ein, zwei Punkten recht. Wir möchten jedoch betonen, dass das Buch nur dann wirklich sinnvoll ist, wenn du dich mit deinen eigenen Wechseljahren so auseinandersetzt, wie wir es dir hier erklären, sonst bleibt dir ihr Potenzial verwehrt.

Wenn du ein Mann bist, hoffen wir, dass du deiner Partnerin, Freundin, Schwester oder Arbeitskollegin über die Schulter guckst, um einen Blick in das Buch zu erhaschen. Oder du hast vielleicht sogar dein eigenes Exemplar. Wir wünschen uns, dass du die unglaubliche Kraft des weiblichen Körpers kennst und dich mit ihr verbündest. Wir brauchen deine Unterstützung in vielerlei Hinsicht, auch als Beschützer, damit wir uns in den Wechseljahren zurückziehen und leichter und tiefer auf diese Kraft zugreifen können.

Wir möchten, dass du weißt, auch du wirst dich befreiter fühlen, wenn wir diese Kraft zurückgewinnen. Wird dieses Wissen nicht von der Gesellschaft anerkannt, führt das zu Problemen, etwa zu extremen Emotionen, destruktivem Verhalten und psychischen Beeinträchtigungen, die sich auch auf Männer auswirken. Die Wiederentdeckung dieses Wissens hat das Potenzial, harmonischere Beziehungen zwischen Männern und Frauen herzustellen.

UNSERE BEZEICHNUNGEN FÜR DIE WECHSELJAHRE

Die bestehende medizinische Terminologie für den Übergang in der Lebensmitte wird nach unserem Verständnis diesem psychospirituellen Entwicklungsprozess und dem Zeitraum, in dem er stattfindet, nicht gerecht. Deshalb haben wir neue Begriffe für die Reise zu den Wechseljahren hin, durch sie hindurch und über sie hinaus eingeführt, die wir hier in Ergänzung zu den medizinischen Begriffen Wechseljahre, Prämenopause, Perimenopause, Menopause und Postmenopause definieren.

Der Frühling deiner Menstruationsjahre: von der Menarche bis zu deinen späten Zwanzigern.

Der Sommer deiner Menstruationsjahre: etwa im Alter von 28 bis 40 Jahren.

Dynamisierung (engl. *quickening*), der Herbst deiner Menstruationsjahre: In deinen Vierzigern kommt es neben den hormonellen Veränderungen zu einem fortschreitenden psycho-spirituellen Perspektiv- und Bewusstseinswandel, der im Hinterland der Wechseljahre seinen Höhepunkt erreicht.

Hinterland der Wechseljahre oder kleine Leere: Sie beginnt ein oder zwei Jahre vor der Menopause, etwa im Alter von 48 Jahren.

Die Wechseljahre oder große Leere mit ihren fünf Phasen des Übergangs: Sie beginnen durchschnittlich im Alter von 51 Jahren. Das ist der Winter deiner Menstruationsjahre.

Das große Danach, zweiter Frühling: Diese Phase beginnt etwa im Alter von 55 Jahren. Du definierst ihren Beginn selbst.

Medizinische Terminologie

Die **Wechseljahre** oder das **Klimakterium** bezeichnen einen mehrere Jahre dauernden Zeitraum vor und nach der Menopause und die damit verbundenen hormonellen Veränderungen, die das Ende der fruchtbaren Lebensphase bedingen. In ihrem Verlauf unterscheidet man die Phasen Prämenopause, Perimenopause, Menopause, Perimenopause und Postmenopause.

Die **Prämenopause** ist die schrittweise, allmähliche hormonelle Umstellung, die mit Ende dreißig beginnen kann und mit der Menopause ihren Höhepunkt findet (mehr dazu auf der nächsten Seite).

Als **Perimenopause** wird die Phase von etwa zwei bis vier Jahren um die eigentliche Menopause herum bezeichnet. Die Hormonproduktion lässt weiter nach, Blutungsstörungen und andere Wechseljahresbeschwerden sind während dieser Zeit am stärksten.

Die **Menopause** ist der Zeitpunkt, der das Ende deiner Menstruationszyklen markiert. Sie wird diagnostiziert, wenn du zwölf Monate lang keine Periode mehr hattest.

Die **Postmenopause** beginnt, nachdem du ein ganzes Jahr lang keine Blutung mehr hattest, und dauert bis zum Ende der Wechseljahre.

Prämenopause

Dieser Begriff beschreibt die allmählichen hormonellen Veränderungen, die in Vorbereitung auf das Ausbleiben der Periode nach dem 35. Lebensjahr beginnen und in der Menopause ihren Höhepunkt erreichen. Unter diesem Begriff werden die Veränderungen des Menstruationszyklus und alle gesundheitlichen Probleme diagnostiziert, die in dieser Zeit auftreten können.

Wir verwenden den Begriff Prämenopause nicht, weil wir glauben, dass er diese Lebensphase pathologisiert; außerdem bezieht er sich nur auf die körperlichen Symptome und nicht auf die Würde und den Sinn der bio-psycho-spirituellen Veränderungen dieser Zeit. Wir haben stattdessen die Begriffe »Dynamisierung« und »Hinterland der Wechseljahre« eingeführt, um über diese Lebensphase, die notwendige Selbstfürsorge und die psychische Entwicklung zu sprechen, die du in dieser Zeit erlebst.

Dynamisierung

Dynamisierung (engl. *quickening*) oder der Herbst deiner Menstruationsjahre bezieht sich auf die Lebensphase, die mit Anfang vierzig beginnt, wenn sich deine Hormone umzustellen beginnen. Diese Phase ist eine Zeit des Übergangs, die allmählich beginnt und ihren Höhepunkt erreicht, wenn du im Hinterland der Wechseljahre ankommst.

In Kapitel 10 beschreiben wir, was in dieser Phase auf dich zukommen kann, zum Beispiel Veränderungen deiner körperlichen Konstitution und deines allgemeinen Gesundheitszustands sowie deines Menstruationszyklus. Auch deine Prioritäten, Kapazitäten und deine Sichtweise auf das Leben werden sich verändern. Diese Veränderungen werden dir mit Mitte bis Ende vierzig immer bewusster.

Das Hinterland der Wechseljahre

Wenn sich die Dynamisierung mit Ende vierzig bis Anfang fünfzig intensiviert, kommt es zu einer Grauzone zwischen dieser Phase und der großen Leere in den Wechseljahren. Vielleicht ist dein Zyklus unregelmäßig geworden oder die Blutungsdauer variiert. Du hast keine der üblichen Anzeichen deines Zyklus, bist aber noch nicht ganz in die Wechseljahre eingetreten.

Wechseljahre

Anders als die medizinische Definition der Wechseljahre umfasst unsere Definition auch die Initiation, also die ganz besondere psycho-spirituelle Dynamik, die einige Jahre dauert. Wir nennen das die fünf Phasen der Wechseljahres-Initiation, die dich von deinen Menstruationsjahren in das große Danach führen. Das kann zwischen zwei und fünf Jahre lang dauern. Oft werden wir gefragt, woran man die Wechseljahre erkennt, wenn das Ausbleiben der Periode nicht der Marker für den Eintritt in den Initiationsprozess darstellt. In den Kapiteln 11 und 12 findest du einige Hinweise darauf, was dich in den Wechseljahren erwartet.

Vorzeitige Menopause

Wenn dein Menstruationszyklus vor dem 40. Lebensjahr endet, spricht man von einer vorzeitigen Menopause. Wenn du eine vorzeitige Menopause erlebst, sei es durch eine Hysterektomie oder weil dein Zyklus aus irgendwelchen Gründen früher endet, kann es sein, dass du zwar körperlich in die Wechseljahre kommst, dich aber geistig-seelisch noch nicht bereit dazu fühlst. Das liegt daran, dass ein Teil des Prozesses altersabhängig ist. In Kapitel 10 bieten wir dir dafür einige Hilfestellungen.

Das große Danach

Nach der medizinischen Definition bist du nach einem Jahr ohne Periode in der Postmenopause. Wann dann deine Wechseljahre zu Ende sind, spürst und entscheidest du unserer Überzeugung nach selbst. Den Übergang zum großen Danach behandeln wir in Kapitel 20, das große Danach selbst in Teil IV.

UNSERE GROSSE ROTE REGEL

In diesem Buch beschreiben wir das archetypische Muster, das dem Übergang in die Wechseljahre zugrunde liegt. Es ist uns allerdings nicht möglich, in diesem Buch die Gesamtheit all der einzigartigen Ausdrucksformen zu berücksichtigen, wie dieses Muster sich in den individuellen Erfahrungen zeigt. Wir können nur die vielen Geschichten mit dir teilen, die wir gehört haben und die das Muster beleuchten. Wir hoffen, dass du in gewissem Maße deine eigene Geschichte darin wiederfindest.

Andererseits wirst du wohl auch Erfahrungen machen, die wir hier nicht benennen. Wir können unmöglich die ganze Bandbreite dessen, was du erlebst, erwähnen oder auch nur darüber Bescheid wissen. Trotzdem hoffen wir, dass unsere Beschreibungen dir genügend Halt geben, um deine einzigartige Entwicklung sinnvoll zu gestalten. Häufig ergibt sich ihr Sinn erst in der Rückschau. Deshalb bitten wir dich, die Inhalte dieses Buches nicht zu eng zu sehen. Versuche nicht, deine Erfahrungen in unsere »Landkarte« der Wechseljahre zu zwängen. Zweifle nicht an deiner Erfahrung, nur weil sie nicht in diesem Buch erwähnt wird, und glaub nicht, dass du die Wechseljahre nicht »richtig« erlebst, nur weil deine Erfahrung nicht mit dem übereinstimmt, was wir schreiben. Vertrau in erster Linie dir selbst.

UNSER WUNSCH FÜR DICH

Möge dieses Buch in dir eine neue Geschichte über die Wechseljahre verankern. Möge es dir Erleichterung und Linderung bringen, deine Symptome mildern und deine Seele beruhigen und besänftigen.

Möge dieses Buch dich durch die Wechseljahre begleiten und dich mit Informationen, Bestätigung und Trost versorgen, wann immer du das brauchst.

Möge dieses Buch dir ein gütiger Ratgeber sein, ein liebevoller Begleiter, der dich zu Erkenntnissen und Gelassenheit einlädt und dich in der Würde deiner Entwicklung bestärkt. Und möge es dir tiefes Vertrauen in die göttliche Ordnung der Wechseljahre schenken.

Möge dieses Buch dir ein starkes Gefühl von Verbundenheit und Sicherheit schenken und die Gewissheit, dass dein Leben einen Sinn hat. Möge es dir helfen, in deine Kraft zu kommen und deine Führungsrolle in der Welt einzunehmen.

Mögen wir alle dadurch gesegnet werden.

TEIL I

DU ENTFALTEST DICH

KAPITEL 1

DIE INITIATION IN DIE WECHSELJAHRE – EINE KURZE GESCHICHTE

Die Initiation in die Wechseljahre ist ein tiefgreifendes Erlebnis, und es gibt viel darüber zu sagen. Aber vielleicht bist du gerade in Not und brauchst sofortige Hilfe und Unterstützung, deshalb wollen wir uns zunächst mit den wichtigsten Informationen über die Wechseljahre beschäftigen und der Thematik dadurch Struktur verleihen. Wir hoffen, dass dir die folgenden Ausführungen die organische Intelligenz und Geschlossenheit des gesamten Prozesses begreiflich machen und dass sie dir ein wenig Zuversicht schenken. In Teil III gehen wir dann ausführlich auf die fünf Phasen der Wechseljahre ein.

ES BEGINNT MIT DEM ENDE

Für eine Weile liegst du im Sterben. Dein in der Gesellschaft verankertes Alltags-Ich haucht sein Leben aus und reißt einen Teil der Struktur deines Lebens mit sich. Es kann sein, dass du dich für eine Weile von allem und jedem trennen möchtest, auch von deinen Liebsten. Vielleicht hast du das Gefühl, dass nichts mehr so ist, wie es war, und willst etwas oder alles zertrümmern, loswerden oder hinter dir lassen. Wenn der Tod sich in dir breitmacht, brauchst du einen Rückzugsort, so wie eine Raupe sich in ihren Kokon verkriecht.

Du trittst in eine Dunkelheit ein, die alles auf den Kopf stellt, womit du bisher dein tägliches Leben gemeistert hast. Es fühlt sich an, als ob du dich wie eine Raupe im Kokon vollständig aufgelöst hättest. Vielleicht fühlst du dich verloren oder verlassen oder möchtest einfach nur für eine Weile verschwinden. Du fragst dich vielleicht: *Ist das Leben wirklich vorbei?* Oder: *Worum ging es darin eigentlich?*

Du stirbst also, und vielleicht fühlt sich das verdammt mies an. Das ist ganz normal. Seltsamerweise ist das die Wirkung von mehr Licht – dem neuen Leben, dem neuen Wissen, dem erweiterten Bewusstsein –, das dein System aktiviert. Also, Kopf hoch. Du wirst das Unbehagen eine Weile aushalten müssen. Dein früheres Alltags-Ich, dein Ego, kann mit diesem Licht nicht umgehen. Das ist etwas ganz Neues und enthält zu viele Informationen. Dein Ego ist geblendet von diesem Licht, wenn du so willst. Aber dein tieferes heiliges Selbst weiß Bescheid. Es weiß, was passiert und was jetzt notwendig ist und dass alles in Ordnung ist. Eine stille Quelle des inneren Friedens in dir wartet darauf, dass du sie entdeckst oder den Weg zu ihr immer klarer vor dir siehst.

Eine Zeit des Winters

Allmählich gewöhnst du dich daran, dass du dich in diesem ausgedehnten, unbekannten Gebiet befindest; du akzeptierst immer mehr die Tatsache, dass du in den Wechseljahren bist. Wahrscheinlich empfindest du das Licht nicht buchstäblich als grell, aber tief in deinem Innern spürst du, dass dein ehemaliges Leben oder dein früherer Lebensstil jetzt nicht mehr viel Zauber oder Faszination ausstrahlen.

Keine Sorge, einige Dinge, die du liebst, kehren vielleicht zurück – Partner, Kinder –, aber im Moment sind sie dir nicht mehr so wichtig wie früher. Und das spüren sie wahrscheinlich auch. Du willst Verantwortung abgeben. Und ausruhen – ja, du musst dich ausruhen, ausruhen und einfach gar nichts tun. Du lässt eine Menge Ballast los, willst über nichts nachdenken und dir auch keine Gedanken über die Zukunft machen. Du lässt die Tage mit der Erledigung der einfachen Aufgaben vorübergehen, die notwendig sind, um über die Runden zu kommen. Es gibt keinen Anschub mehr in deinem System.

Während du dich ausruhst, geschieht Heilung. Du bist tief in deinem Kokon in dieser Zeit des Winters. Während dein Verstand in den Hintergrund tritt, können dein Körper und deine Seele in aller Ruhe daran arbeiten, deine Wunden zu heilen. Es ist sehr wichtig, dass du nicht zu viel nachdenkst und stattdessen genießt, dich in aller Ruhe treiben zu lassen. Alle ungelösten oder nicht bearbeiteten Themen aus deiner Vergangenheit, einschließlich deiner Traumata, werden zum Vorschein kommen und verlangen, dass du dich mit ihnen auseinandersetzt und sie nach besten Kräften heilst oder loslässt. Du schließt Frieden mit deiner Vergangenheit. Das ist sehr wichtig.

Es kann sein, dass du immer wieder in die abstoßenden Tiefen dieses Nichts zurückfällst. Und wenn du das Gefühl hast, dass du die Intensität dieser Dunkelheit keinen Moment länger aushalten kannst, erscheinen vielleicht Lichter – das sind die Funken deiner Möglichkeiten. Stell sie dir vor wie die imaginären Zellen des künftigen Schmetterlings, der sich aus der Raupe entwickelt. Das ist ein Zeichen dafür, dass du dich mehr und mehr eingewöhnt hast, dass dein Alltags-Ich den Griff gelockert hat und du die Präsenz deines tieferen heiligen Selbst immer stärker spürst. Aber noch immer fehlt dir der Antrieb.

Deine Berufung meldet sich zu Wort

Allmählich kommt Licht in das Dunkel. Du spürst, wie Hoffnung aufkommt und sich Möglichkeiten eröffnen. Die imaginären Zellen beginnen in dir zu tanzen und formieren sich mit der Zeit zu deinem neuen Ich. Am Anfang steht die leise Erkenntnis, dass mit dir vielleicht doch alles in Ordnung ist. Du beginnst wirklich zu verstehen, wer du bist. Diese Erkenntnis ist pures Gold. Sie ebnet dir den Weg zu deiner neuen Geschichte. Nimm dir Zeit, um diese Erkenntnis wirklich zu begreifen. Und schon siehst du dein neues Leben.

Gleichzeitig mit dieser Selbsterkenntnis wird dir immer klarer, was du jetzt am liebsten aus deinem Leben machen möchtest. Deine Berufung spricht laut und deutlich zu dir. Und das Wichtigste ist, dass du dich ganz darauf ausrichtest. Du wirst von einer Energie angetrieben, die im Dienst des Lebens steht.

Auch wenn du dich erholt und voller Tatendrang fühlst und den Druck der Außenwelt spürst, wieder loszulegen – einen Druck, der ständig da ist und immer dringlicher wird –, merkst du, dass du noch in deinem Kokon bleiben musst. Setz dich nicht unter Druck. Genieße es weiterhin, dich in deiner Frische und in deinen neuen Ideen zu sonnen.

Und eines Tages fühlst du dich plötzlich ganz anders. Du bist bereit. Es ist ein sanftes und langsames Auftauchen; du wirst ja schließlich neu geboren. Auch wenn du dich an das Licht gewöhnt hast, kann es dich manchmal noch überfordern, und dann musst du dich zurückziehen. Aber irgendwann findest du dich in diesem neuen, weitläufigen Land des großen Danach zurecht – dem Land der Freiheit.

Und all das geschieht, während das normale Leben weitergeht. Du bist etwas Besonderes.

GRUNDREGELN FÜR DIE INITIATION IN DIE WECHSELJAHRE

Im Verlauf einer jeden Initiation – sei es durch die Menstruation, eine Mutterschaft oder die Wechseljahre – werden die normalen Regeln des Lebens außer Kraft gesetzt. Angesichts der enormen Herausforderungen, die du zu bewältigen hast, gelten andere Spielregeln. Schraube deine Erwartungen an dich selbst herunter, so weit es geht.

In den Wechseljahren gerätst du aus dem Rhythmus des Alltagslebens, denn du befindest dich in einer emotional belastenden und körperlich anspruchsvollen Situation, die all deine Ressourcen raubt. Du hast wahrscheinlich weniger körperliche Energie, bist empfindlicher und hast viel weniger Kraft, um Dinge erledigt zu bekommen. Für die Belange des irdischen Lebens bist du derzeit nicht ausreichend gerüstet. Aber dieser Zustand ist Teil des Entwicklungsprozesses zu deinem neuen Selbst.

Es kann deshalb sehr hilfreich für dich sein, dich an den folgenden Regeln zu orientieren:

1. Fokussiere dich auf das Wesentliche. Suche Schutz. Nimm dich zurück und sorge für dich selbst.
2. Mach langsamer. Tu weniger und nimm bei allem, was du tust, das Tempo raus. Nimm dir mehr Zeit.
3. Halte inne. Ruh dich aus. Gönne dir Zeiten des Nichtstuns.
4. Reserviere dir Zeit für dich allein. Werde ruhig und komme in Einklang mit dir selbst.
5. Entwickle einfache Routinen, die dich stärken und dir Halt geben. Konzentriere dich auf die einfachsten Alltagsaufgaben und behalte den Grundrhythmus bei. Ein paar Aufgaben, zu denen du persönlich erscheinen musst, sind nicht unbedingt schlecht – sie können dir sogar Halt verleihen. Aber setz dich nicht unter Druck oder schmiede ständig neue Pläne.

6. Triff dich mit Frauen und Menschen mit Zyklus, denen es genauso geht wie dir, denn sie verstehen, was du gerade durchmachst.
7. Nimm dir so viel Zeit wie möglich. Gib deinen Perfektionismus auf und erlaube dir, deine Ansprüche herunterzufahren (du kannst später immer noch zu deinen hohen Anforderungen zurückkehren).
8. Mach keine ehrgeizigen Pläne. Setz deine Ziele für eine Weile aus. Die Methode, dir Ziele vorzunehmen und sie konsequent zu verfolgen, funktioniert nicht mehr.
9. Sei flexibel und erlaube dir selbst, jederzeit deine Pläne über den Haufen zu werfen.
10. Suche Aktivitäten, die dir Spaß machen – finde heraus, was dir Trost, Freude oder Zufriedenheit gibt, und dann tu es! Vielleicht Gartenarbeit, künstlerisches Gestalten, Backen, Musizieren oder Tanzen.
11. Unterschätze nie die Kraft kleiner, ja winziger Formen der Selbstfürsorge.

Orientiere dich an diesen Regeln. Wir werden immer wieder darauf zurückkommen, weil sie so wichtig sind.

EINE VISION, DIE DIR HALT GIBT

Die folgende Vision wollen wir mit dir teilen: Wir hoffen, dass sie dir viele schöne Möglichkeiten eröffnet für deine persönliche Reise durch die Wechseljahre und für deine Erfahrungen im großen Danach. Diese Vision schreibt die Geschichte der kommenden Generationen neu und ist der Traum von einer zukünftigen Gesellschaft.

Stell dir eine Welt vor, in der es für Frauen und Menschen mit Zyklus völlig normal ist, ihren Menstruationszyklus zu verstehen.

Stell dir vor, du würdest in einer zyklusbewussten Welt aufwachsen.

Stell dir vor, du erlebst einen fließenden und nahtlosen Übergang in die Wechseljahre, denn du weißt ja, dass du durch deinen Menstruationszyklus darauf vorbereitet worden bist. Du hast die nötigen Ressourcen für die Wechseljahre.

Stell dir eine Welt vor, in der alle Menschen diese würdevolle Geschichte verstehen und alle, die sie durchleben, größte Unterstützung erfahren.

Stell dir vor, du fühlst *innerlich* die Veränderung, statt ihr ausgeliefert zu sein. Du erlebst die Veränderung als Einladung zu deiner persönlichen Weiterentwicklung. Und du nimmst die damit verbundene Herausforderung bereitwillig an, weil du weißt, dass sie dich auf deine wichtige und kraftvolle Rolle im Dienst deiner Gemeinschaft und der Welt vorbereitet.

Stell dir vor, dass du die Wechseljahre in Würde erlebt hast. Jetzt stehst du mit ganzem Herzen zu dir selbst, kannst dich dafür feiern, wer du bist, nimmst deinen Platz in der Welt ein und verschaffst deiner Stimme Gehör. Zeige deine ganze Kraft und Stärke.

Stell dir eine Welt vor, in der du im großen Danach für deine Weisheit und Führungsstärke anerkannt und wertgeschätzt wirst. Eine vertrauenswürdige Stimme, die niemandem verpflichtet ist als dem Leben.

Stell dir vor, dass du mit der Zeit immer tiefer in eine beständige Präsenz und Stille eintauchst und so deine Befähigung zur Wächterin ausbildest, die über die Weltseele wacht. Du hast die Fähigkeit des Weitblicks; deine Augen und Ohren sind auf die Welt gerichtet, auf die Gemeinschaft des Lebens. Und du führst, indem du ein leuchtendes Vorbild bist.

Stell dir den Segen für uns alle vor.

KAPITEL 2

EINE UNERKANNTE ENTWICKLUNG

Nachdem wir nun die wahre spirituelle Geschichte der Initiation in die Wechseljahre dargelegt haben, stellt sich die große Frage: Wenn dies eine Zeit immenser Kraft und enormen Potenzials sein soll, warum leiden dann so viele Frauen und Menschen mit Zyklus darunter? Was läuft da schief? Möglicherweise kannst du nach der Lektüre des vorherigen Kapitels wenigstens andeutungsweise erahnen, warum das so ist, aber lass uns jetzt die Elemente aufdecken, die mit so großer Anstrengung und Wirkung gegen uns arbeiten und diese eigentlich großartige Geschichte untergraben.

Eine Initiation verlangt uns einiges ab und lässt sich nicht ohne Weiteres in einen Zeitplan mit all unseren anderen Verpflichtungen und Verantwortlichkeiten einbinden. Eine Initiation braucht Zeit und Respekt, weil sie eine Herausforderung darstellt, die uns ins Zentrum unseres Selbst führt. Die Tatsache, dass dies in unserer Kultur nicht anerkannt wird, und das mangelnde Verständnis und die fehlende Unterstützung während der Wechseljahre verursachen viel Leid. Dazu kommt, dass eine Frau ab einem gewissen Alter größtenteils abwertend und verächtlich behandelt oder bevormundet wird, was für uns genauso toxisch ist wie Umweltgifte.

Während Männer mit zunehmendem Alter an Ansehen gewinnen, verlieren Frauen anscheinend ihre Macht und versinken in der Bedeutungslosigkeit. In Wirklichkeit erlangen Frauen mit dem Alter immer mehr Macht, aber eine Art Macht, die kaum jemand erkennt.

Gleichzeitig möchten wir darauf hinweisen, dass das Gefühl der Ausgrenzung durch die Wechseljahre zusätzlich verstärkt werden kann. Aber das ist nicht der einzige negative Aspekt im Zusammenhang mit den Wechseljahren: Denn da gibt es auch den noch fehlenden Respekt gegenüber dem Lebenszyklus im Allgemeinen und dem Menstruationszyklus im Besonderen. Da die Wechseljahre als Initiation fungieren, sind sie dazu *bestimmt,* in gewissem Maße zu stören, da sie Illusionen ausräumen und Seifenblasen zerplatzen lassen und dich so mit tieferen Wahrheiten konfrontieren.

In den Wechseljahren ist deine Sensibilität hoch – deine Nerven liegen im wahrsten Sinne des Wortes blank –, und du bist empfindsamer, nimmst alles um dich herum intensiver wahr. Du fühlst dich eher mit einer höheren Ebene verbunden und mehr vom Leben angefasst, berührt und bewegt. Am Anfang mag sich diese Sensibilität überfordernd oder sogar überbordend anfühlen. Aber letztendlich ist sie der Schlüssel zu einer neuen Version deiner selbst, die sich langsam entfaltet, sowie zu deiner neuen Führungsrolle, die du nun einnimmst.

DER RHYTHMUS DER NATUR

Unser Leben ist eingebettet in einen konstanten, subtilen Wechsel aus Aktivität und Ruhe: an und aus, vorwärts und rückwärts, hell und dunkel, Ausdehnung und Kontraktion. Wir bleiben nicht für ewig dieselben. Die Wechseljahre sind eine Phase in unserem Leben, in der wir uns in uns selbst verkriechen. Doch man hat uns erfolgreich eingeredet, dass Passivität und mangelnde Handlungs- und Leistungsbereitschaft als Scheitern zu verstehen sind.

Während wir diese Zeilen schreiben, befinden wir uns am Ende des dritten Covid-Lockdowns in Großbritannien, und obwohl es zahlreiche Herausforderungen, echte Not und große Verluste gab, haben einige von uns die Freuden des Homeoffice entdeckt – weniger Stress, besseren Schlaf, Zeit fürs »Nichtstun«, die Möglichkeit, den Gesang der Vögel zu hören und die saubere Luft zu genießen. Es ist, als ob wir den Druck von uns und unserer Umwelt genommen hätten und unsere Sinne wieder zum Leben erwacht seien.

Wir haben die Natur viel intensiver wahrgenommen, denn sie hat sich wieder in unser Leben zurückgekämpft, im wahrsten Sinne des Wortes. Wir sind neu belebt worden. Aber noch mehr als das haben wir neue Ideen, wie wir die Dinge künftig angehen wollen. Wir haben das Potenzial, in Zukunft etwas zu verändern, was uns und unserem Planeten guttut. Aus dem Nichts heraus können neue Chancen entstehen.

So ist es auch mit den Wechseljahren. Witzigerweise haben wir oft gehört, die Welt hätte so etwas wie Wechseljahre erlebt, und diejenigen, die diese Wechseljahre durchlebten, ohne sich um ihr Einkommen sorgen zu müssen, haben erzählt, wie einfach dieser Wechsel für sie war. Ihr Wunsch, nichts zu tun, wurde von einer Welt begünstigt, die zum Nichtstun gezwungen war.

Sjanie erinnert sich, wie ihre erste Blutung während des ersten Lockdowns in Großbritannien – als kein Auto auf der Straße und kein Flugzeug am Himmel zu sehen war – von tiefem Frieden erfüllt war, den sie vorher noch nie so empfunden hatte. Dadurch wurde ihr bewusst, wie sehr das Tempo der Welt gegen uns arbeitet, wenn wir durch unseren Menstruationszyklus oder die Wechseljahre in den persönlichen Rückzug gedrängt werden. Gemeinsam haben wir die Kraft der Auszeit wiederentdeckt. Alles, was lebt, unterliegt einem ständigen Rhythmus von Aktivität und Ruhe, und dieser Rhythmus ist sowohl lebenserhaltend als auch lebenserzeugend. Wir werden von diesen Zyklen bestimmt, von der ganz persönlichen Ebene – unserem Körper – bis hin zur kosmischen und astrologischen Dimension.

Der Rhythmus der Natur spiegelt sich in unseren Zellen, unserem Atem, unserem Menstruationszyklus und um uns herum im Tag- und Nachtrhythmus, in den Jahreszeiten und den Mondphasen wider. Nichts bleibt für immer gleich, und das gilt auch für uns.

UNSERE ZYKLISCHEN BEDÜRFNISSE

Mit den Wechseljahren trittst du in einen langen inneren Seelenwinter ein, in dem dein Geist für eine Weile abtauchen und einfach nur sein darf. Als Suze in die Wechseljahre kam, hatte sie die Vision von Frauen in leuchtenden Hüllen direkt unter der Erdoberfläche. Sie waren völlig in Frieden und einfach nur da. Suze wusste, dass dies ihre persönliche Heilung bedeutete: Stille, Verbundenheit mit der Erde, einfach sein und sich für eine Weile vom Leben tragen lassen.

Das ist Teil unserer Vision für alle, die in die Wechseljahre kommen – die Chance, für eine Weile auszusteigen und in einer leuchtenden Hülle aus Güte und Frieden gehalten zu werden, ohne etwas dafür tun zu müssen. In den Wechseljahren geht ein Lebenszyklus (deine Menstruationsjahre) zu Ende, und ein neuer wird geboren: Der Bogen deiner Lebensjahre schließt sich mit dem großen Danach.

Die Wechseljahre, diese Phase des Beendens oder »Sterbens«, ist eine Zeit des Innehaltens, der Bestandsaufnahme und der Neuausrichtung deines Daseins auf das nächste große Kapitel des Lebens und der Liebe.

Wenn wir unsere eigenen körperlichen Impulse und Bedürfnisse nicht achten, entsteht Stress, der für die meisten Krankheiten und eine anfällige Gesundheit verantwortlich ist. Wir leiden in den Wechseljahren, weil wir keine Rücksicht auf unsere zyklischen Bedürfnisse nehmen können. Und weil wir in dieser Zeit verletzlicher sind, wird der wahre Zustand unseres Körpers und unserer Seele auf völlig neue Weise sichtbar.

Die Symptome der Wechseljahre verraten etwas über unseren allgemeinen Gesundheitszustand und unser Wohlergehen. Und, das muss betont werden, über unser genetisches Erbe. Während der Wechseljahre tritt deine gesamte einzigartige Veranlagung zutage, das heißt dein besonderes Wesen, dein Gesundheitszustand und deine Lebenserfahrungen. Sie gilt es zu verstehen, zu beachten und zu pflegen.

DAS STRESSANFÄLLIGE HORMONSYSTEM

Alle Vorgänge in unserem Körper und in unserer Psyche, aber auch alles außerhalb unseres Körpers hat Einfluss auf unsere Hormone. Diese großartigen Sensoren informieren uns darüber, wie es um unsere Gesundheit und unser Wohlbefinden bestellt ist – stell es dir vor wie einen kostenlosen personalisierten Fitnesstracker. Das Hormonsystem wird sogar als fünftes Vitalzeichen beschrieben. Wenn du also Probleme in irgendeinem Bereich deiner hormonellen Reise von der Menarche bis zur Menopause hast, kannst du darin ein frühzeitiges Warnsignal sehen, mehr auf dich zu achten.

Symptome der Wechseljahre und Menstruationsbeschwerden geben uns wichtige Hinweise auf unseren Gesundheitszustand. Wenn du noch menstruierst, empfehlen wir dir, mit dem sogenannten *Menstruationszyklusbewusstsein* (MZB; engl. *menstrual cycle awareness, MCA*) zu beginnen. Dabei achtest du jeden Monat auf deine wechselnden Energie- und Stimmungsmuster während des Zyklus und richtest dein Leben so gut wie möglich nach diesen Mustern aus.

Auf diese Weise kontrollierst du ständig deine mentale Gesundheit, dein Energieniveau und den Zustand deines Nervensystems. Mit der Zeit wirst du feststellen, dass du viel gezielter entscheiden kannst, wie du am besten für dich sorgst. Stress bewältigst du viel besser, wenn du auf die wechselnden Energie- und Stimmungsmuster achtest, statt zu erwarten, dass du immer gleich tickst.

In Kapitel 6 erläutern wir dir die Grundlagen des MZB, und in Kapitel 9 gehen wir der Frage nach, wie dich dein Menstruationszyklus körperlich, psychisch und spirituell auf die Wechseljahre vorbereitet.

ZWISCHEN DEN WELTEN

Die Wechseljahre sind ein entscheidender Übergang – biologisch, emotional und spirituell gesehen. Weil du in eine Zwischenwelt, in eine Zwischenidentität eintrittst, hast du nicht mehr denselben Schutzwall, mit dem du dich sonst immer umgeben hast. Es ist, als würdest du eine Kleiderschicht ablegen und dich mehr den Elementen aussetzen. Das ist weder gut noch schlecht – es entspricht einfach der Natur der Veränderung.

Deine Schwachstellen werden sichtbarer, und das gilt auch für deine Gesundheit. Stress und Erschöpfung, ein Mangel an Nährstoffen und Umweltgifte im Körper wirken auf deine hormonelle Gesundheit ein und verursachen die Symptome der Wechseljahre.

Arbeite weniger, nimm dir mehr Zeit, ruh dich aus, ernähre dich gesund und vermeide Umweltgifte. Medikamente sind kein Ersatz dafür.

Um für dein Wohlergehen zu sorgen, brauchst du Zeit, Unterstützung und Ressourcen, und wir wissen nur zu gut, dass du diese Möglichkeiten vielleicht nicht hast. Oder vielleicht stresst dich schon der Gedanke daran, wie du das alles schaffen sollst. Also, atme einen Moment durch und entspanne dich. Wir wollen dich ja mit diesen Informationen nicht unter Druck setzen.

Pragmatisch, wie wir nun mal sind, haben wir als Hilfestellung das kostenlose Onlineportal *Menopause Remedies and Resources* eingerichtet, das du unter www.redschool.net/for-menopause findest. Es enthält Vorschläge für kleine Veränderungen oder neue Sichtweisen, die ganz einfach umzusetzen sind und etwas bewirken können, auch wenn sie dir bescheiden und unvollständig erscheinen mögen. Wir hoffen auch, dass die Geschichte, die wir in diesem Buch erzählen, dir hilft und dich unterstützt – wie ein Heilmittel in Buchform.

NICHT ALLES HAT MIT DIR ZU TUN

Deine Wechseljahre reagieren nicht nur auf deinen Körper und deine Seele, sondern auch auf das, was außerhalb deines Körpers stattfindet. Wir haben bereits die negative Einstellung gegenüber den Wechseljahren und älter werdenden Frauen erwähnt, aber wir leben auch in außerordentlich komplexen und herausfordernden Zeiten, in denen wir es mit einer Pandemie, der Klimakrise, großen sozialen Unruhen und wirtschaftlichen Turbulenzen zu tun haben.

Die extreme Ausprägung unserer Erfahrungen in den Wechseljahren entspricht dem Zustand der Welt. Mit anderen Worten: Unser Leiden spiegelt den Zustand unseres Planeten wider. Doch wenn wir die Wechseljahre neu denken, können wir sie in etwas verwandeln, mit dem Veränderung möglich ist. Die Wechseljahre mögen uns eine Zeit lang verletzlich machen, aber gerade diese Empfindsamkeit ist das Tor zu einer wilden Kraft im Dienste des Lebens.

ERFOLGE ODER NIEDERLAGEN GIBT ES NICHT

Bitte vergiss nie, dass deine Symptome, egal wie ausgeprägt sie sind, kein Urteil über dich darstellen. *Auf keinen Fall* bringen sie zum Ausdruck, dass du in irgendeiner Weise versagst. In den Wechseljahren gibt es weder Erfolge noch Niederlagen, sondern nur deine ganz persönliche Erfahrung. Sobald du merkst, dass du zu hart mit dir selbst ins Gericht gehst, dann lass jegliches Urteil *sofort* wieder fallen (und das meinen wir ernst).

In diesem Buch betrachten wir deine Symptome von einer ganz anderen Warte aus, denn sie haben eine Bedeutung. Manche Betroffene leiden aufgrund ihrer Gene oder bedingt durch ihre Lebensumstände weniger als andere. Deine Erfahrung der Wechseljahre ist dein ganz persönliches Initiationsabenteuer, das dir hilft, dich selbst neu zu entdecken und zu akzeptieren, um deine Kreativität und deine Berufung auszuleben. Begegne all deinen Herausforderungen so freundlich und sensibel wie nur möglich. Denn deine Symptome sind dir nicht feindlich gesinnt, auch wenn es sich im Moment so anfühlen mag.

In den Wechseljahren erlebst du dich selbst wie noch nie zuvor – du kostest den Geschmack deiner Seele, deinen Gesundheitszustand, die Realitäten der Welt –, und gleichzeitig wird von dir erwartet, dass du so weitermachst wie bisher. Auweia! Kein Wunder, dass dir alles zu viel wird, du darauf reagierst und zusammenbrichst. Es ist einfach zu viel. Du brauchst eine Auszeit von den täglichen Anforderungen und dem Druck, um den neuen Gegebenheiten und der Schlechtwetterfront dieses Übergangs in Anmut und Würde zu begegnen.

KAPITEL 3

UNSERE INNERE ÖKOLOGIE

Wenn wir die Kraft der Wechseljahre wiedergewinnen wollen, müssen wir uns erst einmal in die Vogelperspektive begeben und die gesamte Landschaft unserer »inneren Ökologie« betrachten. Betrachten wir das größere System, in das die Wechseljahre eingebettet sind.

Inspiriert von unserem Verständnis von Ökologie (A. d. Ü.: der Erforschung der Beziehungen zwischen Lebewesen), das davon ausgeht, dass alles Leben in unsichtbare Netzwerke aus Beziehungen und wechselseitiger Interdependenz eingebunden ist, wobei jeder Teil seinen Stellenwert hat und zum Wert des anderen beiträgt, lautet unsere Philosophie: Der Menstruationszyklus und die Übergänge von Menarche, Matreszenz[1] und Menopause bilden eine innere Ökologie, die wir als »Menstrualität« bezeichnen.

EINFÜHRUNG IN DIE MENSTRUALITÄT

Die Menstrualität ist ein verborgenes inneres System und die Grundlage menschlicher Erfahrungen – unserer Gesundheit, unseres Glücks, unserer Beziehungen, unseres kreativen und spirituellen Lebens. Diese komplexe Ordnung wird durch die biologischen Lebensveränderungen innerhalb unseres Menstruationszyklus bestimmt, von der Menarche bis zur Menopause und darüber hinaus. Es handelt sich um ein präzises und vielschichtiges biologisches, psychologisches und spirituelles Entwicklungssystem im Körper.

Noch bis vor relativ kurzer Zeit gab es keinen Namen für diesen komplexen Lebensprozess. Die neuseeländische Psychotherapeutin und Pädagogin Catherine Severn stellte 2005 in einem Aufsatz fest, dass dieses lebenswichtige Gebiet so lange ignoriert und missachtet werden würde, wie wir es nicht benennen.[2] Deshalb prägte sie den Begriff »Menstrualität« (engl. *menstruality*), um dieses Thema endlich in die allgemeine Aufmerksamkeit zu rücken und die öffentliche Diskussion darüber anzustoßen. Dafür sind wir ihr äußerst dankbar. Mehr über ihre Arbeit auf dem Gebiet der Menstrualität findest du unter www.lunahouse.co.nz. In Teil II dieses Buches gehen wir näher darauf ein.

Die Vorstellung, dass der Menstruationszyklus das Fundament unseres Wohlbefindens und unseres kreativen und spirituellen Lebens ist, mag zwar etwas seltsam klingen, aber sobald du dir die wechselnden Stimmungs- und Energiemuster deines monatlichen Zyklus bewusst machst, nimmst du die erfahrbare Realität dieser impliziten Ordnung selbst wahr.

Du spürst, wie wichtig er ist, wie gut es sich anfühlt, mit ihm in Einklang zu sein und wie beruhigend es ist, von einem tiefen, beständigen Rhythmus gehalten zu werden (egal ob du unter Menstruationsbeschwerden leidest oder nicht). Ganz zu schweigen von der Erkenntnis, dass die Beschäftigung mit deinem Zyklus dich persönlich wachsen lässt.

Dein Menstruationszyklusbewusstsein – mehr darüber in Kapitel 6 – verwurzelt dich in deiner inneren Ökologie.

Im bewussten Erleben des sich verändernden Rhythmus deines Menstruationszyklus und der daraus resultierenden Selbsterkenntnis sowie des zyklischen Wissens, das du dabei erlangst, liegt der Grundstein, das Momentum,

dich organisch in die Wechseljahre hineinzuentwickeln und dich durch sie zu entfalten.

Jahrhundertelang wurde der Menstruationszyklus als ein Problem bewertet, das es zu bekämpfen galt, und uns wurde beigebracht, unser wechselndes Befinden zu ignorieren oder zu überspielen. Doch nichts geschieht isoliert, sondern nur in der dynamischen Spannung und Beziehung zu anderen Aspekten. Und wie in jedem Ökosystem wirkt es sich auf das gesamte System aus, wenn ein Teil davon geschädigt, ignoriert oder nicht wertgeschätzt wird. Es ist also kein Wunder, dass sich viele Frauen und Menschen mit Zyklus in den Wechseljahren orientierungslos fühlen. Unsere innere Ökologie zu verstehen ist der entscheidende Faktor, um die Wechseljahre in einen natürlichen, heilsamen und ermutigenden Übergang zu verwandeln.

DIE WEISHEIT DER NATUR

Das Werk des Biologen und Schriftstellers Merlin Sheldrake, Autor des Buches *Verwobenes Leben: Wie Pilze unsere Welt formen und unsere Zukunft beeinflussen*, hat uns sehr inspiriert. In seinem Buch erklärt Sheldrake, dass das Organismenreich der Pilze zwar zu 90 Prozent unsichtbar, aber allgegenwärtig ist. Pilze sind ein großartiges Beispiel für verborgene Kräfte, die auf dynamischen Netzwerken basieren und Leben überhaupt erst ermöglichen.

Sheldrake beschreibt die Welt unter der Erde als ein Labyrinth aus miteinander verwobenen Zellen, die Wälder zu Superorganismen machen. Die fadenförmigen Zellen der Pilze bilden das dichte Geflecht des Myzels, das sich über den gesamten Waldboden ausbreitet, die Bäume unterirdisch zu einem Netzwerk verbindet und es ihnen ermöglicht, miteinander zu kommunizieren und sich gegenseitig zu helfen. Mutterbäume zum Beispiel schützen ihre Sämlinge und geben ihren überschüssigen

Kohlenstoff an sie weiter. Sterben sie ab, übergeben sie ihr Wissen von Generation zu Generation an ihre Nachkommen weiter. Jeder Baum ist ein Teil dieses Netzwerks – man kann einen oder zwei Bäume entnehmen, aber wenn es zu viele sind, bricht das ganze System zusammen.[3]

Pilze leisten eine wichtige Arbeit, indem sie abgestorbene Substanzen abbauen und verwerten, um sie in nährstoffreiche Erde zu verwandeln, aus der sich neues Leben bildet. Pilze sind also ein entscheidendes Rädchen in der Ökologie unseres Planeten und können uns viel über Zyklen und die weitverzweigten Vernetzungen lehren, die uns alle in einem Netz aus sich ständig weiterentwickelndem Leben halten – dem eigentlichen Substrat unseres Fortbestehens.

Menstrualität gleicht diesem unterirdischen Pilzgeflecht – es ist in unseren Körper integriert und für uns nicht sichtbar. Dieses verborgene System sorgt für uns, wenn wir es pflegen. Mehr noch, es sensibilisiert und harmonisiert uns spürbar für das Netz des Lebens – für die Natur.

Unsere innere Ökologie der Menstrualität strukturiert unser Leben, sorgt für die Gesundheit und Erhaltung unseres Körpers und stellt auf erstaunliche Weise die Verbindung zu einer kreativen Quelle her, die uns dem Sinn unseres Lebens näher bringt.

Die Menstrualität folgt den beiden grundsätzlichen Energieströmen des Menstruationszyklus. Menstruation und Ovulation sowie das hormonelle Wechselspiel zwischen diesen beiden Phasen bilden einen dynamischen Tanz aus Expansion und Kontraktion. Wir nennen diese beiden Ströme die zwei *Viae*[4]; die detaillierte Erläuterung folgt weiter unten.

Aus den beiden *Viae* entsteht ein in Phasen verlaufendes Muster der psychischen Verfassung und der Energie. Wir bezeichnen dieses Muster als »innere Jahreszeiten des Menstruationszyklus«[5], weil diese Phasen die archetypischen Kräfte der vier Jahreszeiten widerspiegeln. In Kapitel 9 berichten wir mehr über die inneren Jahreszeiten.

Deine respektvolle und bewusste Auseinandersetzung mit deiner Erfahrung dieser sich verändernden inneren Rhythmen bezeichnen wir als »Menstruationszyklusbewusstsein«. Aus ihm entsteht ein energetisches und psychologisches Bedeutungs- und Ordnungssystem, das sich im Laufe der Zeit weiterentwickelt und vertieft.

EVOLUTIONÄRE KIPPPUNKTE

Das Menstruationszyklusbewusstsein bringt zum Ausdruck, wie wir ein ökologisches Bewusstsein entwickeln und uns selbst innerhalb der verborgenen Präsenz des »ökologischen Geistes« – nennen wir es Leben, das Göttliche, das Universum – spüren können. Auf persönliche und präzise Weise lehrt es uns das zyklische Leben und lässt uns an allen Zyklen, egal ob groß oder klein, teilhaben und in sie vertrauen. An der zyklischen Natur, die allem Leben zugrunde liegt.

Durch das Zyklusbewusstsein erlebst du eine tief empfundene Erfahrung deiner selbst, und du verstehst mit der Zeit, dass du Teil einer größeren organischen Ordnung bist. Dieses Bewusstsein entspringt nicht deinem Verstand, sondern kommt aus deinem Körper und »erobert« deinen Verstand. Das Ego hat dabei kein Mitspracherecht. Es handelt sich um ein Übernahmeangebot des Körpers und der Natur. Dein Verstand kann zwar mitspielen, aber er hat nicht mehr das Sagen.

Menarche, Menstruation, Mutterschaft und Wechseljahre sind wie evolutionäre Kipppunkte in unserem Leben. Sie verändern unser Verhältnis zu und unseren Umgang mit Macht radikal, und an ihrem Kulminationspunkt leiten sie eine neue innere Epoche ein, also eine neue Ordnung. Die Menarche setzt den Prozess in

Gang; die Menstruation ist jeden Monat wie eine kleine Wiedergeburt; die Mutterschaft, solltest du dich für diesen Weg entscheiden, verdrahtet dein Gehirn radikal neu, um dieser Rolle gerecht zu werden, und die Wechseljahre sind so etwas wie der »Pilzmoment« bei der Kompostierung, denn die Bestandteile deines Lebens werden in erneuertes Potenzial und neue Kraft verwandelt.

Die Wechseljahre nehmen deine gesamte Lebensgeschichte auseinander, bauen sie in der »Erde« deines Seins ab. Kompostieren sie. Verdauen sie. Um deine neue Geschichte zu gebären.

Die Erfahrung der Wechseljahre wird dir offenbaren, wie sehr alles miteinander verbunden ist, genau wie die Pilze. Während deine bisherige Lebensgeschichte in ihre Bestandteile zerfällt, nimmst du sensibler und bewusster die einzelnen Elemente deines Lebens wahr, erkennst, wie wunderbar und sinnvoll sie miteinander verwoben sind. Diese Erkenntnis öffnet dir die Augen für den Sinn in allem. Du siehst mehr Sinn in deinem gesamten Leben. Du siehst mehr Sinn darin, *wer du bist.*

Die Wechseljahre offenbaren dir nicht nur den tieferen Sinn, der deinem Leben zugrunde liegt, sondern auch das Zusammenspiel, das Miteinander und die Verbundenheit deiner ganzen Existenz. Sie entlarven die Illusion von deiner Unabhängigkeit und machen dir bewusst, dass alles zusammenhängt und voneinander abhängig ist – das ist die wahre Realität deines Lebens und allen Lebens auf der Erde.

DIE ZWEI *VIAE*

Ein Ökosystem ist zyklisch, nachhaltig und generativ. In ihm gibt es zwei Energieströme: einatmen und ausatmen, Expansion und Kontraktion, Wachstum und Zerfall. Die beiden schöpferischen

Ströme des Lebens arbeiten synchron. Es handelt sich um archetypische Impulse, die gleichermaßen wertgeschätzt und gepflegt werden müssen, um das System nicht zu beschädigen.

In unserer Menstrualitätsarbeit nennen wir diese beiden Energieströme die *Via positiva* (den maskulinen Weg) und die *Via negativa* (den weiblichen Weg).[6]

Damit beschreiben wir die einzigartige menschliche Erfahrung, sich von den archetypischen Energien des Weiblichen und des Männlichen bewegen und leiten zu lassen. Die *Viae* repräsentieren nicht das Göttlich-Weibliche und das Göttlich-Männliche an sich, aber durch sie werden das Göttlich-Weibliche und das Göttlich-Männliche gewürdigt.

Die erste Zyklushälfte ist eine Zeit des Einatmens, der Expansion, des Wachstums, eine Bewegung in Richtung des »Lichts« (der Ovulation). Die zweite Zyklushälfte ist Ausatmen, Kontraktion und Rückzug in die Dunkelheit (der Menstruation).

Die erste Hälfte unserer Menstruationsjahre, von der Menarche bis Mitte dreißig, ist eine Phase des Wachstums und der Expansion. Diese Lebensphase wird von der *Via positiva* dominiert. Die zweite Hälfte, von Mitte dreißig bis zu den Wechseljahren, ist eine Phase der Kontraktion, der Reflexion, der zunehmenden Einsicht und der Reifung, die von der *Via negativa* bestimmt wird.

Unsere Menstrualität ist in gewisser Weise eine Anleitung, um bewusster zu werden und besser mit diesen beiden archetypischen Kräften in uns arbeiten zu können. Durch die Dynamik von Expansion und Kontraktion entwickeln wir uns während unserer Menstruationsjahre weiter und lernen, diese Energien zu verkörpern. Mit ihrer Hilfe erreichen wir im Zuge der Initiation in die Wechseljahre einen Zustand innerer Freiheit und Kraft.

Sehen wir uns nun die beiden *Viae* genauer an und wie sie unsere Kraft wachsen und sich entwickeln lassen, um uns schließlich zu unserer Weisheitskraft zu führen, der Grundlage unserer Führungsrolle im großen Danach.

Die *Via positiva*

Die *Via positiva* ist der Impuls, voranzuschreiten und deinen Willen durchzusetzen, die Kontrolle zu übernehmen und dein Leben zu gestalten. Es ist ein zentrales Gefühl der Handlungsfähigkeit, ein Gefühl, dass du dein Leben selbst in der Hand hast und Dinge bewirken kannst. Wir erleben es als »Macht über« – einen Impuls, etwas zu initiieren, durchzusetzen, zu erzwingen und auf konkrete Weise umzusetzen. Dieser Impuls macht dich ungemein produktiv, und du kannst viel erreichen. Er ist ichbezogen, zielorientiert und unterstützt dich dabei, deine Ideen in die Tat umzusetzen und zu verwirklichen. Die *Via positiva* hilft dir, deine Identität zu entwickeln und ein Leben aufzubauen. Zu sagen: »Das bin ich.« Sie ist ein ungemein lebensbejahender Impuls.

Die *Via negativa*

Die *Via negativa* ist die weniger glamouröse Seite der Dinge, denn sie scheint weder besonders produktiv noch zielgerichtet zu sein. Mit *negativa* meinen wir die Abwesenheit von charakteristischen Merkmalen, wie zum Beispiel beim Negativ einer Fotografie. Es geht um das »andere« beziehungsweise um etwas Verborgenes und nicht um etwas Schlechtes oder Unerwünschtes.

Wir erleben die *Via negativa* als Macht im Miteinander, statt vorzutreten und sich durchzusetzen. Hier geht es darum, in Beziehung zu treten. Die *Via negativa* zeigt sich als Impuls der Zurückhaltung. Statt den Raum einzunehmen und deine Vorstellungen zu verfolgen, trittst du im übertragenen und wörtlichen Sinne zurück und lässt etwas zu. Auf diese Weise schaffst du Freiraum für etwas, was auf dich zukommen kann. Du lässt andere am Schaffensprozess teilhaben, auch das Unbekannte oder die Zukunft.

Es geht nicht mehr nur um deine Bedürfnisse oder dein Ego, sondern um die Bedürfnisse von etwas, das größer ist als du und das sich durch dich ausdrückt – aber nicht in deinem Timing, sondern im Timing des großen Ganzen. Anstelle deines Eigensinns tritt der Gemeinsinn. Du schaffst Raum für das Spontane, das Synchrone, für das Unbekannte.

Die *Via negativa* öffnet dich für das Innenleben, für Sinn und Bedeutsamkeit, für ein Gefühl der Zugehörigkeit zum Leben und der Verantwortung dafür. Dein Drang, hinauszugehen und dich in der Welt zu verwirklichen *(Via positiva),* ist in deiner Erfahrung mit der *Via negativa* verankert.

Keine *Via* ist besser als die andere. Sie sind so angelegt, dass sie synchron arbeiten, genau wie die linke und die rechte Gehirnhälfte, und sie sind deine wertvollsten Ressourcen, um Harmonie zu schaffen. Im Allgemeinen wirst du feststellen, dass du dich mit der einen oder anderen Seite wohler fühlst, was ein Spiegelbild deiner besonderen Stärken und Talente ist, aber es ist wichtig zu lernen, wie du beide Wege optimal nutzen kannst.

BEIDE *VIAE* GEHEN

In der westlichen Kultur wird nur die *Via positiva* geschätzt, und es scheint, als hätten wir nicht die Weisheit, die innere Disziplin oder die Zeit für die *Via negativa.* Aber wie wir bereits gesagt haben, ist es keine Option, die eine auf Kosten der anderen zu favorisieren – sie sind beide lebenswichtig, kreativ und notwendig.

Die *Via positiva* allein, deren egoistische Kraft nicht gezügelt wird, endet in der Zerstörung, weil sie sich nur um das Individuum und nicht um das Ganze kümmert – das entspricht nicht dem ökologischen Bewusstsein. Das können wir heute in unserer Wirtschaft und unserer Umwelt beobachten. Wenn wir die *Via negativa* nicht wertschätzen, geraten wir in Schwierigkeiten. Wir haben geglaubt, uns wäre endloses Wachstum beschert und wir könnten die Natur ohne jegliches Gespür für Gegenseitigkeit und Ehrfurcht zu unserem Vorteil ausbeuten.

Doch nun bekommen wir die Auswirkungen dieses Verhaltens zu spüren: Weil wir nicht damit aufhören können, droht uns die Vernichtung. Wenn wir loslassen könnten, wären andere Möglichkeiten, Konzepte und Innovationen möglich. Glücklicherweise ist der Menstruationszyklus unser natürlicher Verbündeter, der uns dabei hilft, beide *Viae* wertzuschätzen und an ihnen festzuhalten. Auf diese Weise können wir unseren Platz in der Ökologie der Erde wieder einnehmen.

Die Wechseljahre selbst sind nichts anderes als ein außergewöhnlicher Kurs, in dem wir lernen, der Kunst des Loslassens zu vertrauen.

Im Mittelpunkt der Wechseljahre steht der Tod (und die Wiedergeburt), der »Pilzmoment«, wie wir sagen, der die Trümmer deines Lebens zusammenführt und sie in Nährstoffe und Baumaterial für dein neues Leben im großen Danach verwandelt.

DIE WIEDERHERSTELLUNG DEINER INNEREN ÖKOLOGIE

Indem wir die Menstrualität als unsere innere Ökologie bezeichnen, haben wir den Wechseljahren ein Zuhause gegeben, einen Ort zum Ankern. Aber was bedeutet die Rückgewinnung dieser verlorenen Geschichte für dich, und wie kannst du dich von der bisherigen Leugnung und dem Fehlen dieses Wissens heilen?

Egal ob du menstruierst, die Wechseljahre oder das große Danach durchlebst: Wenn du bisher nichts über deine Menstrualität wusstest oder nicht darin unterstützt wurdest, sie zu leben, wurdest du dauerhaft und subtil auf irgendeiner Ebene manipuliert und verunsichert, was wissenschaftlich als »Gaslighting« bezeichnet wird. Parallel zu dieser emotionalen Störung leiden wir alle unter den Folgen einer Kultur, die unsere zyklische Natur leugnet.

Das kann sich bei dir in Form von Stressreaktionen, hormonellen Problemen, Angst, Trauer, Wut oder seelischer Unzufriedenheit äußern – aus Wut darüber, dass du gegen deine eigene Natur leben musst. Wie jedes andere unbewältigte Trauma entzieht es dir Energie und hindert dich daran, in dir selbst das Gute zu finden.

Solltest du noch menstruieren, dann beginn noch heute mit der Bewusstseinspraxis für den Menstruationszyklus; folge den Anleitungen in Kapitel 6. Jede bewusste Zuwendung zu deinem Zyklus, auch wenn er unregelmäßiger und damit unvorhersehbarer geworden ist, bewirkt Heilung. Deine Aufmerksamkeit heilt und erneuert deine Beziehung zu deinem Menstruationszyklus und zur Menstrualität als Ganzes.

Wir empfehlen dir außerdem, unser Buch *Wild Power: Dein Zyklus als Quelle weiblicher Kraft* zu lesen, um mehr über die Urkraft deines Zyklus zu erfahren – es wird dir dabei helfen, deine unausgesprochenen Gedanken zu ordnen, deinen bisherigen Erfahrungen Sinn zu verleihen, und es gibt dir Orientierung in deiner täglichen Bewusstseinspraxis.

Wenn du bereits in den Wechseljahren bist oder sie schon hinter dir hast, wird dieses Buch die Wechseljahre in einen größeren Zusammenhang stellen und dich mit deiner inneren Ökologie verbinden. Die Lektüre von *Wild Power* über den Menstruationszyklus kann dir rückwirkend Erkenntnisse, Heilung und Transformation deiner Zyklusjahre vermitteln.

Indem du die Geschichte der Menstrualität kennenlernst, setzt du dich mit dem Leid auseinander, das du erlebt hast, und entwickelst Mitgefühl für dich selbst, weil du nicht Bescheid wusstest.

Dieses neue Menstruationsbewusstsein kann deine Lebensgeschichte in ein Energie- und Potenzreservoir verwandeln. Und vergiss nicht, dass auch die Wechseljahre, wenn du dich auf sie einlässt, dazu beitragen können, etwas von deiner inneren

Ökologie wiederherzustellen – sie sorgen für mehr Harmonie in deinem System und schenken dir Vitalität, Sinn und Flow.

DEINE FÜHRUNGSROLLE – SORGE FÜR DAS GROSSE GANZE

Deine Führungsrolle ist in deinem Menstruationszyklus verwurzelt – in deiner inneren Ökologie. Durch die Besonderheit und Unmittelbarkeit deiner Erfahrungen mit dem Menstruationszyklus, den Wechseljahren oder dem großen Danach dienst du dem komplexen Geflecht des Lebens. Wo auch immer du in deinem Menstruationsprozess gerade stehst, sorgst du für dich selbst, wie es der Situation angemessen ist. Gib alles für deinen Anteil. Auf diese Weise gibst du alles für das große Ganze.

Durch deine Führungsrolle dienst du dem Geflecht des Lebens und nährst die Weltseele. Mit anderen Worten: Lebe so, wie das Leben es dir abverlangt. Sowohl die Bewusstseinspraxis für den Menstruationszyklus als auch die Wechseljahre werden dir helfen, dies zu erkennen und den Weg weiterzuverfolgen.

KAPITEL 4

ENTWICKLUNG ZUR WEISHEIT – DAS GESCHENK DER INITIATION

Wir haben verlernt, Initiationen kulturell wertzuschätzen, sodass du dich vielleicht fragen magst, was sich hinter dieser Bezeichnung verbirgt. Deshalb klären wir zunächst den Begriff und untersuchen dann das archetypische Muster, das allen Initiationen zugrunde liegt. Dafür beziehen wir einige der wichtigsten Merkmale der großen Initiation in die Wechseljahre mit ein. Dieses Thema vertiefen wir in Teil III, in dem wir uns mit den fünf Phasen der Wechseljahre beschäftigen, die wir gern als einzigartiges »Markenzeichen« ihres Initiationsprozesses bezeichnen.

WAS IST EINE INITIATION?

Eine Initiation ist wie ein innerer Stirb-und-werde-Prozess, bei dem du deine bisherige Identität oder Rolle abstreifst, um eine Art Wiedergeburt zu erleben. Es handelt sich um einen heiligen Übergangsritus, der dich in ein erweitertes Feld des Wissens, der Autorität und der Kraft eintreten lässt. Eine Initiation ist ein heiliger Prozess, eine Auszeit, in der du dich mit dir selbst auseinandersetzen, dir die entscheidenden Fragen stellen und deine Fähigkeit, dem Leben zu begegnen, weiterentwickeln kannst.

Initiationen sind Zwischenstationen auf deinem Lebensweg, die dich wachrütteln – das kann eine Prüfung oder Herausforderung für deine Seele oder ein inneres Training sein – und die es dir ermöglichen, dich weiterzuentwickeln und zu reifen.

Übergangsriten kennzeichnen wichtige Entwicklungsmomente in unserem Leben. Traditionsgemäß gelten Übergangsriten als Grundvoraussetzung für das Überleben der Gesellschaft – damit ist die Veränderung der sozialen Position eines Individuums gemeint, das vom narzisstischen Kind zum reifen Erwachsenen heranwächst und schließlich den Übergang zum Mitglied der respektierten Ältesten vollzieht.

Im »Sterbemoment« der Initiation entdeckst du die Grenzen deines kleinen, unabhängigen, egozentrischen Selbst, deiner vermeintlichen Unbesiegbarkeit. Damit du deine eigene Verletzlichkeit erfährst und begreifst, dass du die Gemeinschaft brauchst, um zu überleben, muss dein Ego »durchbohrt« oder verwundet werden.

Mithilfe eines Übergangsritus wächst du von deiner anfänglichen Unabhängigkeit hinein in die Erfahrung der gegenseitigen Abhängigkeit, und du lernst, andere Menschen als gleichwertig zu betrachten. Mit anderen Worten: Du bewahrst dir deinen eigenen Wert, während du mit anderen in Beziehung trittst, ohne sie kontrollieren oder dominieren zu müssen. Die anderen stellen keine Bedrohung für deine eigene Identität oder deine Überzeugungen dar, sondern werden zu deinen Verbündeten und gestalten deinen Lebensweg mit.

Der vielleicht typischste Initiationsprozess ist die Pubertät, die den Übergang von der Kindheit zum Erwachsenenalter markiert. Obwohl Kinder diese Phase größtenteils unbewusst durchlaufen, stand traditionell die Sicherheit der Sippe auf dem Spiel, wenn es ihr nicht gelang, ihre Nachkommen gut auf diesen neuen Lebensabschnitt vorzubereiten und sie zu begleiten. Im schlimmsten Fall würden die jungen Menschen den Narzissmus der Kindheit nicht ablegen und die Verantwortung, die mit dem Erwachsenenalter einhergeht, nicht übernehmen. So ist es noch heute: Wir erleben nur allzu oft, wie narzisstische Erwachsene in Machtpositionen die Gesellschaft schädigen.

ENTDECKE DIE KOMPLEXITÄT

Initiationen lassen dich naive Sicherheiten überwinden und Komplexität als Chance für neue, kreative Möglichkeiten begreifen und nicht als Bedrohung deiner Sicherheit oder deines Selbstwertgefühls. In dir reift immer mehr die Erkenntnis, dass die Welt und du nicht voneinander getrennt werden können, dass alles miteinander verbunden ist und dass du dir mit deinem Verhalten anderen gegenüber nur selbst schadest. Das weise Selbst erkennt ganz von allein, dass wir alle gemeinsam für die Zukunft unseres Planeten verantwortlich sind. Hier gibt es kein »die anderen« – gemeint sind »wir alle«.

Initiationen erwecken in uns nicht nur das tiefe Wissen und die Erfahrung, dass alles Leben heilig ist, dass jedes Element darin seinen Sinn und Nutzen sowie seinen rechtmäßigen Platz hat, sondern auch das Gefühl, dass wir Teil von etwas Größerem sind. Egal wie du es nennen magst – Natur, Göttin, Gott, Tao, Universum, Großer Geist, Liebe, Weltseele –, es ist eine göttliche Ordnung, die sich entfaltet, in der wir gehalten sind und der wir dienen. Darin besteht das Geschenk wichtiger Initiationsmomente und das potenzielle Geschenk deiner Wechseljahre.

Damit eine Initiation wirklich eine Veränderung herbeiführt, muss sie dich so stark fordern, dass du spürst, wie der sichere Boden unter deinen Füßen wegbricht (das heißt, deine bisherige Identität stirbt). Du fühlst dich verletzlich, ausgeliefert und vielleicht auch mutterseelenallein. Als ob dich das Leben betrogen hätte. Der Panzer deiner gewohnten Identität ist aufgebrochen und zerfallen, und alles, woran du dich bisher geklammert hast, kommt dir jetzt nutzlos vor.

Du musst diese Auflösung durchstehen, die alle Sicherheiten zertrümmert, dich verletzlich macht und dich daran zweifeln lässt, ob jemals wieder ein neues Leben beginnt.

Für dein Ego kommt das dem Weltuntergang gleich, und es will dich so schnell wie möglich mit einfachen Lösungen aus dieser Situation herausholen. Dein zeitloser Anteil – und das ist die gute Nachricht – erkennt darin das Tor zu neuen Möglichkeiten und Abenteuern.

Leider helfen dir einfache Lösungen nicht weiter, auch wenn du denkst, sie dringend nötig zu haben, um mit der Situation klarzukommen. Doch irgendwann findest du dich wahrscheinlich wieder an diesem leeren Ort wieder. Es scheint, als ob die Initiation – dein Wachstum – nicht beeinträchtigt wird.

Aber mit etwas Geduld und Verständnis ist tiefere Selbsterkenntnis möglich, und du begreifst, worin deine eigentliche Aufgabe besteht, was von großer Bedeutung für dich sein wird. So wie sich deine Verletztheit in Wachstum verwandelt, gewinnst du an Erkenntnissen, an Handlungsfähigkeit und Autorität, du wirst aber auch verletzlicher. Verletzlichkeit ist in der Tat der Weg, um dich selbst zu *spüren* (zu kennen), Mitgefühl für andere zu empfinden und deine Verantwortung für das Leben zu erkennen.

VERRAT – EINE EINLADUNG, DICH ZU ENTFALTEN

Keine Erfahrung erschüttert uns mehr in den Grundfesten als Verrat. Unser Vertrauen ist zerrüttet, egal ob es sich um eine Beziehung, eine Idee, unsere Arbeit oder um einen Menschen handelt, den wir bewundern, zum Beispiel einen spirituellen Lehrer, um eine Institution oder eine Religionsgemeinschaft, der wir angehören. Vielleicht verlieren wir wegen einer Erkrankung das Vertrauen in unseren Körper, oder wir fühlen uns vom Leben im Stich gelassen, weil etwas nicht so gelaufen ist, wie wir es uns erhofft hatten.

Vertrauen ist lebensnotwendig. Misstrauen dagegen wirkt wie eine Blockade. Doch wenn wir blind vertrauen, geben wir unweigerlich die Verantwortung für uns selbst an andere ab, und sei es auch nur auf ganz subtile Weise. Stell es dir so vor, als ob wir unsere Deckung fallen lassen, unseren kritischen Verstand ausschalten, unsere verletzliche Seite preisgeben und uns in Sicherheit oder sogar gerettet glauben, für alle Zeiten. Doch die Ironie besteht darin, dass du angesichts dessen weiterhin dein volles, unverfälschtes Selbst verkörpern musst, selbst auf die Gefahr hin, dich zu verlieren.

Trau dich, deine Verletzlichkeit zu zeigen, denn sie ist lebensnotwendig. Entscheidend ist, dass du dich dabei sicher fühlst. Nur wenn wir verletzlich sind, ist all das möglich, was dem Leben Sinn verleiht: Liebe, Freude, Kreativität, Spiritualität. Tja, aber Verletzlichkeit macht uns … verletzlich. Wir setzen unser Vertrauen in Menschen, die Fehler machen, oder in Organisationen, die von Menschen geführt werden, die Fehler machen.

Verrat ist der archetypische Moment, in dem wir erkennen, in welchem Maße wir unsere Kraft, unser Wohlbefinden oder unseren Sinn im Leben von einem anderen Menschen abhängig gemacht haben, der für uns das Denken, Fühlen und Entscheiden beziehungsweise die Sinnfindung übernommen hat. Verrat bringt unser unbewusstes Vertrauen ins Wanken und rüttelt uns wach. Betrachte es als etwas fast Zwangsläufiges, dass wir irgendwann in irgendeiner Weise enttäuscht werden. Das hat aber nichts damit zu tun, dass das Leben uns eins vors Schienbein geben will – ganz im Gegenteil; wir sind davon überzeugt, dass es nur das Beste für uns will –, sondern weil das Leben uns zur Entfaltung bringt. Und Verrat kann eine Einladung dazu sein.

Natürlich wünschen wir niemandem, betrogen zu werden, aber das passiert nun mal. Wir können daran zerbrechen, aber Verrat kann uns auch »aufbrechen«. Wir haben die Wahl. Es mag dir so vorkommen, als ob das Leben dir den Fehdehandschuh hingeworfen hat und du dich nun entscheiden musst, ob du ihn aufhebst oder nicht. Du hast immer die Wahl: Bleibe für alle Zeiten verletzt oder verwundet oder nimm den Fehdehandschuh und stell dich der Chance, dich zu entfalten.

Du schreist, wütest und weinst (das ist natürlich auch wichtig). Aber kannst du dir vorstellen, eines Tages den Verrat als würdigen Gegner zu akzeptieren, der dich auffordert, die volle Verantwortung für dein Leben zu übernehmen, so wie es ist? Und in ihm die Chance zu erkennen, dich zu Höherem weiterzuentwickeln, auch wenn du dich im Moment vielleicht nicht so toll fühlst?

Natürlich stellt sich diese Reife nicht über Nacht ein – dafür braucht es Zeit, Übung und viel Selbstmitgefühl. Aber keine Sorge, die Wechseljahre schenken uns reichlich Zeit, um dies zu lernen.

Ein Verrat fordert dich dazu auf, eine radikale Entscheidung zu treffen: die volle Verantwortung dafür zu übernehmen, wer du bist, und gleichzeitig weiterhin deine Verletzlichkeit zu bewahren.

Er verlangt von dir, dass du voll und ganz als schutzloser Mensch lebst, offen für das Leben und im Vertrauen auf das Leben. Wir wollen nicht verhehlen, dass dies eine ziemliche Herausforderung ist, aber genau das verlangt die Initiation in die Wechseljahre letztlich von dir. Die Wechseljahre schaffen die Voraussetzungen dafür und verleihen dir die geheimen Kräfte, mit deren Hilfe du es wagen kannst, voll und ganz dein einzigartiges, heiliges, schutzloses Selbst zu leben. Ein Verrat in den Wechseljahren ist *die* Chance für dich, die letzten Reste deiner Opferrolle loszuwerden, die vielleicht noch in dir schlummern, sowie alles andere, wodurch du die Verantwortung für dein Leben mehr oder weniger an andere abgegeben hast oder sie für die Qualität deines Lebens verantwortlich machst.

Verrat motiviert dich, endlich aufzuwachen, denn er konfrontiert dich mit deiner ganzen Verletzlichkeit, deiner tiefsten Wunde. Er wirft die großen Fragen des Lebens auf: »Bin ich bereit, die volle Verantwortung für mich selbst zu übernehmen und sie nicht auf andere abzuwälzen? Bin ich bereit, meiner Unzulänglichkeit, meiner Unfähigkeit und meinen blinden Flecken immer wieder mit Freundlichkeit zu begegnen? Bin ich mutig genug, um voll und ganz zu mir selbst zu stehen, mein verletzliches Selbst wertzuschätzen und mich ganz und gar auf die Welt mit all ihren Wundern, Widersprüchen und Wechselfällen einzulassen?«

Der allergrößte Verrat

Für Alexandra waren die Veröffentlichungen des US-amerikanischen Psychologen James Hillman zum Thema »Verrat« richtungsweisend, als sie mit Anfang vierzig in ihrer Partnerschaft betrogen wurde. Hillmanns Ansatz beeinflusste ihre Theorie von der Initiation in die Wechseljahre, da er aufzeigte, dass der vielleicht größte Verrat, mit dem wir je konfrontiert werden, nicht von anderen begangen wird, sondern von uns selbst.

Hillman schreibt, dass wir uns danach sehnen, »vor unserem eigenen Verrat und unserer eigenen Ambivalenz, unserer eigenen Eva geschützt zu sein, um nicht selbst etwas zu ruinieren, zu begehren, vorzutäuschen, andere zu verführen, zu versuchen, zu betrügen, zu beschuldigen, zu verwirren, etwas zu verbergen, vor etwas zu fliehen, zu stehlen, zu lügen und die Schöpfung verderben zu können«.[7]

Wir sind der Meinung, dass wir genau das in den Wechseljahren aushandeln, auch wenn wir uns vielleicht von den äußeren Umständen getäuscht fühlen. Verrat ist wie der Rauswurf aus dem Garten Eden – unserer Komfortzone. Adam und Eva hatten alles, *solange* sie nicht Gott infrage stellten, mit anderen Worten: solange sie nicht ihre eigenen Ideen, ihr eigenes Handlungsbewusstsein entwickelten.

Das war eine *unbewusste* Verbindung, ein Urvertrauen, wie ein Kind in den Armen der Eltern. Aber dieses Vertrauen ist eine Illusion, denn wir sind keine Kinder mehr. Ein Verrat lässt diese Seifenblase platzen. Wir entdecken, dass es keine Garantie, keine »Sicherheit« im menschlichen Dasein gibt, keine vollkommene Unschuld und kein Urvertrauen. Vielleicht entdecken wir aber auch, dass es etwas Größeres als all das gibt.

Eva (das Weibliche – der Störenfried) *musste* von dem Apfel kosten. Darin sehen wir den Impuls oder die Notwendigkeit, die in unserer Seele verankert ist, sich weiterzuentwickeln. Der Mensch ist dazu gemacht, zu wachsen und sich zu entwickeln. Adam und Eva wurden aus dem Garten geworfen (symbolische Geburt) und nackt sich selbst überlassen. Und das markiert den Beginn des Individuationsprozesses: unser Erwachen hin zum Göttlichen, das in jedem Menschen wohnt.

Jede Erschütterung des Lebens, jeder Verrat, birgt die Möglichkeit einer »Geburt« in ein tieferes Bewusstsein in sich und in die Erfahrung dieser inneren Heiligkeit – einer nie endenden Liebe und göttlichen Allgegenwart, die alles umfasst. Und letzten Endes in einem bewussten Gefühl der Einheit mit dem Leben zur Ruhe zu kommen. Durch ein tiefes, radikales Vertrauen in das eigene Leben, in das Leben selbst. Das ist das Versprechen deiner Initiationsreise in die Wechseljahre.

DIE INNERE KRITIKERIN ALS KATALYSATOR

Bei jeder Initiation wirst du mit deiner größten Gegnerin, der »inneren Kritikerin«, konfrontiert und musst dich ihr stellen. Diese Begegnung ist am intensivsten in einer Phase des Verrats.

Die innere Kritikerin ist der Teil von uns, der nur unsere Schwächen sieht, unsere vermeintlichen Charakterfehler, sowie alles, was wir verbockt oder nicht erreicht haben. Ihr Röntgenblick dringt bis in unsere tiefsten Abgründe vor, um dort verborgene Themen aufzuspüren, und er kann starke und lähmende Schamgefühle verursachen.

Es ist kaum vorstellbar, dass diese kompromisslose und unnachgiebige innere Instanz (die uns anfällig macht für alle äußeren Kritiker*innen um uns herum) in unserem Leben und insbesondere in den Wechseljahren irgendeine heilende Funktion haben könnte. Aber genau das ist der Fall. Man könnte sogar sagen, dass wir uns ohne unsere innere Kritikerin vielleicht gar nicht weiterentwickeln würden.

Lerne dich den Herausforderungen der inneren Kritikerin zu stellen, denn das ist der Weg zu deiner Freiheit und Souveränität. In den Wechseljahren wird deine innere Kritikerin deine Autorität in dir wie ein Sandkorn in der Auster zum Vorschein bringen.

Wir bezeichnen die innere Kritikerin liebevoll als 13. Fee. Im Märchen »Dornröschen« kommt sie, eigentlich eine alte Hexe, zum Fest, das anlässlich der Geburt der schönen Prinzessin (dem unschuldigen Selbst) gefeiert wird. Sie ist böse, weil sie nicht eingeladen worden ist. Während die Prinzessin von allen Seiten mit prächtigen Geschenken und guten Wünschen überhäuft wird, stößt die 13. Fee einen Fluch aus: An ihrem 15. Geburtstag soll die Prinzessin sich an einer Spindel in den Finger stechen (Menarche) und tot umfallen. Die 13. Fee lässt die Illusion der Perfektion wie eine Seifenblase zerplatzen. Aus archetypischer Sicht ist dies eine Geschichte über die Selbstwerdung (Individuation). In unserer Geschichte der Wechseljahre ist es die heilige Aufgabe deiner inneren Kritikerin, die Seifenblase deiner Unschuld und Unwissenheit platzen zu lassen, um erwachsen werden zu können.

Diese 13. Fee der Wechseljahre scheint wie getrieben zu sein, so sehr will sie dein Wachstum in Gang setzen. Wenn du ihr nicht die Stirn bietest, könntest du Gefahr laufen, dich selbst zu verlieren. Stellst du dich ihr aber, eröffnet sie dir einen Weg vom Verrat hin zu deiner Souveränität. Begegne der Kritikerin als einer würdigen Gegnerin, denn sie hat eine »heilige Aufgabe«: Sie führt dich zu deinem Selbstbewusstsein. Hinter all dem Miesmachen und Nörgeln verbirgt sich eine Gestalt, die einen Plan für dich hat. Man könnte auch sagen, die Kritikerin ist so etwas wie eine gefrustete Chefin.[8] Sie ist die Stimme einer unzufriedenen oder verborgenen Kraft in dir, die endlich gehört werden will. Das mag seltsam klingen, aber du wirst es verstehen, je besser du mit ihrer destruktiven Seite umzugehen lernst und ihre Botschaften ernsthaft annimmst, die durchaus schmerzhafte Wahrheiten beinhalten können. In späteren Kapiteln werden wir genauer darauf eingehen, wie du mit dem, was diese innere Gestalt in dir in Gang setzt, besser umgehen und wie du es verarbeiten kannst.

Es gibt keine andere Instanz, die derart unsere verborgensten und dunkelsten Seiten freilegt und uns zwingt, trotzdem zu uns selbst zu stehen. Je grausamer die Kritik, desto mehr gewinnst du an Souveränität. Dein ganzes Potenzial wird freigesetzt. Das ist die allerbeste Vorbereitung auf deine Führungsrolle.

Auch wenn dir niemand die kritische innere Stimme abnehmen kann, solltest du jemanden an deiner Seite haben, der oder die dir den Rücken stärkt und dich daran erinnert, dass du okay bist. Das kann gar nicht oft genug betont werden. Wer in den Wechseljahren die innere Kritikerin ignoriert, läuft Gefahr, keinen Schritt im Leben weiterzukommen und in einem schmerzhaften Teufelskreis aus Selbstvorwürfen, Reue und Verbitterung festzustecken. Wie sehr du es mit deiner inneren Kritikerin aufnimmst mag jeden Tag anders sein, aber in den Wechseljahren ist es enorm wichtig, sie ständig bewusst wahrzunehmen und ihr mit Respekt zu begegnen.

DAS GESCHENK: WER DU BIST

Deine Wechseljahre sind als heiliger Übergangsritus zu sehen, der dich zur Entfaltung bringt. Auf dem Weg zur Weisheit musst du eine Initiation durchleben – das Auge des Sturms von Verrat passieren, dich all den Wirbeln und Enthüllungen aussetzen, sie zulassen und empfinden; inneren und äußeren Kritiker*innen die Stirn bieten, dich auflösen lassen, (dir) vergeben können, was du getan oder nicht getan hast, und zulassen, dass das Wahre und Gute in dir im Ganzen zum Vorschein kommt. Dann wirst du letztlich durch diese Initiation des Übergangs dich selbst als »in Ordnung« kennen- und schätzen lernen, als heil und ganz in deiner ganz eigenen wunderbar unvollkommenen Weise.

KAPITEL 5

DIE WELT BRAUCHT DIE KRAFT DER WEIBLICHKEIT

Nach der Lektüre des vorherigen Kapitels bist du vielleicht etwas ins Schwitzen geraten. Es stimmt zwar, dass die Wechseljahre genau wie alle anderen Initiationen hart sein können und du wahrscheinlich am liebsten abhauen, dich verstecken und alles tun würdest, um ihnen zu entgehen, aber jetzt weißt du vermutlich, dass der einzige Ausweg darin besteht, dich darauf einzulassen.

Auch wenn die Initiation in die Wechseljahre dich mit einem Verrat konfrontiert – stell dich dieser Herausforderung und nimm sie an: Denn am Ende wirst du mit der Entdeckung deiner eigenen Autorität und Bestimmung belohnt. Das ist die Grundlage deiner außergewöhnlichen weiblichen Weisheitskraft, deiner *Wise Power.*

Diese neue Kraft brauchst du für deine Führungsrolle im großen Danach: Es geht darum, all deine Fähigkeiten einzubringen, um Veränderungen zum Positiven zu bewirken. Es geht darum, deine Berufung anzunehmen. In diesem Kapitel verraten wir dir, wie du die Herausforderung der Wechseljahre als Initiation meisterst und durch sie an Autorität gewinnst. Außerdem erläutern wir, was wir mit Berufung meinen und wie sie sich durch die Wechseljahre zeigt.

NIMM DEINE FÜHRUNGSROLLE EIN

Übernimm die volle Verantwortung für dich selbst, mit all deinen Fehlern, und du gelangst zu einer neuen Ebene der Autorität. Du erlebst dich selbst als souveränen Menschen und erfährst deine eigene unantastbare Heiligkeit, die dir innewohnende Güte und damit die des ganzen Lebens.

Deine neue souveräne Autorität bedeutet Freiheit, und mit dem Schritt in diese Freiheit übernimmst du auch Verantwortung für alles Leben – denn du und das Leben seid untrennbar miteinander verbunden.

Wenn es im Herzen des inneren Heiligtums der Wechseljahre einen Altar gäbe, an dem du deine souveräne Autorität empfängst, dann wäre er genau an der Stelle in der tiefsten Dunkelheit, an der du Verrat erlebst und den heißen Atem deiner inneren Kritikerin im Nacken spürst und dich umdrehst, um ihr die Stirn zu bieten.

Du trittst der Herausforderung des Verrats und deiner Kritikerin entgegen, erkennst und spürst deine Verletzung, siehst die Fehler und sogenannten Misserfolge in deinem Leben, stehst dir aber selbst zur Seite und hältst dir vor Augen, was an dir gut und richtig ist – »das allgegenwärtige Unverbrüchliche« in dir.[9]

»Ich bin so kämpferisch, selbstbewusst, mutig und frech. Ich übernehme die Führung, nehme andere bei der Hand und trage die Verantwortung.«
Mirella

Deine Autorität im großen Danach bedeutet zwar viel Verantwortung, aber sie bringt auch ein tiefes Gefühl von Sinn, Frieden und kreativer Erfüllung mit sich. Mithilfe deiner Weisheitskraft trittst du ein in die kreativste und befriedigendste Phase deines

Lebens. Dieses neue Maß an Zivilcourage und Kreativität, getragen von Liebe, versetzt dich in deine Führungsrolle, die du der Welt durch deine menschenfreundliche, mitfühlende und ermutigende Präsenz zugutekommen lässt.

Wahrscheinlich würdest du dich selbst nie als »Führungspersönlichkeit« bezeichnen und hättest auch gar nicht den Wunsch danach. Die Art von Führung, die wir meinen, ist jedoch keine Rolle, die dir übertragen wird, sondern sie entsteht aus dir heraus und lässt dich wachsen. Deine Berufung beziehungsweise die Sache, für die du brennst, lassen dich in Aktion treten. Führung ist eine Form der Lebenseinstellung, wenn sie von Herzen kommt und anspruchsvoll, dienend und verantwortungsbewusst ausgerichtet ist.

WORIN BESTEHT DEINE BERUFUNG?

Deine Berufung umfasst deine besondere Begabung oder die Summe deiner Talente und Gaben, die du in diese Welt einbringst, aber auch deine Unzulänglichkeiten und Grenzen – also alles, was dich ausmacht. Wenn du deine Berufung erkennst, spürst du, dass alles mit dir in Ordnung ist, dass du richtig bist, so wie du bist, und einen wichtigen Platz oder eine Nische in der Ökologie des Lebens einnimmst. Du spürst, dass du und das, was du anzubieten hast, zutiefst erwünscht seid.

Eine Berufung ist viel mehr, als nur irgendetwas richtig gut zu machen. Du hast bestimmt viele verschiedene Talente, von denen einige oder vielleicht auch alle wichtig sind für deine Berufung. Doch sie sind nicht deine eigentliche Berufung. Um es ganz klar auszusprechen: Deine Berufung richtet sich ausdrücklich an dich. Sie übt eine unwiderstehliche Anziehungskraft aus. Vielleicht hast du einen anderen Weg eingeschlagen, aber ständig begegnen dir bestimmte Themen, oder sie durchkreuzen dein bisheriges Leben.

Es ist möglich, dass du mit dem Eintritt in die Wechseljahre deine Berufung oder einen tieferen Sinn in deinem Leben bereits entdeckt hast – oder auch nicht. Egal wie es bei dir ist: Wenn du dich der Herausforderung der Initiation stellst, wird sie ein neues Bewusstsein oder ein ganz neues Verhältnis zu deiner Berufung in dir entstehen lassen. Vielleicht bringt sie dir mehr Klarheit, mehr Präzision und entwickelt dein Verständnis für deine Aufgabe weiter. Oder du gewinnst mehr Kraft für die Mission, die du bereits hast. Vielleicht fühlst du dich deiner Aufgabe gewachsen und entwickelst mehr Vertrauen in dich und deine Kompetenzen.

Für andere besteht ihre Berufung vielleicht gar nicht in einer konkreten Mission, sondern eher in einem Gefühl der Ruhe und der Leichtigkeit, im Einklang mit dem Leben – alles ist im Lot, man ist am richtigen Ort und tut genau das Richtige, was auch immer das sein mag.

WIE ZEIGT SICH DEINE BERUFUNG?

Bei den einen kündigt sich die Berufung laut und dramatisch an. Bei anderen entfaltet sie sich sachte und ohne große Worte, während sie ihre alltäglichen Aufgaben erledigen. Sie offenbart sich fast unmerklich, und manchmal fällt sie uns erst in der Rückschau auf.

Die Berufung kann eine eindringliche Kraft, ein Gedanke oder ein Gefühl sein, das dich nicht mehr loslässt. Ein unerwarteter Impuls, der dein Leben von einem Augenblick zum anderen umkrempelt, oder etwas, das sich einfach gut und richtig anfühlt.

So oder so, du kannst deine Berufung nicht ignorieren, auch wenn dein Alltagsleben weitergeht. Bei Alexandra war es eine allmähliche Entwicklung, die durch ihre starken Menstruationsschmerzen ausgelöst wurde, als sie Anfang dreißig war. Sie entschied sich, ihrem Körper zu vertrauen, und mit der Zeit entdeckte sie ihre Berufung zur Menstrualität. (Mehr über ihre Heilungsreise erfährst du in ihrem Buch *The Wild Genie, the Healing Power of Menstruation.*)

Jeden Monat, wenn sie blutete und die Schmerzen mit der Zeit nachließen, überkam sie ein Gefühl tiefer Liebe und der Euphorie. Sie war im Einklang mit sich selbst und empfing Impulse, Visionen oder einfach Erkenntnisse für die Arbeit, die sie beginnen sollte.

Sie konnte das Gefühl nicht benennen, aber sie war erfüllt von einer Energie und Kraft, die sie immer stärker antrieb. Sie blieb ganz bei sich selbst und vertraute ihrer Intuition und ihren Eingebungen, was sie tun und was sie lassen sollte. Mit der Zeit wurde ihr immer klarer, welchen Weg sie eingeschlagen hatte. Nun konnte sie ihn auch benennen. Sie hatte es schon immer irgendwie gewusst, aber jetzt – die Wechseljahre waren der große Moment, in dem sich das zeigte – fand sie die richtigen Worte dafür. Welche Freude, welche Befreiung!

Clare Dubois gehört zu den Menschen, bei denen die Berufung fast wie ein Blitz aus heiterem Himmel einschlägt, und in ihrem Fall kam sie direkt zusammen mit einer Stellenbeschreibung. Als sie mit ihrem Auto gegen einen Baum gekracht war, erhielt sie die klare Botschaft, dass sie ein Wiederaufforstungsprojekt in den Tropen durchführen sollte. Damals hatte sie noch gar keine Erfahrung mit Umweltprojekten, und ihr bisheriges Leben war auch gar nicht darauf ausgerichtet. Also fing sie erst einmal ganz klein an und gründete schließlich die weltweit tätige Umwelt- und Frauencharity-Organisation *TreeSisters,* die bis heute die Neuanpflanzung von über 20 Millionen Bäumen in tropischen Ländern finanziert hat.

Natürlich ist das nicht über Nacht passiert: Um an diesen Punkt zu gelangen, waren elf Jahre harte Arbeit und ein Team von engagierten Menschen nötig. Clare selbst ist eine Naturgewalt – ein beeindruckendes Beispiel für eine Frau, die vor ihrer Berufung nicht zurückgeschreckt ist, auch wenn sie ihr viel abverlangt hat. Aber so ist das eben mit den Berufungen: Du kannst versuchen, ihnen aus dem Weg zu gehen, aber sie bleiben dir auf den Fersen und wecken dich mitten in der Nacht auf oder mischen sich leise in deine Gedanken und Gefühle ein, bis du irgendwann einknickst.

Als Heilpraktikerin, Ehefrau und Mutter mit einem starken Engagement für soziale Gerechtigkeit und Umweltfragen ist Helen sich auf ihre Weise immer treu geblieben. Jetzt ist sie jenseits der Wechseljahre und setzt sich noch mehr für die Welt ein. Sie trug, ob unbewusst oder bewusst, schon immer eine Wahrheit in sich, ohne sagen zu können, dass es sich dabei um eine Berufung handelte. Und eines Tages hatte sie eine Offenbarung.

Sie assistierte bei unserem Leadership-Training und war frühmorgens in der Natur unterwegs, als sie ihre Berufung erkannte. Sie fühlte sich wie aufgeladen. Hinterher schrieb sie: »Ich möchte, dass jedes einzelne Wesen auf dieser Erde und Mutter Erde selbst all die Liebe und Fürsorge erhalten, die sie brauchen und verdienen … Und ich möchte allen, die meinen Weg kreuzen, Liebe und Fürsorge geben, auch mir selbst.«

KLARHEIT UND ERKENNTNIS ERLANGEN

Im Gegensatz zu Clare hat Helen natürlich keine Stellenbeschreibung erhalten – und tatsächlich gibt es in ihrem jetzigen Leben gar nicht viel, was sie ändern möchte –, aber endlich konnte sie genau benennen, was sie antreibt und was ihr Engagement im Leben prägt. Sie sagt, diese Erkenntnis sei »zum Leitprinzip für meinen weiteren Weg und meine Entscheidungen« geworden. Sie gibt ihr Kraft für ihre manchmal ziemlich nervenaufreibende und herausfordernde Aufgabe, der sie sich verschrieben hat.

Die Wechseljahre sind zwar ein Katalysator für das Erwachen deiner Berufung, aber sie kann natürlich jederzeit eintreten und sich auch jeden Monat während der Menstruation zeigen.

Wenn du noch in den Menstruationsjahren bist, nimm dir während der Menstruation Auszeiten, um diese tiefe Quelle der Inspiration anzuzapfen, die dir zur Verfügung steht. Möglicherweise entdeckst du dadurch plötzlich deine Berufung, oder du erhältst jeden Monat neue Hinweise darauf.

Wenn du dich bereits in den Wechseljahren befindest, dich etwas verloren und unsicher fühlst und dich fragst, worum es in deinem Leben eigentlich geht, empfiehlt Alexandra dir, dem Prozess der Wechseljahre zu vertrauen, um Klarheit und Wissen zu erlangen. In Kapitel 19 gehen wir näher auf das Thema Berufung ein, befassen uns mit den verschiedenen Möglichkeiten, wie sie sich zeigt, und wie du in den Wechseljahren mit ihr in Einklang kommst.

DER WELT DIENEN

Du kannst der Welt auf vielerlei Weise dienen, das reicht von ganz einfachen Aufgaben bis hin zu praktischen Tätigkeiten, von kleinen Gesten der Freundlichkeit und der Fürsorge bis zu den wichtigsten Positionen und Aufgaben auf der Weltbühne. Diese neue Führungsrolle im großen Danach dient allein der Welt und nicht deinem Ego. Aber natürlich wünschen wir uns sehr, dass du diese Aufgabe trotzdem genießt und dich selbst dafür würdigst.

Die Wechseljahre setzen in dir immense Kräfte frei, wodurch du dein Leben noch sinnvoller, zielgerichteter und angenehmer gestalten kannst, auch wenn sie dich ab und zu vor Herausforderungen stellen. Vielleicht wird dir das nicht sofort bewusst, wenn du noch mitten in den Wechseljahren bist. Und so wie es der Natur der Initiation entspricht, gibt es auch keine Garantie dafür, dass du dein Potenzial voll ausschöpfen kannst. Doch der Prozess der Wechseljahre soll ganz und gar dir selbst zugutekommen. Du wirst psychisch und spirituell gestärkt, damit dir alles gelingt, was du dir vorgenommen hast.

KAPITEL 6
DEINE ENTFALTUNG VERLANGT DEINE GANZE KRAFT

Wenn du das Buch bis hierher gelesen hast, dann hast du es jetzt bestimmt verstanden: Die Wechseljahre sind ein verrücktes Abenteuer, und zwar auf allen Ebenen! Dein Körper schaltet hormonell einen Gang zurück. Dein Herz – also deine emotionale Vergangenheit, frühere Traumata und deine emotionale Resilienz – wird neu ausgerichtet. Und dein Verstand … nun ja, den wirst du für eine gewisse Zeit verlieren. Schließlich gibt auch noch dein Selbstwertgefühl den Geist auf, und damit endet dann dein bisheriges Leben. Dein Job, deine Partnerschaft, deine Lebenssituation und vieles mehr werden wahrscheinlich ebenfalls einem Facelifting unterzogen. Puh!

Um diese gewaltige Veränderung zu bewältigen, musst du vorbereitet sein. Oder wie wir gern sagen: Du musst »fit werden« für die Wechseljahre. Im Kern bedeutet das, dass du eine freundlichere und stabilere Beziehung zu dir aufbauen musst, also ein tiefergehendes Vertrauen in dich selbst. Du fühlst dich immer wohler in deinem Leben, ja, du hast sogar das Gefühl, es im Griff zu haben, und sei es noch so fragil.

Zur Vorbereitung auf die Wechseljahre gehört auch, vernünftige Grenzen zu setzen und gut für dich selbst zu sorgen, um die Wechselfälle des Lebens (zum Beispiel Stress und Probleme) mit Würde zu meistern.

Mit »fit werden« meinen wir übrigens auch die körperliche Fitness. Ein kraftvoller Körper ist ein gesunder Körper. Das macht durchaus einen Unterschied! Denn du wirst dich deutlich wohler fühlen und viel weniger Probleme mit den typischen Wechseljahresbeschwerden haben. Körperliches Wohlbefinden, Fitness und Kraft sind unerlässliche Voraussetzungen dafür.

MENSTRUATIONSZYKLUSBEWUSSTSEIN

Die wichtigste Methode, um fit für die Wechseljahre zu werden, ist das Menstruationszyklusbewusstsein (MZB). Zyklusbewusstsein bedeutet, dein einzigartiges Energie- und Stimmungsmuster im Verlauf deines Zyklus zu kennen und wertzuschätzen.

Du achtest darauf, wo du im Zyklus gerade stehst, respektierst deine Gefühle und dein Energieniveau und nimmst Rücksicht darauf. Das mag dir einfach erscheinen, aber es handelt sich hier um eine Kunst, die dich dein ganzes Menstruationsleben lang (und darüber hinaus) begleiten wird.

Nur wenige wissen um die Kraft des Menstruationszyklus, weshalb viel zu viele Frauen und Menschen mit Zyklus ein Desaster erleben, wenn die Wechseljahre beginnen. Das kommt davon, dass nie darüber gesprochen wurde, welche besonderen Möglichkeiten und Segnungen deine Menstruationsjahre mit sich bringen zur Stärkung deiner Gesundheit, deines Wohlergehens und deines authentischen Selbst.

Das Zyklusbewusstsein bietet enorme Vorteile, und viele davon bilden die Grundlage dafür, die erforderlichen Kenntnisse, Kompetenzen und das Bewusstsein für die Wechseljahre zu entwickeln. Kurz gesagt: Dein Menstruationszyklusbewusstsein bereitet dich seelisch und körperlich intensiv auf die Wechseljahre vor.

Dein Körper profitiert vom MZB, weil du auf dein einzigartiges Nervensystem achtest und wie du es während des Menstruationsmonats schonen kannst. Dadurch reduzierst du Stress. Durch dein Zyklusbewusstsein achtest du verstärkt auf deine Bedürfnisse an bestimmten Tagen, gibst ihnen Raum und erlaubst dir, sie zu erfüllen: Diese Selbstfürsorge stärkt deine Gesundheit. Und die Menstruation erinnert dich jeden Monat daran, Pausen einzulegen, dich auszuruhen und zu regenerieren, um dem Fatigue- oder Burn-out-Syndrom vorzubeugen.

Durch dein Zyklusbewusstsein lernst du dich und deine Eigenheiten besser kennen, erfährst, wer du bist (und wer nicht), indem du deinen ganzen Zyklus aufmerksam beobachtest. Du nutzt die innere Führung, Visionen und andere Kraftquellen, die dir während der Menstruation zur Verfügung stehen. Du stärkst deine emotionale Resilienz, indem du achtsam die Gefühle und Gedanken vor der Menstruation wahrnimmst und lernst, sie ganz bewusst anzunehmen statt sie passiv über dich ergehen zu lassen. Durch die konsequente Ausrichtung auf deinen Zyklusprozess stärkst du auf organische Weise deine persönlichen Grenzen. Du lernst, den unbekannten Kräften zu vertrauen und mit ihnen zu leben, mit denen dich dein Zyklus vielleicht manches Mal konfrontiert, wenn er nicht ganz nach Plan verläuft. Und du übst dich jeden Monat aufs Neue darin, den kleinen Moment des Todes und der Wiedergeburt der Menstruation bewusst zu erleben. Darauf gehen wir ausführlich in Kapitel 9 ein, doch zunächst folgt nun ein kurzer Leitfaden für dein Zyklusbewusstsein.

Das MZB-Basistraining

Das folgende Konzept des MZB bildet die Basis deiner Praxis. (In unserem Buch *Wild Power: Dein Zyklus als Quelle weiblicher Kraft* haben wir diesem Thema ein ganzes Kapitel gewidmet. Wir empfehlen dir, es zu lesen, nachdem du mit deiner Praxis begonnen hast.)

- Führe eine monatliche Menstruationstabelle. Auf www.redschool.net/chart findest du eine Vorlage, die du kostenlos herunterladen kannst. Du kannst auch dein persönliches Diagramm anlegen oder eine der zahlreichen Apps verwenden.
- Trage täglich ein, wo du dich gerade in deinem Zyklus befindest. Tag 1 ist der erste Tag der Blutung (die tröpfelnden Schmierblutungen, die vor dem vollen Blutfluss auftreten können, zählen nicht mit).
- Jeden Abend trägst du deine überwiegenden Gefühle, auffälligen körperlichen Symptome, wiederkehrenden Gedanken, dein Energieniveau, deine Wünsche und Bedürfnisse sowie deine Träume der vergangenen Nacht ein.
- Zu Beginn des nächsten Zyklus legst du eine neue Tabelle an.
- Ergänzend zu den hier genannten einfachen täglichen Aufzeichnungen möchtest du vielleicht ein Journal führen, in das du detailliertere Beobachtungen einträgst, zum Beispiel Synchronizitäten, sexuelle Energie, wichtige Themen, Streitereien und Erkenntnisse. Behalte zumindest die grundlegenden täglichen Beobachtungen bei und schreibe sie auf.

Wir stellen fest, dass die Frauen und Menschen mit Zyklus, die sich jeden Tag Zeit für ihre Praxis nehmen, am meisten vom MZB profitieren. Mach dir aber keine Gedanken, wenn du es mal vergisst – das ist oft in der Zeit um die Ovulation herum der Fall, wenn du vielleicht weniger nachdenklich bist, oder zu jedem anderen Zeitpunkt. Fang einfach wieder an und mach weiter.

VORBEREITUNG IST ALLES

Sich für die Wechseljahre fit zu machen bedeutet, körperlich so stabil und gesund wie möglich zu sein. Es geht aber auch darum, in allen Bereichen deines Lebens tief in dir selbst zu ruhen, mit zunehmender Leidenschaft, Stärke und vor allem Freundlichkeit und Zärtlichkeit. Deine Bedürfnisse zu kennen, zu achten und dich zu akzeptieren.

Die Kunst und Praxis des Menstruationszyklusbewusstseins ist die Grundlage dafür. Sie bietet dir den sicheren Rahmen, Selbstbewusstsein und Selbstakzeptanz für deinen Weg durch die Wechseljahre zu entwickeln. Bereite dich auf die Wechseljahre vor, so bist du gut gerüstet, um all die Herausforderungen zu meistern, statt darin unterzugehen.

Dank einer guten Vorbereitung gehst du aufrecht durch die Wechseljahre und läufst viel weniger Gefahr, eine gesundheitliche Krise, ein Trauma oder eine persönliche Katastrophe zu erleben.

Das ist die gute Nachricht, wenn du noch nicht in den Wechseljahren bist und die Zeit gut für die Vorbereitung nutzen kannst. Solltest du schon in den Wechseljahren sein, könntest du dieses Kapitel ärgerlich oder frustrierend finden oder dich dafür beschimpfen oder die Welt verfluchen, weil du das alles nicht schon früher erfahren hast. Aber keine Sorge, wir haben dich nicht vergessen, denn in Kapitel 13 haben wir weitere Tipps für dich parat. Vielleicht stellst du beim Lesen der folgenden Kapitel fest, dass du dich bereits auf die Wechseljahre vorbereitet hast, ohne es zu merken.

Denk daran, dass die Wechseljahre das Ziel einer langen Reise sind, die mit deiner ersten Blutung begonnen hat. Die Wechseljahre sind der letzte, ziemlich eindrucksvolle und möglicherweise länger andauernde Teil dieser Strecke. So wie uns die

Schwangerschaft auf die Geburt des Kindes vorbereitet, so bereitet uns der Weg von der Menarche an auf die Wechseljahre vor. In Teil II befassen wir uns eingehend mit den wichtigsten Themen dieser Reise, die mit der Menarche beginnt, und wie sie uns auf Menopause und Wechseljahre vorbereiten.

TEIL II

DIE REISE ZU DEN WECHSELJAHREN

KAPITEL 7

DIE JAHRESZEITEN DEINER MENSTRUALITÄT

Von der Menarche bis zu den Wechseljahren ist während deiner Menstruationsjahre ein tiefgreifender Prozess am Werk, der dir den Weg zu deiner weiblichen Kraft ebnet. Wir glauben, dass jedes Jahrzehnt deiner Menstruationsjahre im Vorfeld der Menopause einen bestimmten Charakter, eine Aufgabe oder einen Auftrag hat, die es zu erfüllen gilt. Jede Etappe auf dieser Wegstrecke ist notwendig, um dich auf die letzte Initiation in die Wechseljahre vorzubereiten. Diese Vorbereitung findet auf körperlicher, emotionaler und spiritueller Ebene statt.

Deine Menstruation durchläuft den Zyklus der Jahreszeiten, der von deiner ersten bis zur letzten Blutung dauert.

FRÜHLING – VOM TEENAGERALTER BIS IN DIE ZWANZIGERJAHRE

Von der Menarche über die Teenagerjahre bis in deine Zwanzigerjahre hinein befindest du dich im Frühling deines Lebens – voller Lebenskraft, Experimentierfreude, Verspieltheit und Risikobereitschaft. Du entdeckst dich selbst und findest heraus, wer du bist, und das oft weitgehend unbewusst. In dieser Phase geht es darum, dich selbst kennenzulernen, immer mehr Verantwortung zu übernehmen und allmählich für dich selbst zu sorgen. Am Ende deiner Zwanzigerjahre wirst du vermutlich einen Wandel feststellen: Du nimmst größere Veränderungen deines Lebens vor, und vielleicht wird dir immer klarer, welche Aufgabe du im Leben hast.

SOMMER – DEINE DREISSIGERJAHRE

Deine Dreißigerjahre bilden den Sommer deiner Menstruationsjahre und sind geprägt von dem Gefühl, sich allmählich festlegen zu wollen. Vielleicht wirst du sesshaft, startest eine berufliche Karriere oder gründest eine Familie. Du suchst deinen Platz in der Welt, deine Basis. Das ist die Phase der Herausbildung, des Aufbaus deiner Identität, deines Lebens. In dieser Zeit sagst du: »Ja, das bin ich.«

HERBST – DIE VIERZIGERJAHRE

In deinen Vierzigerjahren gelangst du in den Herbst deiner Menstruationsjahre. Zu dieser Phase gehört, dass du eine gewisse Unruhe verspürst und Antworten auf die grundlegenden Fragen des Lebens suchst: »Wozu das alles? Was will ich wirklich?«

Nun geht es darum, mehr auf den inneren Pulsschlag deines Lebens zu achten und weniger auf die Erwartungen und Anforderungen anderer. Deine Aufmerksamkeit verlagert sich vom Alltagsleben hin zur vertieften Beschäftigung mit deiner Berufung, also den Dingen, die dir besonders am Herzen liegen. Mit anderen Worten: Deine Kraft fließt nun dort hinein. Du kannst deine Berufung vielleicht gar nicht so genau benennen, weißt aber, dass sie existiert, denn du bist unruhig und willst noch mehr bewegen.

Die gute Nachricht lautet, dass es dir jetzt viel leichter fällt, deine Berufung in dir selbst zu finden und sie zu verwirklichen.

In deinen Vierzigern dreht sich alles darum, bewusst oder unbewusst aktiv am kreativen Prozess deiner Berufung zu arbeiten, um sie noch mehr ins Leben zu holen. In diesem Lebensjahrzehnt wird dir vielleicht auch der Einfluss deiner Vergangenheit bewusster, und du möchtest dich selbst besser verstehen lernen. Das ist die Zeit der inneren Arbeit und der Heilung.

Diese Lebensphase, die du als ein nochmaliges großartiges Feuerwerk erleben kannst, verleiht dir viel Auftrieb, und du fühlst dich immer noch irgendwie jung. Wir wünschen dir, dass du über viel Energie und Tatendrang verfügst. Denn jetzt erlebst du eine Zeit, in der du wirklich viel erreichen und deine Kompetenzen erweitern kannst. Du bist dir im Klaren darüber, wer du bist, und nutzt deine Ressourcen, um diesen Zustand auszukosten.

Natürlich verändert sich dein Hormonhaushalt in deinen Vierzigern, das muss aber nicht zwangsläufig bedeuten, dass sich dadurch deine Gesundheit verschlechtert. Dein Hormonhaushalt ist ein Indikator und Spiegel deines Gesundheitszustands und Wohlergehens. Betrachte ihn deshalb als eine Art Zwischenbilanz und alle Symptome als Appell für mehr Achtsamkeit und Selbstfürsorge. Gesundheit ist jetzt nichts Selbstverständliches mehr, und du kannst sie auch nicht einfach ignorieren. Selbstfürsorge ist ab jetzt unerlässlich. In deinen Zwanzigern und Dreißigern hast du dich noch für unverwundbar gehalten, aber nun musst du feststellen, dass dem vielleicht doch nicht so ist.

DIE JAHRESZEITEN DEINER MENSTRUALITÄT

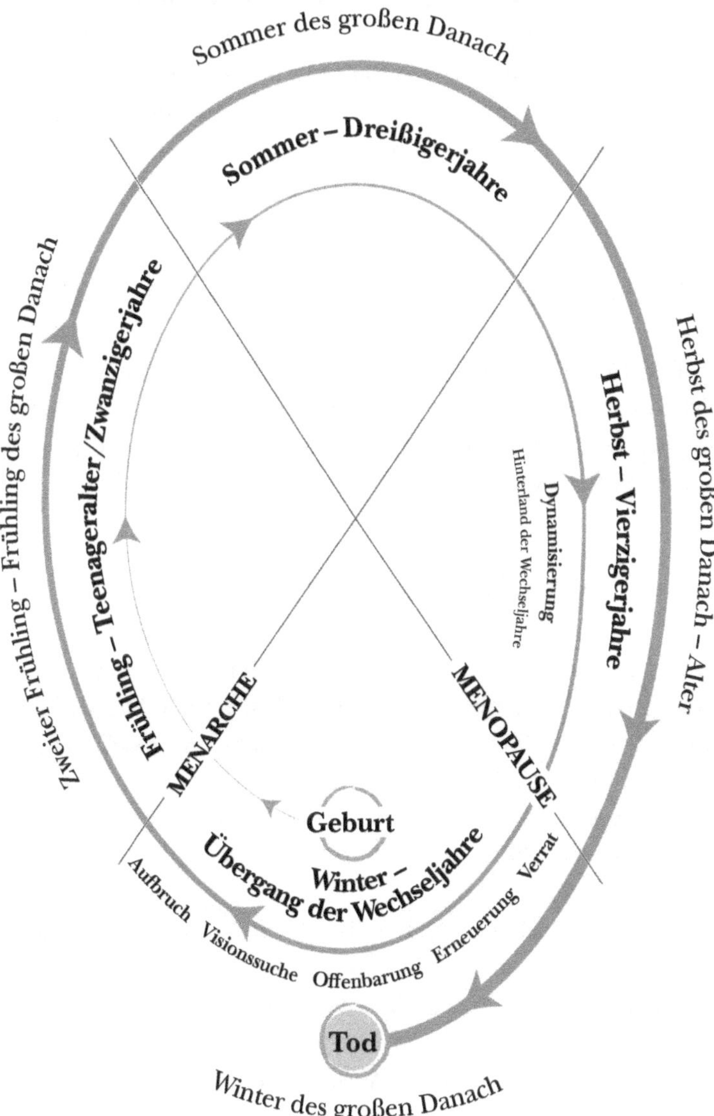

WINTER – ÜBERGANG IN DIE WECHSELJAHRE

Als Abschluss dieses größeren Zyklus trittst du im Winter deiner Menstruationsjahre in die Wechseljahre ein. In dieser Phase der Rückbesinnung und Bestandsaufnahme werden alle Elemente deines Lebens zusammengeführt, damit du zu einem erfüllteren und freieren Selbst und zu deinem kreativen Beitrag für das Leben – deiner Berufung – wiedergeboren werden kannst.

ZWEITER FRÜHLING – DAS GROSSE DANACH

Auf den Winter deiner Wechseljahre folgt pünktlich ein zweiter Frühling – der Frühling deines Lebens im großen Danach. In dieser Zeit kannst du deine erworbenen Kräfte nutzen und das Versprechen deines Lebens einlösen.

DIE MENSTRUALITÄTSREISE

Die Abbildung »Die Jahreszeiten deiner Menstrualität« auf Seite 91 veranschaulicht die Jahreszeiten deiner Menstrualität parallel zu den Jahreszeiten deines Lebens im großen Danach (diese werden wir in Kapitel 24 näher betrachten) und zu den fünf Phasen der Wechseljahre – Verrat, Erneuerung, Offenbarung, Visionssuche, Aufbruch. Diese erforschen wir in den Kapiteln 16 bis 20.

In den folgenden Kapiteln nehmen wir dich mit auf die Menstrualitätsreise von der Menarche bis zur Menopause, wobei wir genauer untersuchen, wie dich die einzelnen Lebensphasen jeweils vorbereiten.

Dieses Wissen ist die beste Methode, um zu beeinflussen, wie du deine Wechseljahre erlebst. Beim Lesen wird dir vielleicht klar, an welchem Punkt dieser Reise du gerade stehst und worauf du achten musst. Wenn du bereits in den Wechseljahren bist, kannst du über diese Reise nachdenken und erkunden, wie du sie erlebst, um einen besseren Überblick und eine Orientierung für deine Wechseljahre zu gewinnen.

KAPITEL 8

AM ANFANG WAR DAS BLUT

Anfänge sind von entscheidender Bedeutung. Sie haben etwas Kraftvolles, aber auch Fragiles aufgrund ihrer Zartheit und Unschuld. Die Qualität eines Anfangs ist wichtig, denn sie beeinflusst, wie es danach weitergeht. Mit der ersten Blutung, der Menarche, beginnen deine Menstruationsjahre. Das ist der Zeitpunkt der Initiation in deine weibliche Kraft, der richtungsweisend für deine Menstruationsjahre wirkt.

Die Umstände deiner Menarche haben weitreichende Auswirkungen auf deine Psyche, denn sie können die Beziehung zu deiner eigenen weiblichen Kraft unterstützen oder belasten. Hast du deine Menarche in irgendeiner Form als schwierig, traumatisch, verunsichernd oder sie gar nicht bewusst erlebt, kann dies deine monatliche Menstruationserfahrung und deine sich entfaltende Selbsterkenntnis während deiner gesamten Menstruationsjahre bis hin zur Menopause auf subtile Weise negativ prägen.

Zum Zeitpunkt der Menarche sind wir sehr offen und leicht zu beeinflussen durch äußere Umstände, aber auch durch alles, was wir über uns selbst, die Menstruation oder unseren Zyklus zu hören bekommen.

So wie der Flügelschlag eines Schmetterlings in Brasilien einen Tsunami in Indonesien auslösen kann, wirkt sich eine positiv erlebte Menarche – ein scheinbar unbedeutendes Ereignis im großen Ganzen – im weiteren Verlauf deines Lebens auf dich aus, und zwar in den Wechseljahren.

DIE ERINNERUNG AN DEINE MENARCHE UMPROGRAMMIEREN

Stell dir eine ideale Welt vor, in der die erste Blutung freudig begrüßt wird. Unsere Einzigartigkeit und all unsere Gaben würden geehrt und unsere Individualität gewürdigt und gefeiert werden, und wir wären eingehüllt in eine warme Atmosphäre der Ermutigung. Dadurch wäre unser Aufbruch geschützt und geheiligt, und wir würden uns zutiefst wertgeschätzt fühlen, so wie wir sind.

Eine positive Erfahrung der Menarche ist ein gutes Fundament für unser Selbstwertgefühl und verleiht uns so viel Resilienz und Selbstvertrauen für unsere Menstruationsjahre, dass wir den Herausforderungen des Lebens trotzen und unserer inneren Berufung treu bleiben können, was auch immer geschieht. Diese Form der Initiation in die Menstrualität verleiht uns ein Gefühl der Würde und Kraft für den Höhepunkt dieser Reise, die Menopause.

Wenn deine Menarche nicht ideal verlaufen ist, und das ist bei vielen der Fall, dann geh in deiner Erinnerung zurück zu diesem Zeitpunkt, durchlebe diese Erfahrung in Form eines Rituals noch einmal und weihe dich selbst neu ein. Diese Methode für mehr Lebensqualität halten wir für wichtig, um deine Erinnerung umzuprogrammieren, einen Gleichklang zwischen Herz und Hirn herzustellen und eine liebevollere Haltung dir selbst gegenüber zu gewinnen. Daraus kann so viel Güte, Kreativität und Autorität erwachsen, dass du für die Wechseljahre bestens vorbereitet bist.

Ritual: Schreibe die Geschichte deiner Menarche neu

Hier kannst du das Erlebnis deiner Menarche nach deinen Wünschen umgestalten. Führe dieses Ritual allein oder mit Freund*innen durch.

- ***Reflektieren:*** Schreibe auf, wie du gern aufgenommen und begrüßt werden wolltest und was du gern gehört hättest. Das könnte ein Lob für deine erwachenden Fähigkeiten und inneren Qualitäten oder für eine ganz besondere und einzigartige Seite deines Wesens sein, wie zum Beispiel dein Mut, dein Humor, dein Kampfgeist oder wie du auf Bäume klettern kannst. Du musst hierzu nicht glauben, dass irgendjemand so etwas über dich gesagt hätte. Es geht einzig und allein darum, was du dir gewünscht hättest. Also, fang an!
- ***Vorbereiten:*** Formuliere die Sätze so, als ob sie jemand zu dir sagen würde. Beispiel: »Debra, ich heiße dich in deiner ganzen Schönheit und Stärke herzlich willkommen. Ich liebe und schätze deine Freundlichkeit und deinen Sinn für Humor. Ich feiere deine Tapferkeit und wie du immer wieder deinen Mut unter Beweis stellst.« Achte darauf, dass alles angesprochen wird, was du dir aus ganzem Herzen wünschst.
- ***Umsetzen:*** Nimm dir Zeit und Muße für das Ritual, um die Geschichte deiner Menarche umzuschreiben, indem du diese Sätze zu deinem jüngeren Ich sagst. Oder ein Freund oder eine Freundin übernimmt den Part des oder der Erwachsenen. Es ist wichtig, die Sätze laut ausgesprochen zu hören und dich auf sie einzulassen. Genieße das Positive dieses Rituals!

Eine ausführliche Anleitung für das Ritual findest du in unserem (englischsprachigen) Online-Selbstlernkurs zur Menarche auf www.redschoolonline.net/p/menarche. Du wirst durch einen Prozess der Wiedervereinigung mit deinem jungen Menarche-Ich geführt, dessen Höhepunkt ein Ritual zur Neueinweihung bildet. Alternativ kannst du auch ein persönliches Ritual mit einer unserer Menstrualitätsmentorinnen vereinbaren; weitere Informationen findest du unter www.redschool.net/faculty.

UNSCHÄTZBAR WICHTIGE WEISHEIT

Nachdem Linda das Menarche-Ritual durchgeführt hatte, sagte sie: »Zum ersten Mal konnte ich mich so sehen, wie ich bin. Das war wie eine längst vergessene Rückbesinnung auf mich selbst.« Ihr ging das Herz auf, als sie die Schwierigkeiten sah und anerkannte, die sie damals hatte durchmachen müssen. Für Linda brachte das Ritual eine Veränderung mit sich, und sie war stolz auf sich. Bei ihrer nächsten Blutung reagierte sie nach eigenen Worten »mit Überraschung und Freude, statt mit Scham und Ekel. Das war befreiend!«. Es ist wirklich befreiend, Stolz statt Scham zu empfinden.

Dieses Ritual ist genauso wichtig, wenn du bereits in den Wechseljahren oder im großen Danach bist, denn die Menarche bildet das Gegenstück in deiner Menstrualitätsreise. Durch die Rückkehr zum Beginn deines Menstrualitätsprozesses und die Verbindung mit deinem Menarche-Ich gelangst du an einen zarten, unschuldigen Ort in dir. Deine Unschuld ist ein wesentlicher Bestandteil deiner Weisheitskraft im großen Danach.

Louise entdeckte das Menstruationszyklusbewusstsein gegen Ende ihrer Menstruationsjahre. »Ich kann gar nicht beschreiben, wie unschätzbar wichtig diese Weisheit ist«, sagte sie. »Ich hatte das Gefühl, dass mir eine wirkliche und zeitlose alchemistische Kraft zur Verfügung gestellt wurde, die unglaublich viel Heilung und Wachstum mit sich brachte.« Innerhalb eines Zeitraums von drei Jahren führte sie das Menarche-Ritual zwei Mal durch. »Ich hatte damals immer noch meine Menstruation. Es war ein tiefgreifendes Erlebnis. Für meine Seele und mein inneres 13-jähriges Kind war es lebenswichtig, endlich etwas so Heiliges zu ehren und den Initiations- und Übergangsritus zu segnen, den man damals noch gar nicht als solchen anerkannt hat.«

Das Menarche-Ritual kann auch dir dabei helfen, Frieden mit deiner eigenen Erfahrung zu schließen und damit auch mit dir selbst.

KAPITEL 9
AUF DEM MENSTRUATIONSWEG

Mit der Menarche beginnt dein Weg durch die Menstruationsjahre – der geheimnisvolle Prozess, der deine Berufung zutage bringt. Durch die bewusste Praxis des Menstruationszyklusbewusstseins ist jeder Zyklus eine weitere Gelegenheit, dich selbst und deine Berufung kennenzulernen; er führt dich zu einem Initiationsprozess der Selbstverwirklichung, des Wachstums und der Reife.

DIE INNEREN JAHRESZEITEN DES MENSTRUATIONSZYKLUS

In Kapitel 7 haben wir den Ablauf der Jahreszeiten deiner Menstruationsjahre beschrieben. Aber auch dein monatlicher Zyklus durchläuft so etwas wie Jahreszeiten. In der *Red School* bezeichnen wir diesen Prozess als »innere Jahreszeiten des Menstruationszyklus«.

Vertrau dich dem inneren Takt deines Menstruationszyklus an und folge seinen Impulsen: Du wirst dich zurückziehen, ausruhen und regenerieren während der *Menstruation – deinem inneren Winter*. Im Anschluss daran entsteht neues Leben während der *Präovulation – deinem inneren Frühling*, und du betrachtest dein

Leben mit anderen Augen, entdeckst neue Möglichkeiten, und frischer Wind verleiht dir neue Energie.

Dieser Zustand dehnt sich immer weiter aus zu einer Zeit der Fülle und der Produktivität um die *Ovulation – deinem inneren Sommer.* Alles scheint möglich zu sein, und so könnte das Leben ewig weitergehen. Fast wie im Rausch! Aber so bleibt es nicht, denn das Rad dreht sich immer weiter.

Wenn draußen die Tage kürzer werden und der Sommer allmählich an Kraft verliert, spürst du auch eine Veränderung in deiner inneren Verfassung, weil sich eine Jahreszeit ankündigt: *Prämenstruum – dein innerer Herbst.* Du wirst wahrscheinlich feststellen, dass deine Energie ein wenig nachlässt, und merkst, dass nun andere Ressourcen und Kräfte erwachen. Sie sind vielschichtiger und fordernder, du bist intuitiver und siehst klarer.

Danach kehrst du schließlich wieder zurück in deinen inneren Winter, die *Menstruation,* legst dein Bündel ab, kommst zur Ruhe und tust eine Zeit lang nichts. So erneuert sich das Leben, dein Leben, immer wieder neu auf überraschende, einmalige und wunderbare Weise.

LERNE DICH SELBST KENNEN

In jeder Jahreszeit deines Menstruationszyklus sind verschiedene innere Kräfte, heilige Pflichten und Entwicklungsaufgaben am Werk. Zusammen unterstützen sie dich dabei, in dein ureigenes Wesen hineinzuwachsen, dein kreatives Potenzial zu entdecken und es auszuleben. Die inneren Jahreszeiten deines Menstruationszyklus sind ein Programm zur Entwicklung deiner Selbst und deines Inneren und ein Leitsystem, um dir deine ganze Kraft zu erschließen. Sie bereiten dich auf die Wechseljahre vor.

Die Reise durch die inneren Jahreszeiten deines Zyklus ist wie eine in sich geschlossene Miniversion der Initiation,

die jeden Monat aufs Neue stattfindet. Schon während der Menstruation erlebst du im Kleinen die Begleiterscheinungen der Wechseljahre.

Dieser kurze Moment von »Tod und Wiedergeburt« ist die Hinführung auf das große Ereignis der Wechseljahre (oder auf jede andere schwierige Lebenssituation, wie zum Beispiel eine Fehlgeburt oder das Ende einer Partnerschaft). Indem du lernst, dich auf den Prozess deines gesamten Menstruationszyklus einzulassen (durch dein Menstruationszyklusbewusstsein), erlebst du diese sich wiederholende monatliche Initiation bewusster, mit mehr Selbstakzeptanz und in deiner ganzen Kraft. So kannst du deiner Initiation in die Wechseljahre selbstbewusst und gut gerüstet entgegensehen.

Wenden wir uns nun dem Ablauf dieser Mini-Initiation zu. Die erste Zyklushälfte von der Menstruation bis zur Ovulation ist die Phase des Gedeihens und der Selbstbestätigung. Dein Ego blüht wie von selbst auf. Diesen Energiestrom nennen wir *Via positiva.* In deiner zweiten Zyklushälfte von der Ovulation bis zur Menstruation wird das Ego nach und nach aufgelöst oder zumindest verletzt (und das wird allzu oft als *prämenstruelles Syndrom* verharmlost). Im Wesentlichen macht dich diese Auflösung durchlässiger (sensibler) und offener für deine Schattenseite, für dein tieferes Selbst, für andere und für das Leben. Diese Phase offenbart und beseitigt egoistische oder narzisstische Tendenzen und macht dich ein wenig demütig. Selbstkritik ist durchaus sinnvoll, aber sei nicht zu hart zu dir und lehne dich vor allem nicht im Ganzen ab. Das ist die *Via negativa.*

Der Leere begegnen

Beim »Tod« und der »Wiedergeburt« während der Menstruation lernst du loszulassen und deine Aufmerksamkeit auf deine innere Welt auszurichten. Kurz vor dem Zeitpunkt der Blutung trittst du in eine Phase ein, die wir als Leere bezeichnen. Deine Psyche kann den Halt verlieren, und vielleicht fühlst du dich aufgelöst und schutzlos.

Diese Phase ist der Tod deines Egos; sie kann von ein paar Stunden bis zu einem Tag oder länger dauern. Mit Einsetzen der Blutung erlebst du ein Gefühl der Befreiung und der Hingabe, und es fühlt sich an, als ob du emotional wieder festen Boden unter den Füßen gewinnst. Der Zeitpunkt, an dem die Gebärmutter die oberste Schleimhautschicht abstößt und Blut ausgeschieden wird, markiert ein Ende und gleichzeitig eine Erneuerung, nämlich den Beginn des nächsten Zyklus.

Die Leere ist der Hinweis, dass du dich in einem erweiterten Bewusstseinszustand befindest, der auf natürliche Weise während der Menstruation möglichst ist. Deine Psyche verlässt das »normale Leben« und tritt ein in deine innere Weite. Für das Ego ist das ein großes Nichts (mit anderen Worten: der Tod), das es als »nichts Gutes« betrachtet. Für deinen tieferen, ewigen Anteil ist es hingegen die spirituelle Dimension, die jenseits unseres Alltagsbewusstseins liegt. Diese Dimension vereint uns alle miteinander und lässt uns vollkommene Verbundenheit erfahren.

Vielleicht empfindest du im Zustand der Leere Panik, Verlassenheit oder Angst. Oder du fühlst dich gnadenloser Selbstkritik ausgesetzt. Doch wenn du deinen Zyklus jeden Monat bewusster wahrnimmst, durch das Zyklusbewusstsein offen bist für die Veränderung deiner Stimmung und deiner Energie und dir erlaubst, den Übergang zur Menstruation tief in dir zu spüren, stellen sich vermutlich Glücksgefühle, Liebe oder sogar das Gefühl heiliger Zugehörigkeit oder der Verbindung zu etwas Höherem ein.

Tiefes Vertrauen

Die Menopause setzt das gleiche Ende wie der Eintritt der Blutung. Du trittst in eine Art Leere ein, gehst auf Distanz zur Außenwelt oder bist komplett von ihr abgeschnitten, begleitet von dem Gefühl der Leere und der Unsicherheit. Aber nun folgt keine neue Blutung mehr oder ein neuer Zyklus, der dich schon einen Tag später wieder auffängt und das nächste Hoch mit sich bringt.

Du lernst, darauf zu vertrauen, dass du ab jetzt eine viel stärkere Quelle für dich nutzen kannst – das ist deine Essenz beziehungsweise die Erkenntnis, wer du wirklich bist. Dafür braucht es etwas Zeit. Lebe im Einklang mit der Dynamik des Übergangs durch die Wechseljahre, denn das erschließt dir diese tiefe innere Kraft und führt dich zu deinem neuen Selbst im großen Danach. Dafür brauchst du die Energie des Zyklus nicht mehr. Deine neue Kraft entspringt deinem tiefen Vertrauen in dich selbst und in dein Leben. Dieses Vertrauen hat sich während deiner Menstruationsjahre entwickelt.

Joanna hat vor vier Jahren das Menstruationszyklusbewusstsein für sich entdeckt und die Beschäftigung mit ihrem Monatszyklus dazu genutzt, um dank seiner unterstützenden Wirkung einen turbulenten Übergang in ihrem Leben zu meistern. Auf berührende Weise erzählt sie: »So kurz vor den Wechseljahren erfüllt mich immer noch dieselbe Ehrfurcht vor den Erkenntnissen und der Unterstützung durch die Menstrualitätspraxis. Dadurch habe ich eine besondere Form der Zugehörigkeit kennengelernt, die ein verlässlicher und vertrauter Bestandteil meines Alltags und meiner spirituellen Praxis geworden ist.«

DIE KRÄFTE DES PRÄMENSTRUUMS

Während die inneren Jahreszeiten alles beinhalten, was du für deine Vorbereitung auf die Wechseljahre brauchst, kommt dem inneren Herbst – dem Prämenstruum – eine ganz besondere Bedeutung zu. Die inneren Kräfte, heiligen Pflichten und Entwicklungsaufgaben dieser Phase lassen dich reifen und immer mehr Verantwortung für dich selbst übernehmen.

Durch die monatliche Auflösung und Entwertung deines Egos im inneren Herbst steigt deine Resilienz. Du übst regelmäßig, mit starken Emotionen und erhöhter Sensibilität fertigzuwerden und deine innere Kritikerin in den Griff zu bekommen – diese kritische Energie anderen und dir selbst gegenüber ist in dieser Phase besonders heftig. Du lernst, klarere Grenzen zu setzen, um besser auf deine eigenen Bedürfnisse Rücksicht zu nehmen. Am Ende des Prämenstruums kommt mit dem Einsetzen der Menstruation ein Punkt, an dem du dich leer und müde fühlst. Er bereitet dich vor auf den allmählichen Übergang in die Wechseljahre und lehrt dich, wie du diese Leere meistern kannst.

Bei Sjanie sieht ihr derzeitiges Ich während des inneren Herbstes etwa so aus: Während ihres inneren Sommers fühlt sie sich anmutig, großzügig und offen – ein Superweib ohne jegliche Einschränkungen. Doch dann kommt ein Moment, der sich anfühlt, als würde man über eine Bremsschwelle rumpeln. »Beim Übergang in den inneren Herbst kommt eine andere Energie ins Spiel«, erklärt sie. »Ich bin zwar nach wie vor präsent, aber plötzlich stoße ich an meine Grenzen.«

In dieser Zeit muss Alexandra Rücksicht auf Sjanie nehmen. Wenn sie Sjanie zu stark in Beschlag nimmt, wird der schnell mal alles zu viel. Doch der innere Herbst hat auch gute Seiten für Sjanie. Damit meint sie ihre Urteilskraft während dieser Phase. »Ich tauche in etwas Tieferes ein«, sagt Sjanie. »Eine fokussierte Nüchternheit ohne viel Geduld. Ich will die Wahrheit. Und keiner kann mich für dumm verkaufen, weil ich die Dinge sofort durchschaue.«

Alexandra bezeichnet das als »Sjanies unbezahlbaren kritischen Blick« (mit anderen Worten: einfach nervig). Wir haben gelernt, diesen Faktor in unserer gemeinsamen kreativen Arbeit zu nutzen, statt ihn Amok laufen und Dinge, Beziehungen und so weiter zerstören zu lassen, was leicht passieren kann, wenn er nicht kontrolliert wird. Eine gute Übung für die Wechseljahre!

Auch Sjanie selbst wird mit dieser kritischen Energie in ihr konfrontiert, doch sie hat inzwischen gelernt, sie zuzulassen, hinzuhören und etwas Positives für sich herauszufiltern. Von Monat zu Monat kann sie besser mit ihrer inneren Kritikerin umgehen. Doch je näher die Zeit der Menstruation rückt, desto reizbarer wird sie je nach ihrem Energieniveau und ihrer Belastung. Und obendrein zorniger.

»Ich schütze mich mit aller Kraft, sobald ich einknicke und sensibler und verletzlicher werde«, sagt Sjanie. »Mein Energieniveau sinkt, und ich gerate emotional ins Wanken. Dann kommt der Moment, an dem ich plötzlich nicht mehr kann und gehen muss.«

Das findet alles noch vor dem Zeitpunkt der Blutung statt, aber Sjanie ist dann im übertragenen Sinne offline. In der *Red School* bezeichnen wir dieses Stadium als »Kammer der Trennung«. Oft setzt Sjanie dann eine Sonnenbrille auf, weil ihr das Licht zu grell ist. Und ihr Bedürfnis nach Rückzug wird immer stärker. Stell es dir so ähnlich vor wie in den Wechseljahren, wenn wir uns aus allem rausziehen. Dass Sjanie im sich verändernden Klima ihres inneren Herbstes gegenwärtig und präsent bleibt, trainiert ihr System für den Übergang in und durch die Wechseljahre.

Im nächsten Kapitel gehen wir näher darauf ein, wie die Energien des Prämenstruums beziehungsweise des inneren Herbstes dich auf die Wechseljahre vorbereiten und wie sich dieses Training in deinen Vierzigern verstärkt, sobald die inneren Herbstkräfte zunehmen.

NACHTRÄGLICH MIT DEINEM ZYKLUS ARBEITEN

Die Arbeit mit dem Menstruationszyklusbewusstsein fördert wichtige psychologische Fähigkeiten der Selbstwahrnehmung – die Fähigkeit, sich selbst in allen Facetten anzunehmen, Verletzlichkeit zuzulassen, mutig zu sein und die eigene Vielschichtigkeit zu akzeptieren.

Die Dynamik deines Menstruationszyklus führt dazu, dass du ein gesundes Selbstbewusstsein und -vertrauen entwickelst, was dir wiederum gesunde Beziehungen, partnerschaftliche Zusammenarbeit, gegenseitige Inspiration und Gemeinschaft ermöglicht.

Doch in erster Linie dient das Zyklusbewusstsein als Schutz im großen Showdown der Wechseljahre. Solltest du dich bereits in den Wechseljahren oder im großen Danach befinden, wird dich die Lektüre dieses Kapitels sehr unterstützen. Wenn du bisher noch nichts darüber gehört hast, bist du vielleicht etwas traurig und wütend. Lass diese Gefühle zu. Du kannst auch im Nachhinein mit deinem Menstruationszyklus arbeiten, und zwar wie folgt:

- Praktiziere Zyklusbewusstsein, indem du den Mondzyklus aufzeichnest.
- Lies das Buch *Wild Power: Dein Zyklus als Quelle weiblicher Kraft* und reflektiere deine Zyklusjahre. So gelangst du zu Erkenntnissen und einem vertieften Verständnis. Das Buch setzt sich intensiv auseinander mit dem Initiationsprozess des Menstruationszyklus und den spirituellen Phasen der Menstruation (die ein Spiegel der Wechseljahre sind).
- Nimm teil an unserer (englischsprachigen) *Wild Power Online Immersion,* bei der du gedanklich und energetisch die Kräfte jeder einzelnen Phase deines Zyklus kennenlernen und zurückgewinnen kannst: www.wildpower.online.
- Überlege dir, ob du an einem *Menstruality Medicine Circle™* teilnehmen möchtest. In Einzelsitzungen arbeiten wir mit den Entwicklungsphasen des Zyklus und holen die verlorenen Anteile zurück. Dieser besondere Imaginationsprozess wurde von der *Red School* entwickelt, um Frauen und Menschen mit Zyklus

dabei zu unterstützen, ihre innere Ökologie zu nutzen und wiederherzustellen: www.redschool.net/menstrual-medicine-circle. Finde eine Moderatorin unter www.redschool.net/menstrual-medicine-circle-facilitators. Es handelt sich dabei um englischsprachige Angebote.

KAPITEL 10

DIE PHASE DER DYNAMISIERUNG

Wie die ersten Jahre, so sind auch die letzten Zyklusjahre Zeiten des Übergangs. In den Anfängen geht es vor allem darum, deinen individuellen Rhythmus zu finden und dein Selbstbewusstsein zu festigen. Du stehst ganz im Mittelpunkt, was für eine gesunde Entwicklung deines Egos auch notwendig ist. Aber ab Ende dreißig verlagert sich der Fokus allmählich. Auf subtile Weise spürst du, dass du in einer »höheren Liga« spielst und eine größere Verantwortung für etwas hast, das weit über dich hinausweist und das du vielleicht noch gar nicht kennst.

Die zentralen Lebensfragen beschäftigen dich immer öfter und veranlassen dich, die Dinge neu zu überdenken. Je mehr du mit der harten Realität des Lebens konfrontiert wirst, desto mehr verschwinden deine rosarote Brille und dein Idealismus. In gewisser Weise werden die Dinge jetzt realer. Du spürst vielleicht, dass die Zeit des unbeschwerten Herumalberns einer gewissen Härte weicht.

Die Anforderungen verstärken sich. Plötzlich fühlst du dich unter Druck, deine Mission zu erfüllen, egal ob du dir dessen bewusst bist oder nicht, und damit beschleunigt sich auch das Tempo.

Es fühlt sich an, als ob die Uhr deines Lebens lauter ticken würde – und in Bezug auf deine Fruchtbarkeit ist das auch der Fall. Das Ende kommt langsam in Sicht, weshalb du nun schleunigst alles Wichtige erledigen willst. Aus diesem Grund bezeichnen wir diese Lebensphase auch als Dynamisierung (engl. *Quickening*).

Amber, Mentorin für Menstrualität an der *Red School*, sagt: »Ich weiß noch, wie ich vor ein paar Jahren das Gefühl hatte, ich würde die Welt retten. So begeistert war ich von meiner Arbeit.« Mit 46 Jahren erlebt sie nun Veränderungen in der Regelmäßigkeit ihres Zyklus und gleichzeitig einen Sinneswandel: »Wir befinden uns am Ende eines Zyklus auf dem Planeten, die Dinge verändern sich auf eine Art und Weise, die mir Angst macht, und ich weiß nicht, wie es in Zukunft weitergehen soll.

Ich spüre, dass ich mich in einem neuen Lebensabschnitt befinde, und dadurch nehme ich die Veränderungen auf der Erde intensiver wahr. Das ist ziemlich belastend. Ich habe nicht nur die Unschuld der Jugend verloren, sondern auch das Gefühl, dass die Arbeit mit der Menstrualität irgendetwas verändern könnte. Ich habe nicht mehr das Gefühl, dass irgendetwas, was ich tue, das Gleichgewicht wiederherstellen kann.

Ich frage mich ernsthaft, ob ich diese Arbeit fortsetzen will und ob sie wirklich etwas bewirkt. Die Blindheit und Naivität meiner Jugend waren schön, und es schmerzt mich, dass sie vorbei sind. Denn jetzt nimmt eine neue Realität vor meinen Augen Gestalt an, und ich weiß nicht, was sie mir abverlangt oder was ich dafür tun kann.«

EINE NOTWENDIGE UND GESUNDE VERÄNDERUNG

Im Alter von etwa 40 Jahren an kann sich dein Zykluserleben verändern. Du kommst in eine neue Lebensphase, die zunehmend von einer anderen Stimmung und einer veränderten Atmosphäre bestimmt wird. Wir sehen darin ein tieferes Eintauchen in die *Via negativa,* also in die dominierende Energie deiner zweiten Zyklushälfte. Du wechselst in ein neues Denkmuster. Und du lernst die Kräfte der *Via negativa* noch besser kennen. Das ist so etwas wie die Kennenlernphase mit den Wechseljahren. Jetzt setzt du die Grundlagen und entwickelst die Fähigkeiten, die du für die Initiation der Wechseljahre brauchst.

> *»Ich habe das Gefühl, dass etwas abgeschlossen ist. In meinem Leben hat sich schon so vieles erfüllt – die Kinder, zu wissen, was meine Arbeit ist, was ich für Geld leiste. Meine Partnerschaft ist gefestigt. Ich habe das Gefühl, alles erreicht zu haben. Und was jetzt? Ich habe das Gefühl, dass ein großes unbekanntes Feld vor mir liegt. Aber ich spüre, wie es in meinem Körper, in meiner Mitte, pocht. Es führt mich zu mir selbst. Als ob mich jemand zum Leben aufrütteln würde, ein Gefühl von ›Wenn nicht jetzt, wann dann?‹. Ich spüre eine gewisse Hartnäckigkeit, ein neues Gefühl von Mut und Stärke. Irgendetwas ruft jeden Teil von mir dazu auf mitzumachen.«*
>
> Claire, 43

In dieser Zeit fangen viele an, sich mit den Wechseljahren zu befassen. Wir sehen sie sozusagen am Horizont auftauchen und nehmen sie im Augenwinkel wahr. Wir möchten trotzdem betonen, dass die Wechseljahre noch in weiter Ferne liegen, es sei denn, gesundheitliche Probleme oder eine genetisch bedingte Veranlagung führen zum früheren Eintritt der Menopause. Dazu später mehr.

Wir wollen dich darin bestärken, den Wechseljahren in der Zeit der Dynamisierung nicht allzu viel oder gar keine Aufmerksamkeit zu widmen.

Dieser Lebensabschnitt ist entscheidend für die Dramaturgie deines Lebens, und du hast noch viel zu leben, zu lernen und zu entwickeln – es ist eine wichtige Zeit der Vorbereitung. Lass dich vom Begriff *Prämenopause* nicht ins Bockshorn jagen und erdulde nicht, dass er sich wie Unkraut in deinen Vierzigern ausbreitet und die Oberhand gewinnt. Diese Zeit deiner Menstruationsjahre ist heilig, und du sollst sie auskosten, bevor du in die Wechseljahre kommst.

VERÄNDERUNGEN IN DER ZEIT DER DYNAMISIERUNG

Während der Zeit der Dynamisierung wirst du kleinere oder größere Veränderungen an dir feststellen, die dich anfangs vielleicht irritieren oder sogar erschrecken. Damit meinen wir Veränderungen deiner körperlichen Konstitution und deines Gesundheitszustands, deines Menstruationszyklus (auf körperlicher, emotionaler und energetischer Ebene) sowie deiner Prioritäten, Kapazitäten und deiner Lebensperspektive.

> *»Meine Schneekugel wurde geschüttelt, und mein Körper, Herz und Verstand wirbeln allerhand Themen auf.«*
> SUZY

Diese Übergangsphase erreicht ihren Höhepunkt im sogenannten Hinterland der Wechseljahre (engl. *the menopause hinterland*). Sehen wir uns einige der Veränderungen an, die während dieses schrittweisen Übergangs stattfinden, und wie sie dich auf die Wechseljahre vorbereiten.

Deine körperliche Konstitution und Gesundheit

So wie das Prämenstruum dir anzeigt, wie es dir gesundheitlich geht, liefert dir auch die Zeit der Dynamisierung viele Informationen. Die letzten Zyklusjahre sind so etwas wie ein Attest über dein bisheriges Leben und deinen Gesundheitszustand. Viele bemerken in dieser Zeit körperliche und psychische Probleme, damit befassen wir uns im Unterkapitel »Neubewertung der Prämenopause« ab Seite 127.

Verallgemeinernd lässt sich sagen, dass du in dieser Lebensphase viel anfälliger bist für grundlegende gesundheitliche Probleme körperlicher oder seelischer Art. Vielleicht stellst du auch fest, dass du weniger belastbar bist, schneller müde wirst und dein bisheriger Schlafrhythmus störanfälliger wird. Du hast keine Lust mehr darauf, ganze Nächte durchzufeiern, und auch Alkohol verträgst du nicht mehr so gut.

Wie in der prämenstruellen Phase hängt auch in der Zeit der Dynamisierung alles rund um deine Gesundheit von deinem allgemeinen Wohlbefinden ab. So reagierst du zum Beispiel gereizt und innerlich zerrissen auf Überforderung oder wenn du es wieder mal allen recht machen willst.

Bring dir selbst mehr Freundlichkeit und Selbstfürsorge entgehen und mach dir bewusst, dass diese Lebensphase ein berechtigter und notwendiger Tempowechsel ist. Dein Körper und deine Seele signalisieren dir mit wachsender Empfindlichkeit, Gereiztheit und Ungeduld gegenüber den aktuellen Herausforderungen deines Lebens beziehungsweise durch gesundheitliche Probleme, dass es jetzt an der Zeit ist, stärker auf dich selbst zu hören und mehr für dich zu tun. Die Anforderungen nehmen zu. Geh jetzt alle Symptome an, die sich dir zeigen. So schaffst du die bestmögliche Grundlage für die Wechseljahre.

Viele der gesundheitlichen Probleme in den Wechseljahren könnten durch mehr Erholungsphasen,

Gesundheitsvorsorge und Selbstfürsorge in den Vierzigern erheblich reduziert werden.

Die 50-jährige Penny gehört zum *Red-School*-Team, praktiziert seit Jahren MZB und achtet sehr auf ihre Menstruationsbeschwerden. Sie berichtet, wie sich ihr Zyklus nach jahrelangen Hormonproblemen nun allmählich selbst reguliert. »Ich habe keine Schmierblutungen mehr, wie ich sie zehn Jahre lang hatte. Vielleicht hat mir meine MZB-Praxis geholfen, meinen Zyklus ›in Ordnung zu bringen‹. Mein Zyklus fühlt sich jetzt besser und gesünder an. Die Intensität hat nachgelassen, und er verläuft sanfter, ruhiger und verhaltener.«

Stress und Erschöpfung sind die beiden Hauptursachen für gesundheitliche Probleme in der Zeit vor den Wechseljahren. Wenn du etwas dagegen unternimmst, kann sich dein Wohlbefinden vor, während und nach der Menopause radikal verbessern. Wir erinnern dich noch einmal daran, dass du nährstoffreiche Lebensmittel zu dir nehmen und Umweltgifte meiden solltest, da sie deine hormonelle Gesundheit stark beeinträchtigen. Berücksichtige auch deine genetisch bedingte Veranlagung und Konstitution. Nun ist es an der Zeit zu lernen, wie du für deine individuellen Bedürfnisse und deine Konstitution sorgen kannst.

Abschließend möchten wir noch darauf hinweisen, dass in dieser Phase etwas Größeres am Werk ist, ein Mysterium. Für manche deiner Erfahrungen gibt es keine Erklärung. Du kümmerst dich um deine Gesundheit und kommst trotzdem nicht weiter. Wir bitten dich dringend, nicht aufzugeben und trotzdem Vertrauen zu haben in deinen individuellen Entwicklungsprozess.

Während die Energie rund um deine Berufung Dynamik entwickelt, will sich paradoxerweise dein Nervensystem beruhigen, damit du dieses Tempo durchhalten kannst. Wir möchten an dieser Stelle noch einmal betonen, wie wichtig es ist, dass du dich auf das immer langsamere Tempo einlässt, das jetzt von dir verlangt wird, und alles tust, was dir guttut. Geize nicht damit, denn du wirst dich über jede noch so kleine positive Veränderung freuen, die du vornimmst. Durch Behutsamkeit und Freundlichkeit kannst du deine Erfahrungen verändern.

Der Menstruationszyklus

In der Phase der Dynamisierung können Veränderungen des Rhythmus und in der Regelmäßigkeit deines Zyklus auftreten. Denk daran, dass der Menstruationszyklus stressanfällig ist und wir diese Veränderungen als frühe Warnzeichen für unsere Gesundheit betrachten können. Wir wissen jetzt, dass in unseren Vierzigern der Spiegel des Hormons Progesteron zu sinken beginnt und sich dies auf unseren Zyklus und unser Wohlergehen auswirken kann (wir danken Dr. Jerilynn Prior für ihre hervorragende Arbeit, die uns darauf aufmerksam gemacht hat).

Laut der Heilpraktikerin Lara Briden beruhigt, versorgt und energetisiert Progesteron den Körper auf wunderbare Weise, puffert ihn gegen Stress ab, reguliert unsere Stimmungen, unterstützt einen gesunden Schlaf und schützt vor Autoimmunerkrankungen. Das erklärt, warum du in der Dynamisierungsphase Stress nicht mehr so gut verträgst wie früher, und möglicherweise auch einige der Veränderungen in deinem Zyklus.

Die gute Nachricht lautet, dass du dich laut Briden mit entsprechender Selbstfürsorge an diese Veränderung anpassen kannst. Mit anderen Worten: Es geht nicht steil abwärts, sondern du stellst dich auf ein neues Energieniveau ein, um weiterhin gut zurechtzukommen. Du solltest die Zyklusveränderungen also nicht als »unvermeidlich« abtun und stattdessen Hilfe suchen, um mögliche Probleme anzugehen; Naturheilkunde, ayurvedische Medizin und Traditionelle Chinesische Medizin bieten äußerst hilfreiche Behandlungsmethoden an.

Wenn du dich hingegen dem Ende deines Zyklus näherst, also im Hinterland der Wechseljahre bist, endet der regelmäßige

Rhythmus auf ganz natürliche Weise. Eine Veränderung wirst du wahrscheinlich in deinen Vierzigern zunehmend deutlicher bemerken, vor allem wenn du MZB praktizierst: Die einzelnen inneren Jahreszeiten deines Zyklus sind immer weniger deutlich ausgeprägt. Und manchmal zeigen sich Eigenschaften, die du eigentlich aus deinem inneren Herbst kennst, auch in den anderen Jahreszeiten.

> *»Ein neuer Zustand hat Einzug gehalten. Manchmal spüre ich morgens ein Gefühl von Wehmut und ein bisschen Traurigkeit. Es ist wie am Ende des Sommers, wenn das Wetter umschlägt und mir langsam klar wird, dass er bald zu Ende ist und der Herbst vor der Tür steht.«*
>
> Claire, 43

Kirsty, eine 49-jährige Menstrualitätsmentorin der *Red School*, verfolgte ihre Fruchtbarkeitsanzeichen als Teil ihres Zyklusbewusstseins und machte dabei einige interessante Beobachtungen: »Dieses Jahr habe ich festgestellt, dass ich nicht immer eine Ovulation hatte, und es war sehr nützlich für mich, das zu wissen. Ich habe zehn Jahre lang natürlich verhütet und habe in den letzten beiden Jahren wieder damit begonnen, um meinen Eisprung herauszufinden.

Wegen meiner Zyklusschwankungen von 19 bis 39 Tagen musste ich mich wieder mehr damit beschäftigen. Jetzt habe ich also zwei mögliche Zyklen: einen ›normalen‹ Zyklus mit Eisprung und den vier Jahreszeiten, so wie wir ihn kennen, und einen anovulatorischen Zyklus [einen Zyklus, in dem keine Eizelle freigesetzt wird]. In letzter Zeit hatte ich eine Reihe von Zyklen, von denen ich glaube, dass sie anovulatorisch waren, und in denen ich müde und ausgelaugt war. Auch die inneren Jahreszeiten erfolgen nicht so, wie ich es gewohnt bin – sie können alle zu jedem Zeitpunkt des anovulatorischen Zyklus auftreten. Es ist wie ein Klimawandel. Es *ist* ein Klimawandel!«

Möglicherweise fühlst du dich ein bisschen verloren und orientierungslos, wenn deine inneren Jahreszeiten sich verändern – dein einst so vertrauter Anker fehlt jetzt. Vielleicht bist du deshalb traurig, ängstlich, unsicher und leicht überfordert. Das ist völlig normal, falls du dich allmählich dem Umfeld der Menopause näherst.

Auch wenn dir dein Zyklusmuster nicht so vertraut und es weniger berechenbar ist, empfehlen wir dir, deine Praxis des Zyklusbewusstseins beizubehalten, darauf zu achten, wo du gerade stehst, und deinen Zyklus so anzunehmen, wie er gerade verläuft. Und wenn du nicht schwanger werden möchtest, solltest du besonders gut auf Verhütung achten, denn diese Zeit ist hormonell äußerst unberechenbar.

Stimmungen und Energiehaushalt

So wie du bemerkst, dass sich deine prämenstruellen Erfahrungen immer mehr auf deinen gesamten Zyklus ausdehnen, wirst du auch spüren, wie die Kräfte deines inneren Herbstes stärker werden. Du bist dabei zu lernen, wie du diese klug steuern und für dich nutzen kannst, denn sie sind außerordentlich wichtig für die Wechseljahre.

Die Kräfte deines inneren Herbstes

Die folgenden Kräfte des inneren Herbstes (allesamt Kennzeichen der *Via negativa*) machen sich in der Dynamisierungsphase deutlich bemerkbar durch:

- erhöhte Sensibilität und Dünnhäutigkeit
- stärkere Intuition
- gesteigerte Kritik- und Urteilsfähigkeit
- klarere Abgrenzung
- erhöhte Ernsthaftigkeit

- mehr Selbstreflexikon
- erhöhtes spirituelles Bewusstsein
- Aussprechen innerer Wahrheiten
- Provokationen
- schamanische Intelligenz
- Fähigkeit, Grenzen zu setzen und Nein zu sagen
- geringere Toleranz

Viele, wenn auch nicht alle dieser Kräfte sind schwer zu kontrollieren; manche haben ein schlechtes Image, und vielleicht siehst du darin auf den ersten Blick auch gar keine »Kräfte«. Während du dich langsam an sie gewöhnst und lernst, mit ihnen klarzukommen, brauchst du vor allem mehr Zeit und Raum für dich selbst.

Du bist jetzt häufiger gereizt als sonst vor der Menstruation, und das ist ein sicheres Anzeichen dafür, dass du mehr Ruhe brauchst. Wie gut, dass es dir jetzt leichter fällt, auch mal Nein zu sagen und in deinem eigenen Interesse klarere Grenzen zu setzen. Schalt auch im Alltag einen Gang zurück, um dir mehr Freiraum zu verschaffen. Versuche weniger durch deine Verpflichtungen zu hetzen, und lege genügend Pausen ein. Nimm dir Auszeiten, in denen du überhaupt nichts tun und dich nicht konzentrieren musst.

Das sind scheinbar kleine Veränderungen deines Lebens, aber denk nicht mal dran, sie einfach zu ignorieren. Du wirst schnell merken, wie negativ es sich auf dich auswirkt, wenn du ständig deine Bedürfnisse vernachlässigst oder deine Grenzen überschreitest. Erschöpfung, Überforderung und Müdigkeit sind die Folgen. Deshalb übst du jetzt, Nein zu sagen, um deine Energien besser einzuteilen.

Diese neuen Kräfte verlangen dir mehr Präsenz, Verantwortung und emotionale Reife ab. Und wenn du das ignorierst, bekommst du die Folgen zu spüren.

Gerade in dieser Zeit solltest du nicht versäumen, dich gut um dich selbst kümmern. (Mehr dazu erfährst du im Unterkapitel »Neubewertung der Prämenopause« ab Seite 127.) Nimm die Herausforderung an und schenk dir selbst mehr Aufmerksamkeit und Zuwendung in der Dynamisierungsphase. Dann bist du bestens dafür gerüstet, um die Kräfte deines inneren Herbstes auf einer ganz neuen Ebene zu meistern. Du wirst dadurch reifer und gewinnst an Selbstbewusstsein, emotionaler Stärke und Resilienz.

> *»Diesen Sommer habe ich es auf die harte Tour gelernt. Ich kann nicht mehr jeden Job annehmen und den Stress so wegstecken wie früher. Ich habe gelernt, dass ich gründlich überlegen muss, welche Aufgaben ich übernehmen kann. Dazu gehört auch eine realistische Einschätzung, wie gut ich Stress aushalte. Ich habe mir vorgenommen, mich mehr um mich selbst zu kümmern, egal was andere von mir wollen.«*
>
> EVELYN, 47

Eine neue Beziehung zur Welt

Während der Dynamisierungsphase wirst du vielleicht dünnhäutiger, und der Schutz deiner früheren jugendlichen Überlegenheit lässt allmählich nach. Es ist ganz normal, dass du dir deiner Schwachstellen stärker bewusst wirst. Du wirst offener für dich selbst und, was noch wichtiger ist, du öffnest dich für etwas, das größer ist als du: Dir wird deine Verantwortung gegenüber dem Leben immer klarer.

Eine neue Beziehung zur Welt entsteht. Es geht nicht mehr darum, sie unter Kontrolle zu halten, sondern dich auf sie einzulassen und mit ihr zusammenzuarbeiten. In der Dynamisierungsphase verändert sich langsam, wie du deine Energie einsetzt, und wechselt von der Haltung »Macht über ...« zu »Macht im Zusammenspiel mit ...«. Das ist die Kraft der Begegnung, die während der Wechseljahre deine wichtigste Ressource sein wird. Und wenn alles richtig läuft, entwickelt sich diese Kraft während der Wechseljahre zur wahren Meisterschaft.

Heilung und innere Arbeit

In der Dynamisierungsphase wird die Grenze zwischen deinem Bewusstsein und deinem Unterbewusstsein immer durchlässiger. Dadurch entwickelst du teilweise mehr übersinnliche Fähigkeiten und »inneres Wissen«. Gleichzeitig drängt aber auch alles, was du bisher unter den Teppich gekehrt hast – alte Verletzungen und Traumata, aber auch Dinge, mit denen du dich irgendwie abgefunden hattest –, an die Oberfläche. Wenn du dich jetzt um diese Themen kümmerst, verlaufen deine Wechseljahre bestimmt einfacher. Kurz gesagt: Erledige deine innere Arbeit in deinen Vierzigern!

Es ist an der Zeit, dich mit den Wunden der Vergangenheit auseinanderzusetzen und Heilung zu deiner vorrangigen Aufgabe zu machen. Du willst das neue Land des großen Danach ja nicht mit einer Menge altem Ballast oder unerledigten Themen betreten.

Kate H. entdeckte das Zyklusbewusstsein mit Ende vierzig, als sie einen unserer Workshops besuchte. Jetzt ist sie in den Wechseljahren und überlegt, wie sie sich eigentlich darauf vorbereitet hat. Sie hat sich ihre Vergangenheit genau angeschaut: »Ich habe mir die hässlichste Seite von mir selbst vorgenommen und war gnadenlos ehrlich zu mir selbst: ›Ja, ich war eine beschissene Mutter.‹«

Ihr war klar, dass sie diese Arbeit tun musste. Neben ihrer MZB-Praxis machte sie in der Zeit vor der Menopause einige Therapien. Sie sagt: »Wenn du bis zu den Wechseljahren nicht gründlich aufgearbeitet hast, was du bereust, und an deiner Persönlichkeit gearbeitet hast, darfst du dich auf Probleme einstellen.«

> *»Da ist eine Kraft, die dir sagt: ›Du musst aufwachen, wir haben keine Zeit zu verlieren, und das hier sind genau die Themen, die du aus deinem System tilgen musst.‹«*
> SUZY, 48

Die Aufarbeitung deiner persönlichen Geschichte spielt eine wichtige Rolle für deine wachsende Verantwortung. Ebenso hilft es dir, deinen Seelenhaushalt in Ordnung zu bringen. Du erhältst die Chance, eine weitere Schicht deines Panzers abzuschälen; eine Chance, mit vielen Aspekten deines bisherigen Lebens Frieden zu schließen. Und auch ein bisschen mit dir selbst.

Die Macht der inneren Kritikerin

Um dich bei dieser Aufarbeitung zu unterstützen, wirst du mit einer geschärften Urteilsfähigkeit gesegnet sein. Deine innere Kritikerin ist im inneren Herbst des Menstruationszyklus zu Hause.[10] Mit anderen Worten, in diesem Teil des Zyklus ist ihr Platz, und hier entfaltet sie ihre alchemistischen Kräfte. Da in der Dynamisierungsphase alle Kräfte des inneren Herbstes aktiviert werden, wollen wir dich daran erinnern, dass deine Vierziger genau die richtige Zeit sind, um diese innere Gestalt ein bisschen besser kennenzulernen.

Du wirst also viele Gelegenheiten haben, dich mit deiner inneren Kritikerin auseinanderzusetzen. Das wird ein Spaß! Jeden Menstruationsmonat darfst du aufs Neue mit ihr in den Ring steigen. Während der Dynamisierungsphase wird dieses »Kräftemessen« sogar noch spannender. Durch das ständige Provozieren und Kritisieren fordert die innere Kritikerin dich dazu heraus, dich selbst zu behaupten und die Verantwortung für dein Tun zu übernehmen. Wie du deiner Kritikerin aufmerksam begegnest und sie auf ihren Platz verweist, erfährst du in Kapitel 17. Wenn du diese innere Arbeit bereits jetzt erledigst, stärkst du dich und deine Widerstandskraft.

Deine Prioritäten, Kapazitäten und Perspektiven

Mit dem Stimmungswechsel geht ein Perspektivwechsel einher – stell es dir so vor, als ob du in eine tiefere, wahrere Realität hinabsteigen würdest. Du siehst dich selbst, dein Leben und die Welt mit anderen Augen. Du bist weniger idealistisch eingestellt, sondern pragmatischer und zielorientierter. Aber wenn du deinen Sinn fürs Spielerische nicht pflegst, besteht die Gefahr, dass du etwas zu ernst und zu bissig wirst.

Weil du dich jetzt mehr auf dich selbst konzentrierst, hast du weniger Kraft für dein Umfeld. Du spürst vielleicht, dass deine Grenzen klarer werden und du öfter Nein sagen willst. Das heißt aber nicht, dass du bei deiner Arbeit, in deiner Kreativität oder bei der Kindererziehung nicht mehr »Feuer und Flamme« bist, sondern eher, dass du deine Energie bewusster einsetzt. Deine Prioritäten werden klarer.

> *»Ich bin der festen Überzeugung, dass meine ›Midlife-Crisis‹ in Wirklichkeit ein zunehmend radikaler werdendes Bekenntnis zur Einfachheit ist.«*
> BUNNY

Wahrscheinlich sinkt deine Toleranzgrenze, und du willst nur noch das tun, was für dich am wichtigsten ist. Oder dir wird klar, dass du mit dem aktuellen Zustand nicht zufrieden bist und etwas ändern willst.

Man könnte auch sagen, dass du sanft wachgerüttelt wirst, als ob etwas aus dir herauswill, auch wenn du nicht wirklich weißt, um was es sich dabei handelt.

Abi, eine 45 Jahre alte Vollzeitmutter von drei Söhnen, wachte eines Tages mit einer völlig neuen Sicht der Dinge auf. Sie blickte zurück auf ihr Leben und fragte sich: *Und das soll schon alles gewesen sein?* Diese Frage enthüllte ihre Sehnsüchte, und sie entdeckte ihren Wunsch, eine Ausbildung zur Therapeutin zu machen. Außerdem legte sie als symbolischen Ausdruck ihrer Selbstbestimmung den Ehering ab.

Abis Berufung meldete sich, und sie wusste, dass sie das ernst nehmen musste. Wie du dir vorstellen kannst, versetzte ihre Veränderung die ganze Familie in Aufruhr. »Es fühlte sich an, als würde ich die ganze Welt in ihren Grundfesten erbeben lassen«, erinnert sie sich, »und überall stürzten die Äpfel zu Boden. Aber ich war mir absolut sicher, dass ich meiner inneren Stimme folgen musste.« Und das tat sie dann auch.

> *»Ich habe das ganze Jahr über nur meinen Kopf zur Seite geneigt und zugehört. So kann ich es am besten beschreiben. Ich bin in Klausur und höre zu. Ich bin nicht an sozialen Kontakten interessiert, ich muss keine Freunde treffen, das Internet ist auf das Wesentliche reduziert. Und ich wünschte, alle würden endlich mal die Klappe halten, damit ich zuhören kann! Dabei habe ich gar keine Ahnung, was ich hören soll. Und nicht nur meine Ohren wollen zuhören, sondern mein ganzer Körper.«*
> Cissie, 48

Im Alter von 48 Jahren spürte Michela, dass sie sich grundlegend veränderte. Bis zu diesem Zeitpunkt hatte sie sich als Mutter und Ehefrau ausreichend emanzipiert gefühlt, aber plötzlich war das alles nicht mehr wichtig. Sie hatte das Gefühl, nur der beste Babysitter, die beste Haushälterin und die beste Geliebte gewesen zu sein. Die Veränderung kündigte sich durch den Ausbruch einer gewaltigen erotischen Energie und dem starken Verlangen an, mit anderen Männern als mit ihrem Ehemann Sex zu haben. Da sie ihren Ehemann aber nicht betrügen wollte, sagte sie ihm, dass sie sich eine offene Beziehung wünschte. Es überrascht nicht, dass er anfangs nicht sehr begeistert von dieser Idee war, aber später stimmte er zu.

Michela erfüllte sich ihre erotischen Sehnsüchte. »Ich wollte ständig mit anderen f…«, sagt sie. »Ich hatte das Gefühl, dass darin meine ganze Kraft lag, die einzige eigenständige Kraft, die ich hatte. Ich hatte kein Geld, keinen sozialen Status und keinen Beruf, in den ich nach der Erziehung der Kinder hätte zurückkehren können.« Und sie schöpfte diese Kraft voll und ganz aus. Etwa vier Jahre später erreichte sie die Menopause. Das erotische Erwachen, das durch die Wechseljahre ausgelöst wurde, half ihr, sich von den sozialen, kulturellen und familiären Zwängen zu befreien, mit denen sie sich identifiziert hatte.

Es sieht so aus, als ob die Wechseljahre in weiter Ferne am Horizont auftauchen und auf subtile Weise deine Lebensentscheidungen und dein Handeln darauf vorbereiten. Das Gefühl der Verbissenheit, der neuen Verantwortung oder was auch immer du gerade erlebst, könnte dir Hinweise darauf geben, wie du dich auf diese wichtige, wertvolle Phase vorbereiten kannst, die sich da ankündigt.

Schau genau hin, wenn dich eine Inspiration überkommt oder du den kleinen oder großen Drang verspürst, dein Leben ganz anders zu gestalten als bisher. Nimm dich selbst ernst. Spiele die neuen Ideen zumindest durch und frage dich: Was wäre wenn? Es könnte sich dabei nämlich um deine Berufung handeln.

Darüber berichten wir ausführlich in Kapitel 11. Vergiss nicht, dass du dir keine Gedanken oder Sorgen wegen der Wechseljahre machen musst, solange du in der Dynamisierungsphase bist. Im Gegenteil, sie gehen dich wirklich noch nichts an (vorausgesetzt, du kommst mit Anfang fünfzig in die Wechseljahre, was du natürlich nicht wissen kannst). Aber es ist wichtig, deine veränderten Prioritäten und deine neue Sichtweise zu berücksichtigen, um dein Leben neu auszurichten, Entscheidungen zu treffen und den Weg, der vor dir liegt, schon mal gut auszuleuchten.

KOSTE DEINE GROSSEN UND KLEINEN SIEGE AUS

Sosehr dich all diese Veränderungen auf die Wechseljahre vorbereiten, so sehr sind deine Vierziger ein eigener Kosmos voller Potenzial und Möglichkeiten, die darauf warten, genutzt zu werden. Für viele ist es eine Zeit, in der sie Meisterschaft erlangen – sich beruflich wirklich etablieren, ihre Kompetenzen erweitern, Eltern werden, ihren persönlichen Stil entwickeln oder sich einen guten Ruf erarbeiten. Jeder Mensch hat seine eigene Vorstellung, was für ihn dabei wichtig ist.

All deine Erfolge, Fähigkeiten und Auszeichnungen (egal wie klein) sind Investitionen in deinen persönlichen Ego-Fonds. Und den brauchen wir alle. Natürlich wird sich deine innere Kritikerin regelmäßig darüber ereifern, was du alles nicht getan und erreicht hast. Aber deine Aufgabe, besonders in deinen Vierzigern, besteht darin, dir deine Siege und Erfolge bewusst zu machen. Vielleicht magst du sie sogar aufschreiben. Worin bist du besonders gut? Worauf bist du stolz? Wie weit hast du es gebracht?

Feiere dich selbst ganz bewusst und aus vollem Herzen – das stärkt dich gegen die Angriffe deiner inneren Kritikerin. Dieser »mentale Muskel« schützt dich auch in den Wechseljahren vor ihren Attacken, denn dann schlägt sie mit voller Wucht zu. Dazu später mehr.

EIN VORGESCHMACK AUF DAS, WAS NOCH KOMMT

Wir vermuten, dass es in der Dynamisierungsphase irgendein Signal gibt, das dich auf die bevorstehenden Wechseljahre hinweist. Der Zeitpunkt dafür lässt sich nicht genau bestimmen, vielleicht liegt er zwei bis vier Jahre vor der Menopause.

Alexandra war 48 Jahre alt und lebte in Australien, als sie »Anweisungen« von ihrem inneren Selbst erhielt. Plötzlich wurde ihr klar, dass sie nach 15 Jahren nicht länger als Psychotherapeutin tätig sein wollte. Ebenso wenig wollte sie in ihrer Wahlheimat bleiben, sondern nach Großbritannien zurückkehren. Die Wechseljahre riefen sie dazu auf, ihr Leben zu verändern, um im großen Danach ihre Führungsrolle einzunehmen. Sie folgte diesem Ruf pflichtbewusst und landete mit 55 Jahren, zum Ende der Wechseljahre, wieder in Großbritannien.

Für Jocelyn kam dieses Signal der Wechseljahre einem Erdbeben gleich. Im Alter von 47 Jahren durchlebte sie eine qualvolle Phase der Auseinandersetzung mit sich selbst, ausgelöst durch äußere Umstände, die sie dazu zwangen, endlich Ja zu dem Leben zu sagen, das sie bereits führte, statt an ihrer Wunschvorstellung davon festzuhalten. Sie verglich den Prozess mit einer Sandstrahlreinigung ihrer äußeren, »materiellen« Fassade. Der ganze Schrott, der sich im Laufe der Jahre angesammelt hatte, musste weg, damit ihre Seele genügend Freiraum erhielt für die enorme Energie der Wechseljahre und die damit verbundenen geheimnisvollen Erfahrungen.

Amber erhielt mit 46 Jahren einen Vorgeschmack auf die Menopause. Als ihr Zyklus für fünf Monate aussetzte, freute sie sich darüber und richtete ihr Leben neu aus. Als der Zyklus jedoch wieder einsetzte, war sie erst etwas enttäuscht, weil sie wieder in diesen »Käfig« gezwängt wurde. Doch mit Beginn des dritten Zyklus empfand sie eine ganz neue Verbundenheit mit sich selbst und hatte das Gefühl: *Jetzt wird es aber ernst.*

Ihr wurde deutlich, dass sie sich endlich um sich selbst kümmern musste, und zwar körperlich, psychisch und spirituell. »Jetzt kann ich ganz neu mit meinem Zyklus zusammenarbeiten, während ich mich auf die Wechseljahre vorbereite«, sagt sie. »Ich habe das Gefühl, dass eine ordnende Kraft, eine Führung und Freundlichkeit am Werk ist, als ob ich wie von einer Mutter umsorgt in die Wechseljahre hineingeleitet werden soll. Vorausgesetzt, ich achte darauf, was in mir abläuft.«

Wir sind begeistert von ihrer Intuition und der festen Meinung, dass wir alle die Wechseljahre so erleben könnten, wenn wir mehr in unserem Menstruationszyklus verwurzelt wären.

VORAUSSCHAUENDE PLANUNG

Gehen wir die Sache mal von der praktischen Seite an. Die Wechseljahre erfordern eine gewisse Auszeit vom Alltag. Das könnte so aussehen: ein Tag Urlaub von der Verantwortung für andere, die Arbeitszeit reduzieren, ein Wechseljahres-Sabbatical einlegen oder verstärkt die Unterstützung anderer in Anspruch nehmen. Egal ob du Kinder hast, selbstständig bist, ein Unternehmen leitest, Karriere machst oder irgendeine sonstige Form von Verantwortung trägst – es braucht etwas vorausschauende Planung, um eine Auszeit zu nehmen.

Was auch immer du in den Wechseljahren ändern willst – mit etwas Geld auf der hohen Kante (einem Wechseljahres-Fonds) ist das einfacher möglich. Wenn du zu den Menschen gehörst, die gern vorausdenken und planen, ist das eine tolle Sache. Leg jeden Monat etwas Geld zur Seite und investiere in deine Wechseljahre!

> *»Wenn ich gewusst hätte, wie ich mich vorbereiten kann, und wenn ich das Geld für eine Auszeit gehabt hätte, wäre der Übergang viel kürzer und nicht so schlimm gewesen.«*
>
> Terese

Uns ist natürlich bewusst, dass sich nicht alle das Privileg einer Auszeit leisten können. Sollte das auch bei dir der Fall sein, könntest du über die Ressourcen nachdenken, die du hast: Freund*innen, hilfsbereite Kolleg*innen, Zugang zur Natur, berufliche Flexibilität und so weiter. Überlege dir, welche kleineren Vorbereitungen du in deinen Vierzigern treffen kannst, um eine Art »Nest« für die Wechseljahre vorzubereiten.

Strategien, um die Dynamisierungsphase zu überstehen

Solltest du in dieser Lebensphase körperlichen oder emotionalen Belastungen ausgesetzt sein, dann helfen dir die folgenden Maßnahmen und Methoden dabei, die damit einhergehende Erschöpfung und den Stress zu bewältigen. Durch sie kannst du die Kraft und das Heilungspotenzial dieser Zeit für dich nutzen.

- Pass dein Leben an dein sich veränderndes Hormonsystem an – entschleunige, ruh dich öfter aus und reduziere Stress so weit wie möglich. Verändere deinen Lebensstil am besten sofort.
- Rücke deine Bedürfnisse mehr in den Mittelpunkt. Hör darauf, was dein Körper oder deine Seele dir signalisieren.
- Nutze die Macht der Abgrenzung, um mehr Zeit und Freiraum für dich selbst zu gewinnen.
- Geh deine gesundheitlichen Probleme mithilfe professioneller Unterstützung an. Gute Behandlungsmöglichkeiten bieten die funktionelle Medizin, Ayurveda, die Traditionelle Chinesische Medizin, Naturheilkunde und Homöopathie.
- Heile alle Traumata aus deiner persönlichen Geschichte mithilfe von Heiler*innen und psychologischen Fachleuten. Leiste innere Arbeit.
- Lerne deine innere Kritikerin besser kennen, nutze dazu unsere Anleitung in Kapitel 17 und nimm bei Bedarf professionelle Hilfe in Anspruch.

- Schreibe alles auf: deine Inspirationen und Impulse, neue Wege, die sich dir eröffnen.
- Lerne, die Spannung zu halten, dadurch kannst du deine Gefühle besser akzeptieren (wir gehen in Kapitel 15 darauf ein).
- Feiere dich selbst und genieße deine Erfolge ganz bewusst und am besten richtig laut. Vielleicht kannst du es mit einer Freundin zusammen regelmäßig so richtig krachen lassen?
- Praktiziere weiterhin MZB. Beobachte deinen Zyklus und deine täglichen Stimmungsschwankungen, auch wenn dein Zyklus unregelmäßig geworden ist.

NEUBEWERTUNG DER PRÄMENOPAUSE

Wie wir bereits eingangs erklärt haben, möchten wir den Begriff »Prämenopause« aus den folgenden Gründen nicht verwenden.

Deine Einstellung zählt

Schon die Verwendung des Begriffs »Prämenopause« für die Veränderungen in deinen Vierzigern kann dazu führen, dass du viel zu früh beginnst, dich auf Menopause und Wechseljahre einzustellen. Das Wort lässt dich quasi vorzeitig altern, und wir sehen die Gefahr, dass du die schönen Seiten der Vierziger verpasst, die ganz sicher nicht das Wartezimmer für die Wechseljahre sind. Es sei denn, du hast es mit einer verfrühten Menopause zu tun (siehe Seite 132 f.).

Die Vierzigerjahre werden pathologisiert

Viele finden den Begriff »Prämenopause« hilfreich, weil sie das Gefühl haben, eine Art Etikett für ihre Probleme zu haben und endlich wahrgenommen zu werden. Das ist natürlich äußerst wichtig, doch wir befürchten, dass dadurch diese Lebensphase pathologisiert wird, ohne ihre Herausforderungen und Chancen zu würdigen. Außerdem werden Zusammenhänge nicht erkannt und keine Lösungen angeboten. Der Begriff koppelt uns ab von möglicherweise wichtigen Hinweisen, die wir als Vorbereitung auf die Wechseljahre und Menopause benötigen.

Das Zyklusbewusstsein erfährt keine Wertschätzung

Unsere Kultur basiert auf einer Wachstumsökonomie, die ständige Entwicklung, Sicherung und Erweiterung des Wohlstands verfolgt. Während uns das in unseren Zwanziger- und Dreißigerjahren weniger belastet, stellen sich in unseren Vierzigern aber die ersten körperlichen Reaktionen ein. Dazu gehören viele Symptome, die als »Prämenopause« bezeichnet werden. Diese Beschwerden wurzeln in der mangelnden Anerkennung zyklischer Entwicklungen in unserer Kultur und insbesondere in der fehlenden Wertschätzung des Menstruationszyklus. Dies ist ein weiteres Beispiel für die fehlende Nachhaltigkeit unseres Lebensstils.

Mangelnder Respekt für die *Via negativa*

Die Kräfte (siehe Seite 115 ff.), die sich in deinen Vierzigern verstärken, sind die besonderen Qualitäten der *Via negativa*, die kulturell jedoch keine Wertschätzung erfahren. Das macht es uns noch schwerer, unsere körperlich-seelischen Veränderungen zu akzeptieren. Die körperlichen Beschwerden, die viele bereits in ihren Vierzigern erleben, entsprechen in etwa den Menstruationsbeschwerden während des Prämenstruums. Und so wie das Prämenstruum zum prämenstruellen Syndrom (PMS) pathologisiert wird, werden analog dazu die Vierziger als Prämenopause abgetan. Der fehlende Respekt vor der *Via negativa* könnte wirklich eine der Ursachen für die extremen Beschwerden sein, die manche in diesem Lebensjahrzehnt durchmachen.

Würde das Zyklusbewusstsein mehr Wertschätzung erfahren – und dazu gehört auch die Wertschätzung der Kräfte der *Via negativa* –, könnte dieses Leid in Kraft transformiert werden. Natürlich wollen wir damit nicht die Probleme und schwierigen Symptome abtun oder herunterspielen, mit denen viele zu kämpfen haben. Wir möchten aber festhalten, dass sie zumindest teilweise auf die kulturelle Verleugnung der zweiten Zyklushälfte zurückzuführen sind. Die Anerkennung dieser Tatsache ist ein wichtiger Beitrag, um die Würde und die Bedeutung dieser Lebensphase wiederherzustellen. Das würde dir mehr Leichtigkeit und Selbstbewusstsein verleihen, wenn du in die Wechseljahre kommst.

Ein stressanfälliges System

Der Zyklus (einschließlich Menarche und Menopause) ist sehr stressanfällig. Vergiss nicht, dass dein Gesundheitszustand während deiner Menstruation und in den Wechseljahren eine Art von Rückmeldung ist. Wenn wir mit 40 Jahren Menstruationsbeschwerden bekommen und diese als Prämenopause bezeichnen, entsteht in unseren Köpfen die Horrorvorstellung, dass wir ganz sicher später auch unter Wechseljahresbeschwerden leiden werden und es mit uns dann bergab geht.

Aber in Wirklichkeit kannst und solltest du viel für deine Gesundheit tun. Die Wechseljahre müssen keine Gesundheitskrise sein. Bewerte erste Anzeichen nicht als bevorstehende Menopause, sondern als Zeichen deines Körpers, der dir seine Bedürfnisse mitteilt, damit du dich gut auf die Wechseljahre vorbereiten kannst.

Der Zustand der Welt zeigt sich durch dich

Was uns beunruhigt, ist die Tatsache, dass es immer früher und häufiger zu Menstruationsbeschwerden kommt. Was du während deines Zyklus und in den Wechseljahren erlebst, ist ein aufschlussreiches Feedback über deine Gesundheit, aber auch ein Zeugnis über den »Zustand der Welt«, wie wir gern sagen.

Das Hormonsystem ist so sensibel wie der Kanarienvogel im Bergbau (A. d. Ü.: der bei austretendem Gas tot von der Stange fiel und dadurch die Bergleute warnte): Es reagiert mit Problemen auf den ganzen Stress und Druck, auf die fehlende Selbstfürsorge und die toxischen Stoffe und Emotionen unserer Zeit. Das ist ein Feedback für uns alle! Die ganze Gesellschaft hat diese Probleme, und du und dein Körper führen sie uns vor Augen. Alles, was du tust, um gesund zu werden, kann auch der Menschheit als Heilmittel dienen.

Die Initiation der Erde

Während wir das Gefühl haben, dass die Vierzigerjahre zunehmend von den ersten Anzeichen der Wechseljahre geprägt sind, wollen wir dies aber nicht als Prämenopause pathologisieren, sondern einen weiteren Aspekt ins Spiel bringen, der damit zusammenhängt: Viele, auch wir, haben beobachtet, dass die Erde selbst die ersten Anzeichen einer Initiation zeigt. Dass wir als Spezies eine Art Initiation durchmachen, um uns gemeinsam weiterzuentwickeln.

Die massiven Störungen und Unruhen sind typische Hinweise auf den Todeskampf und den Zusammenbruch der alten Ordnung. Damit etwas Neues entstehen kann, müssen wir dieses Initiationstraining durchlaufen. Man könnte beinahe behaupten, dass die Initiation der Erde, in die wir alle eintreten, die Erfahrungen des Menstruationszyklus in der Dynamisierungsphase und auch die Initiation in die Wechseljahre intensiviert. Wenn das so ist, sind die vorgestellten Grundregeln für die Initiation in die Wechseljahre (siehe Seite 38 f.) ebenso für unsere gesamte Spezies gültig.

Die Wechseljahre sind unantastbar

Die Wechseljahre haben eine ganz eigene Kraft und Macht. Wir sind der Meinung, dass die Bezeichnung »Prämenopause« den Begriff der Wechseljahre aufweicht und damit deren Integrität und Kraft schmälert, während wir gleichzeitig vorzeitig altern und die Wechseljahre womöglich als eine Art Konstruktionsfehler angesehen werden. Auf den Punkt gebracht haben wir nicht den Eindruck, dass uns dieser Begriff stärker macht. Wir wollen den Begriff der Wechseljahre so klar und abgegrenzt wie möglich halten, damit er nicht bis in deine frühen Vierzigerjahre hinein verschwimmt.

Das sind unsere Gedanken zum Begriff »Prämenopause«, aber viel wichtiger ist, dass du deine eigene Sprache verwendest, die, die *dir* Kraft verleiht. Wenn das Wort »Prämenopause« dir sinnvoll erscheint, und das gilt heute für viele, dann verwende es. Und für den Fall, dass es dir genauso wenig zusagt wie uns, haben unsere Argumente vielleicht dazu beigetragen, dir deine eigene Meinung zu bilden.

HILFE BEI VORZEITIGER MENOPAUSE

Wenn du mit Anfang vierzig oder noch früher in die Wechseljahre kommst, kannst du beruhigt durchatmen, denn damit bist du nicht allein. Eine vorzeitige Menopause kommt immer häufiger vor, und in der *Red School Community* findest du viele Betroffene (mehr unter www.redschool.net/community).

Ursachen

Da auch bei jungen Mädchen und Menschen mit Zyklus die Menarche immer früher einsetzt, gehen wir davon aus, dass Umweltgifte (Chemikalien in Lebensmitteln, Kosmetika und Reinigungsmitteln, Verunreinigungen von Wasser, Luft und Boden) und ein höheres Maß an Stress unsere hormonelle Gesundheit beeinträchtigen und ebenso eine vorzeitige Menopause verursachen. Die genetische Veranlagung ist natürlich ein weiterer wichtiger Faktor, denn sie bestimmt, wann du in die Wechseljahre kommst. Und bei einigen werden die Wechseljahre durch einen chirurgischen Eingriff ausgelöst, der aufgrund von gesundheitlichen Problemen notwendig ist.

Das Alter spielt durchaus eine Rolle

Die Wechseljahre stellen zwar eine biologische Veränderung deines Körpers dar, aber vergiss nicht, dass sie auch ein psychologisch-spirituelles Phänomen sind. Mit zunehmendem Alter verstärkt sich dieser Effekt. Das Bewusstsein, in das wir mit Ende vierzig, Anfang fünfzig eintreten, macht diese hormonelle Umstellung erst zu dem kraftvollen Erwachen, das sie ist.

Wenn du mit jungen Jahren in die Wechseljahre kommst, ist deine Psyche vielleicht noch nicht ganz so weit. Möglicherweise erlebst du zwar die körperlichen Veränderungen der Wechseljahre, aber deine psycho-spirituelle Entwicklung hinkt hinterher. Oder du durchläufst die Initiation zu einem späteren Zeitpunkt erneut, wenn du im entsprechenden Alter bist.

Bei einem vorzeitigen Eintritt in die Wechseljahre fühlst du dich vielleicht von dieser Erfahrung überrumpelt oder um etwas betrogen. Trotzdem ist alles, was wir darüber schreiben, auch für dich relevant, egal in welchem Alter du diese Phase erlebst. Es kann aber auch sein, dass es dich besonders schmerzt, dass die Menopause nicht zum »richtigen Zeitpunkt« einsetzt.

BLEIBE DEINEM WEG TREU

Es gibt bei diesem Thema kein Richtig oder Falsch. Wenn du, aus welchen Gründen auch immer, vorzeitig in die Wechseljahre kommst, solltest du das würdigen und als etwas absolut Heiliges betrachten. Es ist nur wichtig, wie du sie erlebst, denn sie sind ein Teil des Geheimnisses des Lebens, das sich in dir vollzieht. Der Körper verändert häufig den Lauf unseres Lebens, obwohl wir uns etwas ganz anderes vorgestellt hatten, und doch offenbart er uns dadurch einzigartige Juwelen. Bleibe deshalb deinem Weg treu.

KAPITEL 11
DAS HINTERLAND DER WECHSELJAHRE

Die Dynamisierungsphase intensiviert sich gegen Ende unserer Vierziger- und Anfang der Fünfzigerjahre. Zwischen der Dynamisierungsphase und der großen Leere der Wechseljahre liegt eine Grauzone: Du hast etwas abgeschlossen, doch das Neue hat noch nicht begonnen. Vielleicht bemerkst du bereits die üblichen körperlichen Anzeichen der Wechseljahre – du hast alle paar Monate deine Periode, die Länge deines Zyklus variiert, deine Blutung verändert sich. Oder du erlebst einen Zyklus ohne Eisprung und die regelmäßigen energetischen Schwankungen des Zyklus finden nicht statt.

Doch die eigentliche Initiation in die Wechseljahre hat noch nicht begonnen, denn sie folgt ihrer eigenen Gesetzmäßigkeit. Das wirst du irgendwann selbst feststellen, wenn du dich einmal im Prozess der Wechseljahre befindest. Wir bezeichnen den sensiblen Übergang dorthin als Hinterland der Wechseljahre oder kleine Leere, durch die du auf die große Leere der Wechseljahre vorbereitet wirst. Diese etwas undurchsichtige Zeit ist geprägt von zunehmender Unruhe und Orientierungslosigkeit. Deine ganze bisherige Welt gerät ins Wanken, und nichts scheint mehr so, wie es einmal war.

DEM ZYKLUS ENTWACHSEN

Im Hinterland der Wechseljahre setzt du dich allmählich mit den Wechseljahren auseinander und bist bereit, ihren »offiziellen« Beginn anzuerkennen.

Zur Vorbereitung auf die Wechseljahre gehört auch, dass du ganz bewusst deinen Zyklus beobachtest, egal wie regelmäßig oder unregelmäßig er ist.

Vielleicht hast du das Gefühl, dass du dem Zyklus allmählich entwächst. Er ist dir nicht mehr so wichtig, als ob er dich nichts mehr angehen würde. Das kann schleichend verlaufen. Oder du weißt, dass das Ende deiner Menstruationsjahre naht, willst es aber nicht wahrhaben. Denn auf deinen Zyklus war immer Verlass; du hast dich und deinen Kalender danach ausgerichtet und fühlst dich ohne ihn vielleicht hilflos. Das geht anfangs vielen so. Vielleicht befindest du dich aber auch gerade irgendwo dazwischen.

> *»Ich werde meine Periode vermissen. Ich habe gerade ein bisschen geweint, weil es sich anfühlt, als würde ein alter Freund plötzlich aufhören, von Zeit zu Zeit vorbeizuschauen. Und ich habe immer die lebensverändernden Erkenntnisse geschätzt, die ich normalerweise um den 21. Tag herum hatte.«*
> ANTONIA, 47

Egal wo du gerade stehst – ob du an deinem Zyklus festhalten willst, darauf wartest, dass er endlich endet, oder irgendwo dazwischen –, bleibe bei dir selbst und dem, was gerade passiert, denn das bereitet dich auf die bevorstehende Initiation vor. Als Alexandra in dieser Phase war, interessierte sie sich kaum noch für ihren Zyklus, weil sie dachte, ihn hinter sich zu haben. Doch sie hat nie wirklich wissen wollen, ob sie in den Wechseljahren ist. Sie nahm einfach zur Kenntnis, was sich gerade tat.

ANZEICHEN DER BEVORSTEHENDEN WECHSELJAHRE

Die folgenden Anzeichen deuten darauf hin, dass du kurz vor den Wechseljahren stehst.

Verleugnungshaltung

Du weißt, dass du dich veränderst, aber ein Teil von dir will das vielleicht nicht wahrhaben. Bis zu diesem Zeitpunkt hast du es meisterhaft geschafft, alle Fäden deines Lebens in der Hand zu halten – bist allen gerecht geworden und hast alle Probleme gelöst –, und eines Tages reißt plötzlich erst einer dieser Fäden und dann noch einer. Du merkst es nicht gleich, aber irgendwann hast du das Gefühl, nicht mehr klarzukommen.

Vielleicht kritisierst du dich selbst dafür, und vermutlich tun das auch andere. Vielleicht denkst du: »Das ist doch nicht möglich! Ich mach da nicht mit!« Aber das setzt dich noch mehr unter Druck und stresst dich nur.

Wir haben in einem Workshop zu Wechseljahren und Menopause sehr gelacht, als Emma meinte: »Ich habe alles im Griff. Mir passiert so was nicht. Ich will diese Nummer mit den Wechseljahren gewinnen.« Sie wusste natürlich, dass sie nichts mehr im Griff haben würde. Deshalb hat sie ja auch über sich selbst gelacht.

Das »Ab jetzt wird alles anders«-Gespräch

Um dich richtig auf die Initiation vorzubereiten, ziehst du dich in dich selbst zurück. Heimlich, still und leise schleichst du dich weg. Du willst jetzt was anderes und vor allem ganz auf dich achten.

Wer in einer Partnerschaft lebt oder Familie hat, spürt eines Tages, dass sich die Dinge ändern müssen. Es kann nicht so weitergehen wie bisher. Anna Maria, die zwei Töchter im Teenageralter hat, übernahm einen neuen Job, der jeden Tag eine längere Autofahrt erforderlich machte. Während dieser Zeit allein im Auto konnte sie in Ruhe nachdenken und nach den Jahren, die sie der Erziehung ihrer Kinder gewidmet hatte, sich selbst wieder spüren.

Eines Tages teilte Anna Maria ihrem Mann und ihren Töchtern mit, dass ab jetzt alles anders würde, weil sie nicht länger im selben Maße wie früher für sie da sein wollte. Die Töchter waren nicht erfreut und baten ihren Vater, einen Arzt, ob er Anna Maria nicht heimlich ein Medikament verabreichen könne, damit sie wieder »normal« werde. Anna Maria reduzierte ihre Mutterrolle, denn sie wünschte sich noch etwas anderes für ihr Leben. Sie setzte den Gewohnheiten der Familie ein Ende – Gewohnheiten, die für alle sehr komfortabel gewesen waren.

Du musst das »Ab jetzt wird alles anders«-Gespräch unabhängig von deiner Familie mit dir selbst führen. Vielleicht nicht wörtlich, aber zumindest indem du spürst, dass du etwas verändern willst.

Hör auf diesen Ruf. Der Beginn der Wechseljahre ist nicht nur für die Betroffenen eine Zeit der Veränderung und Reifung, sondern auch für die Menschen um sie herum. Alle werden darauf vorbereitet, erwachsen zu werden und mehr Verantwortung zu übernehmen. Kein Wunder, dass Anna Marias Töchter nervös wurden.

Sich mit dem Unbekannten anfreunden

Im Hinterland der Wechseljahre bist du weder Fisch noch Fleisch. Aber du sollst jetzt auch gar nichts überstürzen und dich auf eine bestimmte Sache festlegen. Behalte den Schwebezustand ruhig bei. Kannst du einfach etwas Unbekanntes auf dich zukommen lassen und der Versuchung widerstehen, augenblicklich den Beginn der Wechseljahre auszurufen? Oder dich an deinem Zyklus festzuklammern? Kannst du das Durcheinander, die Ungewissheit und das Unangenehme dieses Zustands aushalten? Sieh es als weiteren Teil deiner Vorbereitung auf die Initiation. Als ein Aufwärmen und langsames Herantasten.

> *»Das Hinterland fühlt sich an wie ein sanftes Hinübergleiten in die Energie der Wechseljahre.«*
> PENNY, 50

Damit du nicht völlig überrumpelt wirst von den bevorstehenden Veränderungen, erhältst du ständig Hinweise darauf. Auch deine Psyche kommt immer besser und sensibler mit den Wechseljahren zurecht. Parallel läuft dein Alltag noch weitgehend ungestört weiter. Bleibe präsent und wachse mit deiner zunehmenden Verletzlichkeit mit. Sei noch freundlicher und zugewandter.

Diese Übergangszeit kann etwas zermürbend sein, aber je mehr du mit dir selbst im Einklang bist, desto besser kommst du mit der Situation zurecht und desto normaler kommt sie dir vor.

Melitas Zyklus, bisher ein recht regelmäßiger, zuverlässiger Wegweiser und stabilisierender Faktor ihres Lebens, hatte sich verabschiedet. Anfangs fühlte sie sich noch etwas hilflos ohne ihn, aber dann fand sie durch Schwimmen in natürlichen Gewässern eine wunderbare Beschäftigung, mit der sie sich in diesem neuen, unbekannten Terrain bestens zurechtfand. »Da ich mich den Wechseljahren nähere, sind meine Zyklen lang, und ich musste andere Wege finden, um loszulassen und mich hinzugeben, was ich an der Menstruation immer so geliebt habe. Das Schwimmen im Meer ist für mich ein Reset und gut für meine Gesundheit«, sagt sie.

Zu ihrer Freude stellt sie fest, dass sie andere Zyklen jetzt viel intensiver wahrnimmt: »Ich merke, dass mein Menstruationszylus früher dominierend war, aber jetzt kann ich die subtileren Zyklen genießen und fühle mich durch meine Verbindung zu ihnen wirklich getragen.« Durch ihre jahrelange Praxis des Zyklusbewusstseins hat Melita einen tieferen Zugang auch zu anderen Zyklen: den feinen Veränderungen des Mondzyklus, dem Zyklus der Jahreszeiten und dem unübersehbaren Tag-Nacht-Rhythmus.

Die Fäden reißen

Bei Surekha schlichen sich Fehler in ihre Arbeit ein, weshalb sie bald als inkompetent galt. Sie selbst wusste natürlich genau, dass das nicht der Fall war, und konnte sich trotz ihrer Fehler ihre innere Würde bewahren. Sie verleugnete ihre Veränderungen nicht.

Nur weil ein paar »Fäden reißen«, heißt das noch lange nicht, dass du unfähig bist. Doch deine Psyche ist jetzt mit einer größeren Angelegenheit beschäftigt: deiner Initiation. Deshalb kümmert sie sich immer weniger um die Dinge des Alltags. Wenn du scheinbar nachlässiger wirst, dann betrachte das als Ausdruck deiner Entwicklung und bring mehr Achtsamkeit und Ruhe in dein Leben.

Alles wahrnehmen

Die tiefgreifenden Verhandlungen, die die Wechseljahre mit sich bringen, können eine gewisse Anspannung in dir hervorrufen, die wahrscheinlich auch andere um dich herum bemerken. Du lernst, die Spannung des allmählichen Übergangs in die Wechseljahre zu halten. Das bedeutet, dass du nicht vor dir selbst und den Phänomenen, die du erlebst, davonläufst, egal wie verrückt oder seltsam sie dir erscheinen mögen. Statt deine Erfahrung als Krankheit zu betrachten und dich dadurch von dem Prozess, in dem du dich befindest, abzugrenzen, ermutigen wir dich, achtsam auf deine Bedürfnisse einzugehen und sie zu erfüllen. Falls dir starke körperliche Symptome Probleme bereiten, solltest du dir natürlich entsprechende Hilfe suchen.

Wenn dir die gegenwärtige Spannung in deinem Leben nicht bewusst ist, kann das zu Sucht- oder Fluchtverhalten führen. Sei neugierig! Wenn du zu Wein, Schokolade, Essen, zum Telefon oder etwas anderem greifst, dann halte inne und frage dich selbst neugierig, was der Grund dafür ist – dein eigentliches Bedürfnis, wenn du so willst. Und vergiss nicht: Sei mitfühlend dir selbst gegenüber, indem du dein Unbehagen annimmst, verstehst und wertschätzt.[11]

KAPITEL 12

DIE WECHSELJAHRE BEGINNEN

Du befindest dich jetzt also in diesem Grenzbereich. Woher weißt du, wann es wirklich »so weit« ist? Wo ist das Hinterland zu Ende? Wann gehen die Wechseljahre wirklich los? Das ist die *Eine-Million-Dollar*-Frage, auf die wir eine nicht ganz eindeutige Antwort haben: Wenn du wirklich drin bist, wirst du es wissen. Wenn du dir jetzt diese Frage stellst, ist es wahrscheinlich noch nicht ganz so weit. Wir wollen nicht behaupten, dass all das klar und einfach zu durchschauen ist. Wahrscheinlich umgarnen dich die Wechseljahre schon seit einiger Zeit, und du zeigst Anzeichen für Veränderungen, die dein Umfeld beunruhigen.

Zudem merkst du wahrscheinlich, dass die erste Phase der Wechseljahre, der Verrat, ins Hinterland vordringen und dir einen Vorgeschmack auf das, was dich erwartet, liefern kann, auch wenn du merkwürdigerweise noch gar nicht das Gefühl hast oder denkst, dass es so weit ist.

Solche Momente bezeichnen wir auch als »Vorwehen«. Wie vor einer Geburt bereiten sie dich auf die Wechseljahre vor. In dieser seltsamen Zwischenphase geschieht nichts, obwohl der Geburtstermin näher rückt und wir unser gewohntes Alltagsleben nicht weiterführen können. Wir warten also. Und dann setzen die ersten Kontraktionen in Wellen ein, und wir denken: *Oh, jetzt geht's los, das Baby kommt!*

Als Sjanie vor der Geburt ihrer ersten Tochter die anfänglichen Kontraktionen spürte, dachte sie, sie hätte Geburtswehen und freute sich, dass alles so einfach war. Aber die Hebamme setzte ihr den Kopf zurecht und meinte nur, sie würde dann schon merken, wenn es wirklich losgehe. Und so war es dann auch. Als der eigentliche Geburtsprozess mit voller Kraft einsetzte, empfand Sjanie tiefe Demut.

Es liegt in der Natur der Wechseljahre, dass du den Moment spürst, in dem du bereit bist, das, was du gerade erlebst, als Wechseljahre zu bezeichnen. In gewisser Weise kannst du die Wechseljahre erst dann richtig wertschätzen, wenn du sie voll und ganz durchlebst. Dann musst du nicht mehr darüber nachdenken, ob sie bereits begonnen haben oder nicht. Du bist schlicht und einfach drin.

WORAN DU DIE WECHSELJAHRE ERKENNST

An den folgenden Anzeichen erkennst du, dass du in den Wechseljahren bist. Vielleicht ist das bei dir ganz anders, oder aber du erkennst das ein oder andere aus deinem eigenen Erleben wieder.

Abgeschnitten von der Außenwelt

Eines der deutlichsten Anzeichen für die Wechseljahre ist vielleicht das zunehmende Gefühl, wie in einer Parallelwelt zu leben. Äußerlich wirkst du wie immer und gehst deinen täglichen Aufgaben nach, aber innerlich fühlst du dich zunehmend von der Welt abgeschnitten. Es ist, als ob das Leben da draußen weiterginge, während du irgendwo anders bist. Es kommt dir vielleicht so vor, als wärst du unter Wasser.

In Kapitel 10 haben wir die Geschichte von Jocelyn erzählt, die im Alter von 47 Jahren ihr Leben völlig auf den Kopf gestellt hat. Heute, mit 50, spürt sie diese Abspaltung. »Ich habe das Gefühl, dass ich sterbe, mich auflöse und mein Gehirn nicht mehr so funktioniert wie früher«, sagt sie. »Ich sehe, dass das Leben weitergeht, aber das hat nichts mehr mit mir zu tun. Ich fühle mich wie tot. Das ist nicht schwer.« Das klingt wirklich nach dem Beginn der Wechseljahre.

Wir lachten sehr, als Laura uns von einem Traum erzählte, in dem sie sich selbst nicht wiederfand. Im Traum ging sie in ein Zimmer, um ihre Familienmitglieder zu fragen, ob sie sie gesehen hätten. Das war aber nicht der Fall. Sie suchte überall nach sich selbst, aber ohne Erfolg. Nach einer Weile sagte sie zu den anderen: »Sie wird schon wiederkommen.« Tja, das stimmt wirklich: Du kommst zurück, aber das dauert noch ein bisschen.

Die Intensität wahrnehmen

Eine überwältigende Präsenz oder Kraft hält in dir Einzug. Es ist, als würde alles stillstehen. Für Jackie fühlte es sich an, als hätte sich ihr Fundament plötzlich und unwiderruflich verschoben, und sie begriff, dass es kein Zurück mehr gab, aber auch kein Vorwärts. Sie sagt: »Ich musste einfach unglaublich präsent sein. Es war, als hätte man mich in unbekanntem Terrain ausgesetzt.«

Tiffany nahm während ihres Übergangs in die Wechseljahre an unserem Kurs zu Menopause und Wechseljahren teil, was ihr mehr Klarheit darüber vermittelte, was eigentlich mit ihr los war. Etwa ein Jahr vorher hatte sie erste Schwankungen im Menstruationszyklus und verschiedene andere körperliche Veränderungen an sich festgestellt, aber das war alles noch einfach und unspektakulär gewesen. Sie antwortete eher ausweichend, wenn sie auf die vielleicht bevorstehende Menopause angesprochen wurde.

Erst als sie ihre Tagebuchnotizen durchsah, fiel ihr auf, wann die Veränderungen intensiver wurden und zu dem führten, was sie als »Sprung von der Klippe« bezeichnet: »Die Belastung durch die Gefühle, die ich mit mir herumtrug, wurde immer größer, und meine Empfindungen liefen auf Hochtouren. Alles wurde immer noch dramatischer und heftiger. Langsam wuchs mir das Ganze über den Kopf, alles wurde mir zu viel.«

Wir finden es interessant, dass es ihr trotzdem recht gut ging und sie ruhig blieb, ihre positive Einstellung bewahrte und weitermachte. Sie sagt: »Ich bin dankbar für meine langjährige spirituelle Praxis, ich weiß aber auch, dass ich mich einfach zusammengerissen und mich durchgebissen habe, weil mir gar nichts anderes übrig blieb.«

Tiffany wusste, dass etwas Neues begonnen hatte, aber sie war noch nicht völlig bereit, loszulassen und sich ganz und gar auf die Wechseljahre einzulassen. Rückblickend betrachtet halfen ihr dabei das zunehmende Gefühl, auf ihre eigene Kraft bauen zu können, und das Vertrauen in Kreisläufe, die umfassender sind als ihr eigener Zyklus und die ihr ab jetzt Halt geben würden.

Schluss mit den Kompromissen

Dein Leben läuft vielleicht wie am Schnürchen, doch eines Tages legt sich ein Schalter um und du begreifst, wie viele Kompromisse du bisher eingegangen bist oder wie sehr du dich selbst verraten hast. Das trifft dich mitten ins Herz. Mit einer radikalen Kehrtwendung änderst du ab sofort deinen Kurs.

Egal was du jetzt tust oder unterlässt oder ob du den Stier direkt bei den Hörnern packst – eins ist dir vollkommen klar: Für nichts und niemand wirst du dich künftig selbst verkaufen. Du sagst: »Nie wieder!« Diese neue Intention wird ab jetzt dein Leben bestimmen.

Ein heftiges Aufeinandertreffen

Irgendwann wirst du mit dir selbst konfrontiert, mit all deinen Fehlern. Das macht dich äußerst verletzlich. Du bist im Sterbemoment, in der ersten Phase der Wechseljahre, und siehst und spürst die ganze Last deines Lebens – alte Erinnerungen, verdrängte Schuldgefühle, ungelöste Traumata. Das Scheinwerferlicht fällt auf deine schlechtesten Seiten.

Tiffany merkte, wie urplötzlich vieles aus ihrer Vergangenheit wieder auftauchte: »Mir begegneten im Traum alle möglichen Leute, und da waren jede Menge ungelöster Themen und uralter Geschichten, die ich seit Jahren verdrängt hatte. Jetzt forderten sie meine Aufmerksamkeit, hielten mich nachts wach und verlangten nach einer Lösung.«

Deine bisherige Orientierungsbasis ist verschwunden, und du hast vielleicht das Gefühl, durchzudrehen oder depressiv zu werden. Keine Sorge, du bist genau auf dem richtigen Weg: Du bist in den Wechseljahren angekommen.

Gratuliere dir selbst dazu. Du hast die volle Erlaubnis, dein Leben nicht länger als normal zu betrachten. In Kapitel 13 findest du deinen Reiseplan durch die Wechseljahre, eine Anleitung, wie du in den Wechseljahren in zwei parallelen Realitäten gleichzeitig leben kannst: Du führst dein ganz normales Leben und durchläufst gleichzeitig eine große Initiation. Das heftige Aufeinandertreffen ist eine Konfrontation mit deinen Grenzen. Wir ermutigen dich, deinen Grenzen wie eine Verhandlungsführerin zu begegnen. Sie bilden das Tor zu deiner Bewusstseinserweiterung. Natürlich hat das was von Kampf. Das Ganze ist herausfordernd und hart, aber du wirst definitiv wachgerüttelt.

Die Hütte brennt

Irgendwann kommt der Moment, an dem du merkst, dass du nicht mehr so weitermachen kannst wie bisher. Und dass du es auch gar nicht mehr willst. Im Grunde ist dir alles und jeder egal. Das fühlt sich rebellisch und befreiend an. Als ob der Vertrag, den du bis dato mit dem Leben hattest, in Rauch aufgehen würde. Du hast die Nase voll davon, alle Welt zu retten, zumindest deine*n Partner*in, deine Kinder, Freund*innen, Arbeitskolleg*innen. Deine Selbstverleugnung und Widerstände dagegen lösen sich in Nichts auf, und du willst einfach nur noch weg. Und schämst dich deswegen nicht mal. Dieser Moment kann sehr sachte verlaufen, aber auch höchst intensiv.

> *»Das ist mir scheißegal. Es schert mich immer weniger, was die Leute denken, ich ziehe gnadenlos mein Ding durch.«*
> Mirella

Alexandra nennt diesen unbändigen Wunsch, alles abfackeln zu wollen, den »Die Hütte brennt«-Moment. Sie sieht darin den Beweis, dass die Wechseljahre wirklich da sind. Plötzlich überkommt dich der starke Wunsch, dein bisheriges Leben zu beenden, zu zerstören oder auszusteigen. Für manche ist dieser Moment so gewaltig, dass er sich mit allem, was sie kennen, fast unvereinbar anfühlt.

Du willst nur eine kleine Tasche packen, in die vielleicht nicht mal dein Handy passt, und dann abhauen und nie mehr zurückkommen.

Ohne Scham und Reue zündest du die Lunte an und verschwindest dann im Sonnenuntergang, ohne dich noch einmal umzudrehen. Herrliche Vorstellung! Die meisten Frauen und Menschen mit Zyklus haben in den Wechseljahren ähnliche Fantasien, und obwohl wir ernsthaft davon abraten, das Haus in Brand zu setzen, unterstützen wir dich gern dabei, neue Wege zu entdecken, um aus deiner bisherigen Welt abzuhauen.

Wir möchten betonen, dass der Wunsch, sich von allem zu befreien und wegzugehen, bei manchen so stark sein kann, dass er zu Selbstmordgedanken führt. Wenn das nicht richtig verstanden und nicht als der außerordentliche Moment der Initiation gesehen wird, der er ist, und die Betroffenen das Gefühl haben, von ihrer Familie, der Gesellschaft oder vom Leben selbst im Stich gelassen zu werden, könnten sie sich tatsächlich dazu getrieben fühlen, ihr Leben zu beenden.

In Kapitel 16 werden wir dieses außergewöhnliche Gefühl des »unüberbrückbaren Bruchs« näher beleuchten und erklären, wie du es als Initiationskraft nutzen kannst. Und im nächsten Kapitel geben wir dir einen Reiseplan durch die Wechseljahre an die Hand, um dich zu stabilisieren und präsent zu sein, während du diesen großen Umbruch durchläufst.

Zum Stillstand kommen

Vielleicht möchtest du dein Tempo plötzlich verlangsamen oder sogar ganz zum Stillstand kommen. Das war bei Susannah der Fall. Sie fühlte sich eigentlich am richtigen Fleck und insgesamt gut unterstützt, aber sie brauchte dringend eine Pause von ihrer Arbeit, um sich ganz in sich selbst zurückzuziehen. In einem Gespräch mit Alexandra schilderte sie ihre großartige Vision: »Es war, als würde ich mit einem schnellen Sportwagen auf einer hoch gelegenen Bergstraße fahren und plötzlich kam eine Haarnadelkurve.«[12]

Susannah musste radikal abbremsen, um die Kurve sicher zu durchfahren und nicht in den Abgrund zu stürzen. Dank ihres Selbstvertrauens und der Unterstützung ihres Mannes Ya'Acov, mit dem sie zusammenarbeitet, gelang ihr das.

Auch und gerade wenn du keine Ressourcen oder Unterstützung hast, könntest du abstürzen. Sei freundlich zu dir selbst. Du kennst noch nicht die ganze Kraft, die die Wechseljahre in dir erwecken wollen.

Entfaltung

Wir möchten betonen, dass der Eintritt in die Wechseljahre für viele intensiv oder sogar schockierend ist – »ein Schlag ins Gesicht«, wie Jennifer es beschrieb. Andere erleben sie dagegen wie ein Aufbrechen ihrer selbst, sodass sie sich endlich entfalten können. So war es auch bei Alexandra. Obwohl sie viel von dem erlebt hat, was wir hier beschreiben, kam es ihr zu jeder Zeit überschaubar, organisch und sinnvoll vor. Für Jenny war es »ein sich ständig wiederholender Zyklus wichtiger Veränderungen, mit manchmal einschneidenden Erlebnissen, aber nicht mit einem alles verändernden Moment«.

DU ENTSCHEIDEST

Die endgültige Entscheidung darüber, ob du die magische Grenze zu den Wechseljahren überschritten hast oder nicht, triffst du selbst. Und es kann sein, dass du es erst im Nachhinein weißt. Wenn du dich immer wieder fragst: *Bin ich schon so weit?,* lautet die Antwort wahrscheinlich Nein. Das ständige Grübeln darüber, ob du schon so weit bist oder nicht, lenkt dich nur von der einzigartigen Dramaturgie der Wechseljahre ab.

Deshalb empfehlen wir dir, dich auf die Erfahrung einzulassen, die du gerade machst, den Hinweisen deines Körpers und deiner Seele zu vertrauen und zu spüren, wohin du geführt wirst.

Dadurch lässt du dich von diesem Wissen leiten – und nicht von deinem geschwätzigen Verstand, der versucht, alles rational zu ergründen. Gib dich bis dahin diesem Geheimnis hin.

In Teil III befassen wir uns mit den Wechseljahren selbst – dem nächsten Bereich deiner Menstruationsökologie –, nachdem wir nun alle wichtigen Elemente rund um deine Vorbereitung und deinen natürlichen Übergang in die Wechseljahre besprochen haben. Jedes Element dieser Ökologie will gesehen und gewürdigt werden, damit die Wechseljahre den ihr zustehenden Platz in deinem Leben erhalten. Und damit sie ihre Aufgabe als Wegbereiter hin zu deiner Weisheitskraft erfüllen können.

TEIL III

DAS MYSTERIUM DER WECHSEL-JAHRE

KAPITEL 13

HILFE, DIE WECHSELJAHRE SIND DA! WAS SOLL ICH TUN?

Willkommen in den Wechseljahren. Du bist jetzt wirklich drin und weißt nicht mehr, wie es weitergehen soll, obwohl du Verpflichtungen hast, die du erfüllen musst. Was machst du also?

DEIN REISEPLAN DURCH DIE WECHSELJAHRE IN SECHS SCHRITTEN

Das Tempo, das du früher vorgelegt hast, kannst du nicht mehr aufrechterhalten. Aber das ist kein Versagen, du veränderst dich einfach. Und du brauchst unseren Reiseplan durch die Wechseljahre – das umfasst alle Maßnahmen, die du so schnell wie möglich ergreifen solltest, damit du keinen Mord begehst oder eingewiesen wirst. Oder einfach nur, um einigermaßen im Lot zu bleiben.

Schritt 1: Akzeptiere, dass du in den Wechseljahren bist

Akzeptiere, dass du dich verändert hast. Akzeptiere, dass deine Gefühle sehr real sind. *Akzeptiere einfach.* Und atme aus. Seufze. Es klingt so einfach, aber diese Erkenntnis eröffnet dir eine neue Perspektive. Du kannst dich von dem Gedanken verabschieden, alles genauso handhaben zu müssen wie früher.

Sag es laut: *»Ich bin in den Wechseljahren.«* Der Satz bringt zum Ausdruck, dass es nicht mehr deine Aufgabe ist, alle Fäden in der Hand zu halten, sondern dass du dich für eine Weile zurückziehen kannst, weil du jetzt andere Aufgaben hast. Arbeit, die in deinem Inneren stattfindet. Du musst aus der normalen Raum-Zeit-Realität heraustreten und dich in diesen Kokon zurückziehen.

Sobald du erkennst, dass du in den Wechseljahren bist, und diese Tatsache akzeptierst, richtest du dich sachte auf die neue Normalität ein, die für die nächste Zeit gelten wird. Sprich mit dir selbst von Herz zu Herz und mach dir klar: *Ab jetzt laufen die Dinge anders.* Wie bereits erwähnt, wirst du dieses Gespräch wahrscheinlich auch mit deinen Liebsten führen. Sie müssen ausdrücklich mit der Realität deiner Wechseljahre vertraut gemacht werden und wissen, dass du ihnen emotional und praktisch nicht mehr so zur Verfügung stehst wie früher.

Schritt 2: Nimm dir Zeit und Raum für dich selbst

Wir wissen zwar, dass die wenigsten die Möglichkeit haben, sich für ein längeres Sabbatical von der Welt zurückzuziehen, aber ihr solltet euch dennoch ein wenig um euer Innenleben kümmern. Das ist nicht verhandelbar. Dein Innenleben darf nicht zu kurz kommen. Es wäre wirklich gut, dir hie und da eine Pause zu gönnen – und hoffentlich immer öfter –, sonst kommen Probleme auf dich zu.

Jetzt bist du dran! Du brauchst regelmäßige Auszeiten, und wenn es nur kurze Momente sind. Das kann mit einer gestohlenen halben Stunde ab und zu beginnen, in der du dich um nichts kümmern musst – ohne Pläne, ohne irgendwas. Sei einfach nur da, starre vor dich hin, lass deine Gedanken schweifen, sitze vielleicht mit deinem Tagebuch da (du musst nicht unbedingt reinschreiben, es ist einfach nur praktisch, wenn es bereitliegt) oder schwebe in deiner privaten unverplanten Blase.

Je öfter du dir diese freie Zeit genehmigst, desto mehr legt sich auch das Gefühl, die Hütte anzünden zu wollen. Du stellst fest, was in deinem Leben wirklich »verbrannt« werden sollte und was du behalten willst. Aber dafür benötigst du den Freiraum, um mal nicht zu denken. Alles hat jetzt Pause, auch dein Hirn. Zeit und Raum für dich selbst entspricht dem Kokon, in dem die Alchemie der Wechseljahre ihre Arbeit aufnehmen kann.

Schritt 3: Mach Dienst nach Vorschrift

Das ist eine unserer Lieblingsübungen, und sie ist perfekt geeignet, wenn du dir kein Sabbatical leisten kannst. Mach Dienst nach Vorschrift: Tu so wenig wie möglich und komm trotzdem deinen Verpflichtungen nach. Oberflächlich betrachtet siehst du so makellos aus wie immer und tust, was getan werden muss, doch du läufst nur auf Schmalspur. Das erspart dir Vorwürfe, doch unter dem Deckmantel der perfekten Oberfläche tust du nur das *absolut* Notwendige. Du wirst dir in der nächsten Zeit bestimmt kein Bein für andere rausreißen.

In dieser Hinsicht hast du dein Soll bereits übererfüllt. Jetzt bist du am Drücker! Es geht nur noch um dich. Sei zur Abwechslung mal rücksichtslos und stell dich selbst in den Mittelpunkt. Das ist anfangs bestimmt seltsam, aber du wirst sehen: Irgendwann hast du den Dreh raus, und dann kannst du gar nicht mehr anders.

»Ich musste mich auf eine ganztägige Sitzung vorbereiten, daran teilnehmen und sie protokollieren, und in der gleichen Woche auch noch die Abschlussphase einer Konferenz managen. Ich war fix und fertig. Als ich danach nach Hause kam, ließ ich erst mal alles stehen und liegen – ah, war das gut! Das Protokoll kam erst am nächsten Tag dran. Nur Stichpunkte. Ich habe es geschafft, mich durchzumogeln, ohne dass es aufgefallen ist.«
CATHERINE

Schritt 4: Ruh dich aus

Du kannst gar nicht genug Ruhepausen einlegen, das tut Körper *und* Seele gut. Das gehört zu deiner Auszeit aus Schritt 2. Ausruhen befreit dich von dem permanenten Getriebensein und dem Leistungsdruck unserer Kultur. Ruh dich aus von deiner Bemühung, perfekt zu sein. Wenn du erst mal zur Ruhe gekommen bist, merkst du erst, wie erschöpft du bist und wie überlastet dein Nervensystem ist, weil es viel zu lange unter dem Einfluss von Adrenalin (und Kaffee) stand. Dein ganzes Wesen braucht jetzt Zeit, um sich neu zu kalibrieren. Ruhe ist Medizin – und es gibt keinen Ersatz dafür.

Schritt 5: Beruhige dein Nervensystem

Neben dem Ausruhen empfehlen wir dir Entspannungsübungen oder andere einfache Methoden, um wieder mehr Freude und Leichtigkeit in dein System zu bringen. Schon der einfache Schritt, weniger zu tun und zu lernen, sich in dem Tempo zu bewegen, das dein Nervensystem bewältigen kann, wirkt sich beruhigend auf dich aus.

Weitere Möglichkeiten sind Wechselatmung, Yoga Nidra, Massagen, Vitalbäder mit Bittersalz (Epsomsalz), Schwimmen (vor allem in natürlichen Gewässern), Spazierengehen oder einfach der Aufenthalt in der Natur. Vielleicht versuchst du es mit einem Hobby, das dir zusagt und bei dem du dich in deine eigene Welt zurückziehen kannst. Auch einfaches Dasitzen, Nichtstun und das Abschweifen deiner Gedanken bringen dich wieder in Balance – und das völlig kostenlos.

Schritt 6: Hab Vertrauen

Du weißt über vieles Bescheid, aber dieses Wissen macht dir auch oft Angst, denn du weißt, dass es größere Veränderungen mit sich bringen kann. Die Wechseljahre haben etwas Kompromissloses an sich: Sie lassen nicht zu, dass du faule Kompromisse eingehst, selbst auf die Gefahr hin, dass hinterher nichts mehr so ist wie vorher. Du wirst feststellen, dass du wohl nicht um das herumkommen wirst, von dem du schon weißt, dass es notwendig ist. Du weißt vielleicht noch nicht, wie das alles funktioniert, doch mit der Zeit findet eine Entwicklung statt, wenn du bei deinem inneren Wissen bleibst – und dir selbst vertraust.

Natürlich ist das leichter gesagt als getan. Aber Vertrauen ist möglich, wenn du dich daran erinnerst, dass ein sinnvoller Prozess im Gang ist, dass du von etwas gehalten wirst und dass dein Vertrauen immer stärker wird, je mehr du es wagst, dich auf deine Bedürfnisse und Gefühle einzulassen. Schon die Tatsache, dass du immer wieder dieses Buch zur Hand nimmst, mag dir helfen, an diesem Vertrauen festzuhalten.

DIE EIN-PROZENT-VERÄNDERUNG

Erschöpfung, viel Stress, gesundheitliche Probleme oder Wechseljahresbeschwerden verstärken die emotionale Intensität der Wechseljahre um ein Vielfaches. Diese psycho-spirituelle Transformation lässt sich aber leichter ertragen, wenn du dich in erster Linie um dich selbst kümmerst.

Bestimmt hast du bemerkt, dass dein Reiseplan durch die Wechseljahre weitgehend davon abhängt, ob du dir Zeit und Raum für dich selbst nimmst. Das stellt viel zu viele aber vor große Herausforderungen. Deshalb haben wir einen Vorschlag für dich, wie du das umsetzen kannst.

Du fängst mit einer einprozentigen Veränderung deines Lebens an, denn ein Prozent ist immer machbar. Eine Ein-Prozent-Veränderung kann der neue Gedanke sein, dass du es *verdienst*, dir Auszeiten zu nehmen. Dieser Gedanke setzt etwas in Gang: Er wird eine zweiprozentige Veränderung bewirken, weil du plötzlich Möglichkeiten erkennst, die du vorher gar nicht gesehen hast. Du wirst erleben, dass du zu etwas Nein sagst, zu dem du vorher automatisch Ja gesagt hättest. Oder du wirst immer besser darin, deine Zeitplanung zu managen. Wir versprechen dir, dass sich die einprozentige Veränderung in kürzester Zeit vervielfachen wird.

DEINE BEIDEN SUPERKRÄFTE DER WECHSELJAHRE

Auch wenn sich dein Übergang in die Wechseljahre zunächst alles andere als angenehm oder kraftvoll anfühlt, sind doch in dir zwei sehr starke Kräfte am Werk, die dir helfen, die Schritte deines Reiseplans zu bewältigen. Diese inneren Kräfte verstärken sich auf natürliche Weise in den Wechseljahren und werden dich von nun an für den Rest deines Lebens begleiten.

Wir bezeichnen sie als Superkräfte der Wechseljahre. Das ist zum einen die Kraft des Neinsagens (die sich mit der Zeit zu einem geschärften Urteilsvermögen entwickelt) und zum anderen die Kraft deines Scharfblicks (Einsicht, Intuition, Durchblick, Bauchgefühl). Sie sind deine stärksten Verbündeten, wenn es darum geht, dir selbst treu zu bleiben und deinen inneren Schatz zu finden.

Die Kraft des Neinsagens

Du wirst feststellen, dass du zu fast allem Nein sagst. Hinter diesem Nein steckt eine klare Vorstellung davon, was du nicht mehr willst. Es scheint aus einer Stelle deines Inneren zu kommen, die wesentlich tiefer liegt als dein Bewusstsein. Dein alltägliches sozialisiertes Selbst ist weitaus kompromissbereiter und denkt: *Na gut, das kann ich ja noch tun,* oder: *Warum eigentlich nicht?* Dein tieferes Selbst hingegen weiß, dass es damit vorbei ist, egal wie geschickt oder gut du in einer Sache bist. Es gibt jetzt etwas anderes, um das du dich kümmern musst.

Die Gründe für deine Ablehnung sind vielleicht nicht immer klar, weil dein Alltagsverstand im Moment nicht mitspielt – er hat keine Ahnung, was notwendig ist. Aber der Drang, Nein zu sagen, auch wenn du nicht weißt, warum, verrät dir, dass eine tiefere Intelligenz die Zügel in die Hand genommen hat. Und so sagst du: »Nein, tut mir leid, das kann ich nicht machen. Ich habe keine Zeit« oder »Es klappt einfach nicht«. Ohne Begründung. Radikal.

Du wirst auch zu vielen anderen Dingen in deinem Leben Nein sagen. Du wirst feststellen, dass du ein starkes Bedürfnis hast, dich von Dingen zu trennen – von Büchern, Kleidung, Menschen (huch, ja, ein paar davon bleiben vielleicht auf der Strecke, manchmal sogar unabsichtlich). Alexandra hat ihre geliebte Büchersammlung auf ein Drittel ihrer früheren Pracht reduziert. Ehrlich gesagt hätte sie im Nachhinein betrachtet auch gleich alles weggeben können.

Das Nein ist so intensiv, dass es vielleicht sogar zu einem ekstatischen Rausch wird, der außer Kontrolle gerät. Pass auf, dass du nicht das Kind mit dem Bade ausschüttest!

Die Kraft des Neins, die dir hilft, endlich Zeit und Raum für dich allein in Anspruch zu nehmen, ist jetzt das Allerwichtigste für dich, um dein neues Ich während der Wechseljahre zu finden.

Dieses Nein setzt Grenzen, wie du es vorher vielleicht nie getan hast, und macht dich darauf aufmerksam, was nicht mehr zu dir passt und wegmuss. Es ist also sehr klug, auf dich selbst zu hören. Manche mögen dich jetzt für negativ eingestellt halten, weil du zu selten oder gar nicht mehr das Gefühl hast, zu etwas klar und deutlich Ja sagen zu können. Das wird sich später ergeben, mit immer verblüffenderer Klarheit. Vertrau in der Zwischenzeit auf das Nein.

Die Kraft deines Scharfblicks

Es kommt dir so vor, als könntest du jetzt Dinge auf eine Weise durchschauen, wie es vorher nicht der Fall war. Das liegt daran, dass mit den Wechseljahren tatsächlich der Schleier vor deinen Augen weggezogen wird. Du durchschaust Dinge und siehst vor allem die Schattenseiten – fast wie im Märchen *Des Kaisers neue Kleider.* Das kann schon ein bisschen schockierend sein, und diesen »Schock« werden wir uns in Kapitel 16 genauer ansehen. Aber letztendlich erlaubt dir diese Fähigkeit, deinen Weg durch die Wechseljahre zu finden.

Mit dem Begriff »Scharfblick« ist aber auch ein inneres Wissen gemeint, ein Gespür, das sich jetzt viel deutlicher einstellt. Vielleicht weißt du nicht in jedem Fall, warum du etwas erkennst – das wird aber mit der Zeit besser. Du weißt einfach, was du jetzt tun oder lassen musst. Vertrau dir selbst, um auch diesem inneren Wissen vertrauen zu können.

WARNHINWEIS

Die Kombination der beiden Kräfte ist brandgefährlich, so intensiv können sie sein. Denk also bitte daran, dass du auch mal falschliegen und von den Kräften getäuscht werden könntest, vor allem wenn du sehr müde und erschöpft bist. Es besteht immer die Gefahr, dass wir unsere Kräfte missbräuchlich anwenden, vor allem wenn wir uns ihrer nicht bewusst sind.

Sollten sie sehr intensiv sein, was nicht bei jedem Menschen der Fall ist, raten wir zur Vorsicht. Pass gut auch dich auf und geh es langsam an. Das ist unserer Meinung nach der beste Plan für jede Situation.

Und nun kommen wir endlich zu den fünf Phasen der Wechseljahre.

KAPITEL 14

DIE FÜNF PHASEN DER WECHSELJAHRE

In den Wechseljahren scheinst du alles hinter dir zu lassen, was du bis dahin kanntest. Du gerätst aus deinem gewohnten Fahrwasser in einen dunklen Ozean der Ungewissheit, der von den Winden und Strömungen des »wütenden Geschicks« umweht wird, zumindest fühlt es sich so an, und nur die Sterne und der Mond am Nachthimmel deiner Seele – deine Instinkte, Gefühle und deine Intuition – leiten dich.

Jetzt folgst du den geheimnisvollen, feinen Hinweisen deines inneren Wesens, um die neuen Gestade zu erreichen. Und was zunächst eher subtil war, erweist sich mit der Zeit als erstaunlich naheliegend, und dir bleibt gar keine andere Wahl, als diesen Impulsen zu folgen.

Allerdings existiert eine Art Landkarte für diesen Raum, ein zeitloses archetypisches Muster aus fünf Phasen für den Wechsel von einer Welt in die andere. Diese Phasen entsprechen den verschiedenen atmosphärischen Bedingungen, die dir bei dieser nächtlichen Seefahrt begegnen. Wir bezeichnen sie als die fünf Phasen der Wechseljahre: Verrat, Erneuerung, Offenbarung, Visionssuche und Aufbruch.

DAS GROSSE UNBEKANNTE

Die fünf Phasen der Wechseljahre sind eine feinstoffliche Form der Intelligenz, die dich auf deiner dunklen Reise des Erwachens zu diesem oder jenem schubst und dich auf deinen Weg führt. Hör auf dich selbst, achte auf deine Gefühle und lass all deine wilden Wünsche zu, dann spürst du deine inneren Impulse und kannst dich von ihnen leiten lassen. So gelangst du ans Ziel deiner Reise. Anfangs kann diese Reise unruhig verlaufen und dir Präsenz, Gelassenheit und Sanftmut abverlangen. Erinnere dich da an deinen Reiseplan durch die Wechseljahre (Kapitel 13).

> *»Ich war an einem Punkt angekommen, an dem ich am liebsten alles hingeschmissen hätte. Wut und Angst wogten in mir, als wäre ich bei Orkan auf der Nordsee unterwegs, um mich herum war es düster und der Wind toste, und ich hatte weder Plan noch Ziel. Bis ich irgendwann über die Klippe gesprungen bin, die Angst vor dem Alleinsein hinter mir ließ und bereit war, alles hinter mir zu lassen.«*
>
> PIPPA

Wir wollen dir ein Geheimnis verraten: Eigentlich gibt es ja nur eine Phase der Wechseljahre – das Erwachen, das neue, erweiterte Bewusstsein, in das du gerade gestürzt bist, nachdem du deine ganze bisherige Existenz über den Haufen geworfen hast. Nur hat dein Wesen noch keinen richtigen Zugang zu dieser veränderten Realität deines neuen Bewusstseins. Deshalb kommt sie dir leer vor, oder du fühlst dich reichlich überfordert.

Wir bezeichnen diese Zeit gern als »das große Unbekannte«, denn das *ist* sie ja auch für dich. Du weißt noch nicht, welche Regeln für diesen Seinszustand gelten und wie du damit in der »realen Welt« umgehen sollst. Das alles lernst du im Rahmen der fünf Phasen. Durch dein Erwachen begegnest du im übertragenen Sinne dem neuen Licht und lässt es in dein System einströmen.

VERRAT, ERNEUERUNG, OFFENBARUNG, VISIONSSUCHE, AUFBRUCH

In den fünf Phasen der Wechseljahre wirst du neu erschaffen – dein Alltagsbewusstsein wird aufgelöst und neu geformt, damit du der neuen Ebene deiner Entwicklung *und* der damit einhergehenden Verantwortung gerecht werden kannst.

In jeder Phase gelangst du aus der Instabilität und dem Unwissen zu mehr Harmonie, Stabilität und Wissen, bis du schließlich am Ufer der neuen Welt des großen Danach ankommst. Dieser Prozess – vom Chaos zur neuen Ordnung, vom Zusammenbruch zur Wiedergeburt – ist der Übergang, die Initiation.

Nachdem du dich in den Ozean des Unbekannten gestürzt hast, wirst du durch den anfänglichen Schock, den die Ankündigung des Lichts auslöst, in den Grundfesten deines Wesens erschüttert und zerrüttet. Du befindest dich in **Phase 1, dem Verrat.**

Diese Phase führt dich im nächsten Schritt in einen Kokon der Ruhe und Akzeptanz. Das ist **Phase 2: Hier ruhst du aus und wirst wieder heil.**

Irgendwann bemerkst du in diesem dunklen Kokon, dass sich etwas rührt. Allmählich dämmert dir eine neue Erkenntnis über dich selbst – ein Gefühl der Chancen und Potenziale. **Das ist Phase 3, die Offenbarung.** Du siehst dich selbst mit ganz neuen Augen, und das fühlt sich gut an, befreiend, wie eine Erleichterung.

Indem du mit dir selbst großzügig und freundlich umgehst, verfestigst du diese Selbsterkenntnis und schaffst die Voraussetzungen dafür, dass sich **Phase 4, die Visionssuche,** voll entfalten kann. Dabei geht es um deine Fähigkeit, zu wissen, zu spüren und zu empfangen, wozu du hier bist: wo du deine Energien einsetzen willst und wie du dich nun verwirklichen möchtest.

Sobald du die sich entfaltenden Möglichkeiten genießen kannst, streifst du den Kokon ab, und die Welt verlangt nach dir. Du befindest dich in **Phase 5, dem Aufbruch.** Du kommst aus den Wechseljahren, hast dich verändert und bist nun in der Lage, dich selbst wertzuschätzen, und du fühlst dich wohl in deiner Haut, während du in die neue Welt hinausgehst.

DIE LANDKARTE IST NICHT DAS GELÄNDE

Wie wir schon sagten, hat die »Schatzkarte« der fünf Phasen der Wechseljahre zwar eine gewisse Ordnung, aber wir möchten dich vorwarnen: Die Art und Weise, wie wir diese Phase erleben, verläuft nicht nach einem allgemeingültigen Plan. Da sich die Wechseljahre über mehrere Jahre hinziehen und dein inneres Wesen sich nicht in irgendeine Schublade stecken lässt, machst du natürlich deine ganz persönlichen Erfahrungen. Aber rückblickend wirst du die Ordnung und den tieferen Sinn darin erkennen.

Als Audrey an unserem Kurs über die Menopause und Wechseljahre teilnahm, fragte sie: »Kann ich mir das Ganze wie eine Skizze vorstellen, aus der allmählich ein vollständiges Bild entsteht? Erst hier ein Strich, dann da … Würde das übertragen auf mich bedeuten, dass ich mich ein paar Jahre lang zwischen Verrat und Erneuerung hin- und herbewege und dann langsam in die Phase der Erneuerung und Offenbarung übergehe?« Das können wir bestätigen.

Wie Audrey wirst auch du dich vielleicht in diesem Prozess vor- und zurückbewegen. Es liegt in der Natur der Übergangszeit, dass sie instabil ist und du zwar sehr verletzlich bist, aber auch ein Gefühl von Freiheit und Euphorie erleben kannst. In einem Moment bist du stabil und zufrieden, im nächsten verloren und unsicher. In der einen Minute herrscht absolute Klarheit, und in der nächsten tappst du wieder im Dunkeln.

Jede dieser Phasen ist mal intensiver, mal schwächer. Die erste Phase, der Verrat, kann dich am meisten verunsichern, vor allem wenn du beruflich sehr eingespannt bist und außerdem mit

Energiemangel und einem schwachen Nervensystem zu kämpfen hast. Aber wenn du dir selbst treu bleibst, wirst du intuitiv spüren, wo du stehst und was du brauchst.

WIE LANGE DAUERT JEDE PHASE?

Diese Frage ist unmöglich zu beantworten: Jede Phase dauert so lange, wie es nötig ist. Die Phase des Verrats kann sich ewig hinziehen, denn sie ist die anstrengendste und schwierigste Zeit von allen. Doch du wirst allmählich entspannter und ruhiger, und dann kannst du davon ausgehen, dass die Phase der Erneuerung vor der Tür steht.

Verrat und Erneuerung nehmen zusammen wahrscheinlich den größten Teil der Zeit ein. Die sich daran anschließenden Phasen der Offenbarung, der Visionssuche und des Aufbruchs sind zwar weniger eindeutig, aber doch klar voneinander zu unterscheiden. Sie können leicht ineinander übergehen und bei dir das verwirrende Gefühl auslösen, dass du die Wechseljahre bereits hinter dir hast. Wir geben dir aber einige gute Orientierungshilfen an die Hand, die dir später weiterhelfen werden.

RÜCKHALT FINDEN IN DEN PHASEN

Wir hoffen, dass das Kennenlernen der fünf Phasen dir dabei hilft, deine eigenen Wechseljahre besser zu verstehen und ihre Segnungen, ihren Goldschatz, zu entdecken. Dann können sie zu einer Reise in deine Ganzheit werden und sind nicht einfach nur ein Lernprozess, um das Leben zu bewältigen, das jetzt vor dir liegt.

Falls du zum ersten Mal mit unserer Arbeit in Berührung kommst und die Wechseljahre ohne die jahrelange Vorbereitung durch das Zyklusbewusstsein erlebst, möchten wir dir versichern, dass du die Wechseljahre mithilfe der Phasen völlig neu betrachten wirst. Dieses Wissen ist eine wichtige Unterstützung für dich.

Wahrscheinlich bist du sogar besser vorbereitet, als du denkst, hattest aber vielleicht noch keine Zeit, um mal innezuhalten und das zu bemerken. Es braucht seine Zeit, um das alles zu lernen. Doch unabhängig von deiner Vorbereitung weißt du auch instinktiv, was auf dich zukommt, und in dir schlummert etwas, worauf du dich nicht vorbereiten kannst. So ist das mit der Initiation.

> *»Ich stehe als Beobachterin auf der anderen Seite der Wechseljahre. Wie gern würde ich dir sagen, dass alles gut wird und du es schaffst. Wie gern würde ich dir die ganze Mühsal abnehmen. Aber da musst du jetzt allein durch.«*
>
> Alexandra (zu einer Person in den Wechseljahren)

Wir können dich zwar bis zum Beginn der Wechseljahre begleiten und dir weitergeben, was wir über die vor dir liegende archetypische Reise wissen, aber du musst dich allein auf den Weg begeben, um das große Geheimnis des Lebens zu lösen und zu dem größeren Selbst heranzureifen, das sich jetzt verwirklichen will. Halte dich gut fest – jetzt könnte es ab und zu recht turbulent zugehen. Aber du wirst merken, wie gut du das packst. Dass du es durchstehst. Und das wird sich richtig gut anfühlen!

Anmerkung über den Entstehungsprozess der fünf Phasen

Die »Schatzkarte« der fünf Phasen der Wechseljahre beruht auf unserer Schatzkarte der fünf Kammern der Menstruation, die wir in unserem Buch *Wild Power* beschreiben. Nach unserem Verständnis entsprechen die fünf Phasen den archetypischen Stadien aller Initiationsprozesse, von denen jeder sein spezifisches Kennzeichen hat.

Unser Konzept der fünf Phasen der Wechseljahre samt ihren Bezeichnungen entwickelte sich 2011, als Alexandra erstmals Workshops zu Wechseljahren und Menopause durchführte. Die Schatzkarte wurde weiterentwickelt, als wir mit dem Schreiben dieses Buches begannen.

Eine wichtige Neuerung war die Umbenennung der ersten Phase von »Trennung« in »Verrat«. Die frühere Bezeichnung ist immer noch aktuell, aber der neue Name entspricht viel besser der Bedeutung der Macht, die wir in den Wechseljahren entwickeln. Der Verrat bildet das Herzstück dieser tiefgreifenden Initiation, und die Schatzkarte der fünf Phasen ist dein Weg, ihn zu verwandeln. Wir gehen davon aus, dass sich dieses Konzept weiterentwickeln wird, denn es handelt sich um dynamisches Wissen, das durch deine Erfahrungen mit den Wechseljahren immer wieder neu geprägt wird.

JEDE EINZELNE PHASE IST NOTWENDIG

Deine Psyche muss jede der fünf Phasen der Wechseljahre durchlaufen. Keine kann verkürzt oder übersprungen werden, denn jede Phase hält jeweils besondere Aufgaben und Erfahrungen für dich bereit (über die du in den Kapiteln 16 bis 20 mehr erfahren wirst):

Ein Ziel oder eine Mission, durch die du dich während deiner Wechseljahre weiterentwickelst und zu deiner Weisheitskraft gelangst, sofern du sie erfüllst.

Eine Anleitung zur **Selbstfürsorge,** um dich auf die Anforderungen und Herausforderungen der einzelnen Phasen einzustellen und ihre Segnungen, ihren Goldschatz, zu entdecken.

Eine **Initiationsaufgabe**, der du dich stellen musst.

Alchemistische Fähigkeiten, die du erwerben musst, um die Initiationsaufgabe zu meistern und sie in das Gold deiner neuen Kraft für das große Danach zu wandeln.

Mit **Goldschatz** meinen wir die Ernte oder das Geschenk, das du erhältst, und die neuen Kräfte, die in dir zum Vorschein kommen. Dazu ist Folgendes notwendig:

- Selbstfürsorge,
- die Bewältigung der Initiationsaufgabe,
- alchemistische Fähigkeiten zu entwickeln.

Im nächsten Kapitel werden wir uns die fünf alchemistischen Fähigkeiten ansehen, die du in jeder Phase der Wechseljahre benötigst. Dadurch erschaffst du dir eine neue Basis – und zugleich mehr Stabilität –, die es dir ermöglicht, die Weisheitskraft dieses neuen Bewusstseins zu verkörpern.

KAPITEL 15

DIE FÜNF ALCHEMISTISCHEN FÄHIGKEITEN DER WECHSELJAHRE

Auf deiner Reise über den nächtlichen Ozean wirst du neue Fähigkeiten erlernen müssen. Für jede Phase der Wechseljahre gibt es eine besondere Fähigkeit, die du anwenden und immer weiter verfeinern musst, um die Aufgaben und Gefühle der jeweiligen Phase zu bewältigen und sie in »Gold« – so nennen wir deine neue Weisheitskraft – verwandeln zu können. Wir bezeichnen diese fünf neuen Kräfte auch als »alchemistische Fähigkeiten«.

Diese sind: die Spannung halten, Hingabe, Empfangen, Präsenz und deinem eigenen Tempo folgen. Jede dieser Fähigkeiten baut auf der vorhergehenden auf und bildet das ultimative Rüstzeug, um das Geheimnis deiner Seele zu ergründen. Die alchemistischen Fähigkeiten bilden die Grundlage deiner Führungsrolle und deines schöpferischen Wirkens im großen Danach.

DIE SPANNUNG HALTEN (PHASE 1: VERRAT)

In dieser »brandgefährlichen« ersten Phase der Wechseljahre musst du in erster Linie die Spannung halten können. Damit ist gemeint, dich deinen Gefühlen und Emotionen zu stellen und präsent zu sein, ohne vorschnell nach irgendwelchen Lösungen zu suchen. Gib diesen Gefühlen Raum, nimm sie wahr und beobachte sie. Das kann sehr anstrengend sein und ist deutlich leichter zu bewältigen, wenn du allein bist und dir alle Zeit und den Raum nimmst, um dir deiner Gefühle bewusst zu werden und sie zuzulassen.

Wer befasst sich schon gern mit unangenehmen Gefühlen? Lieber gehen wir ihnen doch alle aus dem Weg. Aber du läufst nicht vor dir selbst weg: Stattdessen wendest du dich diesen vielschichtigen Gefühlen zu und erlaubst dir den Gedanken, dass sie die Basis deiner neuen Beziehung zu dir selbst sind.

> *»Das war wirklich unglaublich! Ich wusste gar nicht, dass ich das alles aushalten kann. Ich bin oft so traurig und verzweifelt, aber wenn ich diese Gefühle bewusst wahrnehme, dann geht es mir wie von selbst besser. Ich habe das Prinzip verstanden. Ich stehe wieder auf und mache einfach weiter.«*
>
> CISSIE

Um deinen Schmerz zu transformieren, musst du die Nerven bewahren, was bedeutet, die Spannung zu halten. Stell es dir vor wie ein Pokerspiel mit dem Universum. Du bist in tiefster Nacht und fragst dich, ob du zuerst »aussteigen« sollst – das heißt, ob du vor Hoffnungslosigkeit und Verzweiflung aufgibst und das Spiel verloren gibst. Oder ob du so lange durchhältst, bis das Universum einlenkt und es wieder hell wird um dich herum: Dir geht's wieder besser, du entspannst dich oder lässt los, und in dir entsteht neue Hoffnung. Du siehst eine neue Chance oder hast etwas begriffen.

Der Psychiater C. G. Jung bezeichnete einen psychischen Prozess, bei dem jedes Extrem in sein Gegenteil umschlägt, als Enantiodromie. Etwas Ähnliches erleben wir in der Natur: Im Winter werden die Nächte immer länger, bis das Licht mit der Wintersonnenwende langsam wieder zurückkehrt.

Nutze diese Fähigkeit

Du kommst in die innere Wintersonnenwende der Wechseljahre, und mehr als alles andere musst du jetzt deine Nerven bewahren. Halte die Spannung bei allem, was du empfindest und was dich bewegt, um eine Transformation zu bewirken. Wende dich deinem Schmerz zu, stimme dich auf dich selbst ein – und dann entsteht etwas, nimmt Gestalt an oder bekommt eine neue Bedeutung.

Um die Spannung halten zu können, musst du öfter Nein zur Welt und Ja zu dir selbst sagen. Das kann man nicht auf die Schnelle lernen. Aber wenn es dir gelingt, schaffst du dir automatisch innerlich mehr Freiraum. Erfasse das aktuelle Geschehen in dir und lass es zu – ohne es als falsch zu bewerten oder es zu pathologisieren –, auf diese Weise kannst du vieles verändern.

Es ist, als ob du eine weitere Dimension des Wissens erfährst, aus der organisch Neues hervorgeht. Neue Gedanken, neue Ideen, neue Erkenntnisse, deine neue Lebensgeschichte.

Dazu braucht es etwas Zeit. Aber du wirst sehen: Von deiner Fähigkeit, die Spannung zu halten, wirst du für dein ganzes Leben profitieren.

Falls du unter vielen traumatischen Erlebnissen leidest – die zunehmende Verletzlichkeit während der Wechseljahre kann diese verstärken –, führt dich das Halten der Spannung vielleicht an den Rand deiner Kräfte. Bitte suche dir in diesem Fall gute therapeutische Hilfe, um nicht retraumatisiert zu werden.

Sollte es dir schwerfallen, mit deinen Gefühlen so umzugehen, wie wir es beschreiben, könnten dir Embodiment-Techniken wie zum Beispiel Yoga, Movement Medicine (mehr darüber findest du unter www.movementmedicineassociation.org) oder Achtsamkeitstraining weiterhelfen, um dich in deinem Körper wohlzufühlen.

Übrigens solltest du nicht rund um die Uhr die Spannung halten, das würde niemand aushalten und zu einer Überlastung führen. Wir alle brauchen unsere kleinen Auszeiten und Momente des emotionalen Rückzugs, um uns in unsere ruhige und angenehme Blase zu verkriechen, oder wir tauchen ab in die fiktionale Welt eines Buches oder eines Films, um mal alles um uns herum zu vergessen.

Die Fähigkeit, die Spannung zu halten, vergleichen wir gern mit dem langsamen Abbremsen eines fahrenden Schwerlasters. Dazu bremst du im übertragenen Sinne immer wieder mal kurz, das heißt, du stellst dich in kleinen Schritten deinen Emotionen. Spannung halten bedeutet nicht, Emotionen irgendwie auszuhalten, sondern bewusst, freundlich und liebevoll deine eigenen Reaktionen und Gefühle zuzulassen.

HINGABE (PHASE 2: ERNEUERUNG)

Nicht nur das Halten der Spannung schafft alchemistische Magie – das gilt auch für die Hingabe. Vielleicht fragst du dich, was Loslassen, Ausruhen und Nichtstun bringen sollen – besser gesagt, sich nicht ständig an endlos langen To-do-Listen abzuarbeiten, sondern ganz bei sich selbst zu sein. Glaub uns bitte: Es bringt was!

Leider ist das Wort »Hingabe« für viele Menschen negativ belegt. Für viele klingt das nach Unterwürfigkeit, Aufgeben oder Nachgeben, dass man seine Macht abgibt oder nicht für sich selbst eintritt. Das kann natürlich alles sein. Aber die Fähigkeit, sich hinzugeben – also loszulassen –, gehört zu den zentralen spirituellen Erfahrungen, die dich zu etwas Höherem führen. Vor allem aber bedeutet Hingabe Entlastung für dein System. Der einfache Akt des tief empfundenen Loslassens sorgt für Erleichterung, durch die du zur Ruhe kommst.

Damit die Wechseljahre überhaupt ihre Magie entfalten können, brauchst du Ruhe. Reine, unverfälschte Ruhe. Allein die Ruhe wird eine Menge neu ordnen.

Durch Hingabe öffnen sich auch innere Türen, die vorher vielleicht verschlossen waren, und ebenso wirkt sie bei äußeren Blockaden. Allein durch Hingabe kann sich ein Weg nach vorn auftun. Durch deine Hingabe ebnest du den Weg für alles, was nun auf dich zukommen will.

Wir wissen, dass die Hingabe verdrängten Schmerz hervorrufen kann, den du in dir weggesperrt oder irgendwie zu bewältigen versucht hast. Auch in diesem Fall möchten wir dich ermutigen, dir entsprechende Hilfe zu suchen. Das Thema Trauma behandeln wir in den Kapiteln 16 und 17.

Wir werden oft gefragt, was es heißt, *nichts zu tun.* Für viele scheint es erstaunlich schwierig zu sein, loszulassen und nichts zu tun. Selbst wenn wir uns ausruhen, haben wir vielleicht das Gefühl, dass wir die Zeit nutzen sollten, um zu meditieren, E-Mails vom Bett aus zu bearbeiten, eine interessante Fernsehsendung zu sehen, einen Podcast zu hören oder uns über etwas zu informieren, von dem wir glauben, dass wir es wissen sollten.

Das Schlüsselwort dabei lautet »ich sollte doch«. Aber Nichtstun hat rein gar nichts mit »ich sollte« zu tun. Vielmehr bedeutet es, dass wir uns überhaupt keine Gedanken darüber machen, was wir tun oder lassen sollten. Wir schalten unsere linke Gehirnhälfte und unseren auf Effizienz ausgerichteten Verstand ab und lassen uns treiben. Wir trödeln herum und dürfen einfach nur sein. Es reicht schon, herumzusitzen und zu träumen, ins Leere zu starren, in der eigenen Fantasie zu schweben oder sich einen langen Mittagsschlaf zu gönnen. Wir kümmern uns um rein gar nichts, und schon das sorgt für innere Entspannung.

Wenn du noch einen Zyklus hast, kannst du jeden Monat während der Menstruation Loslassen üben. Je mehr du in deine Fähigkeit hineinwächst, dich hinzugeben, desto mehr Vertrauen in das Unbekannte entwickelst du. Du siehst darin sogar einen treuen Begleiter durch die Abenteuer deines Lebens. Im Grunde aktivierst du in den Wechseljahren dieselben spirituellen Kräfte wie bei der Menstruation.

Um dich hingeben zu können, brauchst du eine Portion Selbstsicherheit und Vertrauen in dich selbst. Sollte das bei dir nicht in dem Maße vorhanden sein, könntest du dir überlegen, durch was du dich sicherer fühlen würdest. Mit zunehmender Sicherheit kannst du schauen, wie weit du es wagen magst, dem Prozess zu vertrauen. Loslassen fällt dir umso leichter, je stärker du in dir selbst verwurzelt bist. Vielleicht kannst du diese Erfahrung so ähnlich gestalten wie das Halten der Spannung: Mach winzige Schrittchen, um dich an dieses Gefühl zu gewöhnen und dann zu erleben, wie viel Gutes es mit sich bringt.

EMPFANGEN (PHASE 3: OFFENBARUNG)

Nachdem du nun die Kunst der Hingabe verfeinert und einige verborgene Türen geöffnet hast, darfst du das, was sich dir anbietet, auch wirklich annehmen. Nimm an, was auf dich zukommt. Und wie bei der Hingabe kann auch dies erstaunlich schwierig sein.

Um empfangen zu können, solltest du ganz bewusst deine eigene Herzensgüte und die Empfindung der Liebe zulassen.

Vor den Wechseljahren hat sich unser Nervensystem an einen Seinszustand angepasst, der nur ein bestimmtes Maß an Liebe zuließ. Die Wechseljahre lösen diesen Grenzwert auf. Das vertraute System unserer gesamten Existenz wird aufgebrochen, um sich komplett neu auszurichten: mit mehr innerem Freiraum, erhöhter Sensibilität und emotionaler Belastbarkeit. Mit anderen Worten: erhöhter Empfangsbereitschaft.

Unser Nervensystem, unser emotionaler Körper, muss sich erst an die Erfahrung gewöhnen, neues Leben hereinströmen zu lassen. Achte mal darauf, wie es ist, gute Gefühle oder Komplimente von anderen einzulassen. Schaffst du es, sie wirklich in dich aufzunehmen? Kannst du dich an dem Guten erfreuen? Natürlich erfordert das die Fähigkeit, dich hinzugeben. Du gibst dich der Erfahrung hin, statt sie an dir abprallen zu lassen.

Genau in dieser tiefen Annahme findet die eigentliche Alchemie statt. Du lernst, deine eigene Güte zu sehen und anzunehmen, und erkennst dein wahres Selbst, das hinter all dem Kampf, der Selbstverurteilung und den Zweifeln verborgen war. Das ist der süßeste Nektar, den du je gekostet hast.

Um deine Empfangsbereitschaft vertiefen zu können, braucht es ein gewisses Maß an Mitgefühl und Vergebung dir selbst gegenüber. Das mag manchmal anstrengend sein, aber wir hoffen, dass der Glaube an dich selbst durch die Wechseljahre gefestigt wird und du all das Gute annehmen kannst, das sich dir zeigt.

PRÄSENT SEIN (PHASE 4: VISIONSSUCHE)

Präsenz ist deine Fähigkeit, ganz im gegenwärtigen Moment zu sein und dir deiner Lebenskraft und Entschlossenheit bewusst zu werden. Du hörst dir selbst intensiv zu, kommst dadurch in Kontakt mit dir und aktivierst ein tief in dir vorhandenes inneres Wissen.

Genau wie in der Pubertät und in der Schwangerschaft müssen wir lernen, die Veränderungen unseres Körpers anzunehmen. Anfangs mag sich dein Körper noch ungewohnt anfühlen, und vielleicht lehnst du ihn ab oder gehst auf innere Distanz zu ihm. Durch deine Präsenz und die Verbindung mit dir selbst wirst du aber immer vertrauter mit der biochemischen Transformation in deinem Körper und den Umstellungsprozessen deines vegetativen Nervensystems. Doch mit der Zeit kommst du immer besser damit klar und freundest dich mit deinem neuen Selbst an. Durch deine Präsenz öffnest du dich für den Entwicklungsprozess in dir – dazu gehören deine Visionen und Erkenntnisse, deine Berufung beziehungsweise dein weiterer Weg.

Je präsenter du dir und deinen Themen begegnest, desto tiefer wird die Verbindung mit dir selbst und mit deiner Berufung.

Bleibe weiterhin ganz präsent, um deinen Weg durch die Wirren der Wechseljahre zu finden. Präsenz führt dich zu einem erweiterten Bewusstsein, zu neuen Möglichkeiten und einem höheren Wissen. Doch dazu braucht es mehr Freiraum und Ruhe in deinem Alltag. Zu den wichtigsten Kennzeichen der Präsenz gehören Langsamkeit, das Wahrnehmen deines Atems und deiner Sinneserfahrungen sowie innere Einkehr und Besinnung auf die Stille in dir.

DEIN EIGENES TEMPO (PHASE 5: AUFBRUCH)

Nachdem du nun die vier oben genannten Fähigkeiten trainiert hast, bist du in der Lage, den Rhythmus und das Timing nicht nur deines Lebens, sondern eines höheren schöpferischen Auftrags zu bestimmen. Im großen Danach tanzt du nicht mehr ausschließlich nach der Pfeife deines Egos, sondern folgst der übergeordneten Agenda deiner Berufung.

Du richtest dein Tempo danach aus, was dein Nervensystem aushalten kann, und stellst fest, dass es völlig in Ordnung ist, einen Gang herunterzuschalten. Du orientierst dich an deinem Energiehaushalt und an deiner emotionalen Belastbarkeit, statt mit der Geschwindigkeit deines Verstandes Schritt halten zu wollen, der viel zu schnell ist und sich nur darum kümmert, welche Aufgabe als Nächstes ansteht. Du orientierst dich an einem höheren Timing, in dem du aufgehoben bist.

Deine Fähigkeit, deine Kräfte einzuteilen, erfordert Entschleunigung, und diese ist verankert in deinem Vermögen, auf das Gute in deinem Herzen zu vertrauen, trotz allem. Mit der Zeit wirst du feststellen, wie wichtig es ist, deinem eigenen Rhythmus zu folgen. Dein Nervensystem gibt jetzt den Takt vor, und das bedeutet für dich, Rücksicht auf deinen Körper zu nehmen, sonst schadest du dir unbewusst selbst.

Dein eigener Rhythmus schränkt dich nicht ein, sondern stellt die Verbindung zu deinem wahren Selbst her, und du erkennst, wie viel Kraft du dadurch im großen Danach gewinnst. Dein eigenes Tempo bewahrt dich davor, dich fremden Energien auszuliefern.

Mach dir diese Fähigkeiten des großen Danach immer wieder bewusst, denn sie könnten dir sonst schaden. Mehr Macht bedeutet mehr Verantwortung, und mehr Verantwortung erfordert mehr Ruhe. Je mehr du das Tempo drosselst, desto bewusster bist du, und desto achtsamer kannst du deine Entscheidungen treffen.

ABSCHLIESSENDE WORTE

Du hast jetzt einen Überblick über die fünf Phasen der Wechseljahre und die dazugehörigen fünf Fähigkeiten, die du brauchst, um die Herausforderungen der Wechseljahre in Weisheitskraft zu verwandeln. Jetzt tauchen wir etwas tiefer ein – wir beleuchten nacheinander jede einzelne Phase, schauen uns an, was du dabei jeweils erleben könntest und wie du damit umgehst, während du gleichzeitig die erforderlichen alchemistischen Fähigkeiten weiterentwickelst, um den Goldschatz der jeweiligen Phase zu heben.

Wir möchten nochmals betonen, dass jede Frau dabei ihre individuellen Erfahrungen macht, die wir im Rahmen dieses Buches nicht vollständig besprechen können. Je gestärkter, erholter und gefestigter du aber psychisch und physisch in die

Wechseljahre eintrittst, desto entspannter wirst du sie erleben und desto eher wird sich dieser Übergang als richtig und wichtig für dich erweisen. Denk daran, dass es dein Geburtsrecht ist, deine Wechseljahre als würdig und ermächtigend zu erleben. Lass uns gleich beginnen, dass das wahr wird!

KAPITEL 16

PHASE 1: VERRAT – WAGE DICH INS UNGEWISSE

Ziel: Begegne dem Verrat, stell dich deinen Schattenseiten und lass dein bisheriges Selbst los.
Selbstfürsorge: Sag Nein zur Welt und Ja zu deinen Bedürfnissen.
Initiationsaufgabe: Komm zur Ruhe und lass alles, was dein bisheriges Selbst ausmacht, los, ohne aber dich selbst, dein Umfeld und dein bisheriges Leben abzulehnen.
Alchemistische Fähigkeit: Die Spannung der Unwissenheit, des Unbehagens und der Unannehmlichkeiten aushalten.
Goldschatz: Sich im Unbekannten zurechtfinden. Erwachen (vor allem durch die Erkenntnis, was nicht zu dir gehört). Innere Expansion und Weite.

Diese erste Phase der Wechseljahre ist die wichtigste, und vielleicht trifft sie dich am schwersten. Manche empfinden ihre Begleiterscheinungen als äußerst heftig, andere dagegen nehmen sie kaum wahr. In dieser Phase lässt du dein bisheriges Selbst los, lässt all deine Gewohnheiten, Schutzmechanismen und Ablenkungen hinter dir und erkennst, was du bisher verdrängt hast oder was dir nicht bewusst war.

In dieser Phase geht es darum, alles, was jetzt in dir aufbricht, zuzulassen und zu spüren sowie in diesem Moment ganz und gar bei dir selbst zu sein. Bei dieser Aufgabe entrümpelst du alles

Alte, das nicht länger zu dir gehört. Du legst frei, was bisher unbeachtet in dir geschlummert hat, um es endlich anzusehen, zu bearbeiten und zu heilen. So entsteht in dir Freiraum für die neue Ordnung. Freiraum, um dein neues Selbst zu erkennen und willkommen zu heißen.

Die Initiationsaufgabe in dieser Phase besteht darin, dein bisheriges Ich loszulassen, ohne dich selbst, andere Menschen oder dein ganzes Leben wegzuwerfen (abzulehnen), weil du noch nicht weißt, was an seine Stelle tritt. Nun sollst du herausfinden, wie du den großen Verrat bewältigst und dich nicht davon unterkriegen lässt, sondern ihn als Chance nutzt, um dich radikal der Selbstakzeptanz und Selbstverantwortung zu öffnen.

Das ist keine leichte Aufgabe! Aber du kannst dich auf deine Belohnung freuen, denn der dunkle Ozean der Ungewissheit bringt dir Freiheit und Erfüllung und eröffnet dir die einzigartige Chance, eine tiefe Verbindung zu dir selbst und zum Leben einzugehen.

BLEIBE DIR SELBST TREU

Im Moment hast du aber wahrscheinlich das Gefühl, dass dir alles zu viel wird und du am liebsten alles hinschmeißen würdest, ohne genau zu wissen, wann du wieder in deinen Alltag zurückkehrst. Erinnerst du dich, dass du neulich noch das Haus abfackeln wolltest? Aber wahrscheinlich kannst du nicht einfach so aussteigen, entweder weil du nicht genug Geld hast, Verantwortung trägst, dich um Angehörige kümmerst oder Dinge erledigen musst, die einfach getan werden müssen.

Doch dein Bedürfnis, dir selbst etwas Gutes zu tun, ist so stark, dass du dir überlegen *musst,* wie du dir selbst gerecht werden und dir kleine Rückzugsmöglichkeiten schaffen kannst. So könntest du zum Beispiel die feste Absicht fassen, Wege zur Entschleunigung zu finden. Du wirst staunen, wie gut das klappt! Dazu brauchst du die Fähigkeit, dich zurückzunehmen, die du aus deinem Reiseplan durch die Wechseljahre kennst (siehe Kapitel 13), und du musst die Ansprüche an dich selbst und an andere herunterschrauben.

Beide Strategien erfordern, dass du dir selbst treu bleibst und dich auf deinen Wert besinnst. Denn alles hängt davon ab, ob du deine wahren Bedürfnisse auch wirklich erkennst und zu ihnen stehst. Verinnerliche deine Erkenntnis. Gib jetzt auf deine Weise eine offizielle Verpflichtung dir selbst gegenüber ab, auch wenn sie noch so schlicht sein mag. Wir meinen das wirklich ernst. *Genau jetzt!*

KRAFTVOLLE GEFÜHLE

Gefühle der Wut, Trauer und Verzweiflung sind in dieser Phase ganz normal und können ein Gradmesser für die Schockwirkung des Lichts sein, das in dein System eindringt. Du erwachst auf vielen Ebenen deines Seins, unabhängig davon, ob dein Alltagsbewusstsein all das überhaupt erfassen kann.

Dir wird klar, welch schwerwiegende Folgen es für dich hat, um die Erfahrung deines Menstruationszyklus als spirituellen Wegs und als Vorbereitung auf die Wechseljahre betrogen worden zu sein – was für ein Verrat, dass du das nicht erleben durftest.

Dir wird klar, welch schwerwiegende Folgen es für dich hat, dein ganzes Leben lang von patriarchalen und kapitalistischen Strukturen bestimmt worden zu sein. Wie oft du betrogen wurdest oder Kompromisse eingehen musstest, obwohl du eine überzeugte Feministin bist. Wie du dich selbst verleugnet oder behindert hast. Und so ging es uns allen!

Es ist, als hätte sich auf allen Ebenen deines Seins vieles aufgestaut, was sich nun zu einer gewaltigen Kraft extremer Gefühle zusammenballt.

»Ich bin in den letzten drei Jahren immer durchlässiger geworden und bin jetzt total wütend, mies drauf, traurig und durch den Wind. Ich wollte schon alles hinschmeißen und Antidepressiva nehmen, um das ganze Gefühlschaos in den Griff zu kriegen.«
MICHELLE

Der Schleier ist gefallen, und was du siehst, ist nicht schön. Der Kaiser hat wirklich keine neuen Kleider an. Natürlich hast du das schon immer geahnt, aber jetzt weißt du es und bist stinksauer. Deine Seele begehrt auf, ein Aufschrei aus deinem tiefsten Inneren, endlich alle Fesseln zu kappen, die dich bis jetzt gefangen hielten, um endlich dein wahres Wesen voll und ganz ausleben zu können.

Deine Initiation hat begonnen, und jetzt beginnt die wilde Fahrt. Deine heftigen, aufbrausenden Gefühle sind der Beweis dafür, dass dir so einiges klar geworden ist. Wahrscheinlich bräuchtest du jetzt angemessene Unterstützung, Verständnis und Wertschätzung, um mit diesen mächtigen Kräften in dir umzugehen. Es ist gut möglich, dass dir das alles viel zu viel wird.

DER MOMENT DES »TODES«

Du befindest dich in der dunkelsten Phase der Wechseljahre und hast beinahe das Gefühl, dein Leben sei vorbei. Die Identität, die du dir im Laufe der Jahre so sorgfältig erarbeitet hast, scheint keinen Wert mehr zu haben. Viel schlimmer noch: Es fühlt sich an, als sei sie komplett in sich zusammengekracht.

Für dein Alltagsbewusstsein ist das kaum zu ertragen. Doch der unsterbliche Teil von dir darf jetzt tief in deinem Innersten auf die Suche gehen. Du begibst dich auf eine Forschungs- und Entdeckungsreise zu dir selbst, wie du es noch nie zuvor getan hast.

Lass deine gewohnten Denkmuster (den Verstand) los, hör auf deine Gefühle und dein inneres Wissen (Intuition und Instinkt) und lass dich davon leiten.

Du kannst den nächsten Schritt nicht erzwingen. Er wird sich ergeben, sobald du es zulässt. Versuche erst gar nicht, irgendetwas zu erzwingen, damit blockierst du nur das sich entfaltende Geheimnis deiner selbst und deiner Heilung. Was du für sicher gehalten hast, ist dir genommen worden. Dein dir vorher so vertrauter Körper ist dir fremd geworden, und nichts ist mehr selbstverständlich. Das bedeutet aber nicht zwangsläufig, dass du mit zahlreichen Symptomen zu kämpfen haben wirst, sondern dass dein Körper jetzt besondere Aufmerksamkeit braucht.

Jetzt wird alles auf den Prüfstand gestellt: dein Aussehen, dein Selbstverständnis, deine Identität, deine Werte oder was dir wichtig erscheint, deine Beziehungen, deine Sexualität, die Möglichkeit, schwanger zu werden, dein Platz beziehungsweise deine Rolle innerhalb der Gesellschaft.

Jegliche Sicherheit verflüchtigt sich, und die letzten Reste der Unbesiegbarkeit deiner Jugend schwinden dahin. Und zu allem Elend wirst du auch noch von deinem Menstruationszyklus im Stich gelassen. Der dir so vertraute regelmäßige monatliche Rhythmus ist entweder schon verschwunden, oder er wird immer schwächer.

*»Ich musste und muss offen bleiben für diese Leere. Man betritt sie ganz allein – ohne Freund*in, Ehepartner*in oder Lover*in.«*
LAURA

Vor allem wenn du eine starke und positive Verbindung zu deinem Zyklus hattest, tut dieser Verlust weh. Oder du warst wirklich gern Mutter oder hast dir vielleicht sehnlichst Kinder gewünscht – diese Möglichkeit ist nun für immer vorbei. Natürlich wissen wir auch, dass für manche das Ende der Zyklusjahre nicht schnell genug kommen kann, weil sie sehr darunter gelitten haben. Das verstehen wir vollkommen.

Trotz aller Wechselfälle in ihrem Leben hatte Alexandra immer das Gefühl, dass sie von etwas Unsichtbarem gehalten und geleitet wurde. Doch dann eines Tages, wie aus heiterem Himmel, fühlte sie sich plötzlich davon im Stich gelassen. Dieser Moment dauerte nicht lange, aber er war prägend und hinterließ bleibenden Eindruck. Zwar hatte Alexandra in ihrem Leben schon so manchen Verrat erlebt und es geschafft, diese Erfahrungen in Gold zu verwandeln, aber dieser Moment des Verlassenwerdens verletzte sie wie kaum etwas anderes. Ihr wurde regelrecht der Boden unter den Füßen weggezogen. Das war der allerhöchste Verrat. In diesem Moment begriff sie, was ihr noch bevorstand, um an Reife zu gewinnen.

DER GEFAHR INS AUGE SEHEN

Die Phase des Verrats konfrontiert dich aufs Heftigste mit dir selbst, und es gibt nichts Vergleichbares, das dich dermaßen unsanft aufrüttelt. Das kann sehr schmerzhaft sein, und wahrscheinlich willst du diesen Schmerz möglichst schnell hinter dir lassen oder ihn betäuben. Du könntest dich aber auch darin suhlen und das Leiden auf diese Weise endlos fortsetzen.

Doch jetzt ist der Moment gekommen, in dem du es wagen solltest, dich der ganzen Bandbreite deiner Emotionen zu stellen und sie zu spüren – Trauer, Verzweiflung, Wut, Zorn, Rachegefühle, Reue, Verbitterung und Hoffnungslosigkeit –, damit sich etwas ändert. Diese Empfindungen brauchen Raum, denn durch sie wird deine Seele befreit, du wirst sensibilisiert und findest zu deinem wahren Ich. Und am Ende musst du dich von ganzem Herzen zu dem bekennen, wer du bist – mit all deinen Ecken und Kanten.

»Immer wenn ich mich selbst verleugne, findet ein Verrat statt, weil ich nicht das tue, was für mich richtig ist. Oder weil ich nicht meine innere Wahrheit ausspreche, nicht ehrlich bin und mich den Erwartungen anderer unterwerfe. Ich trage meinen Ehering nicht mehr. Ich habe ihn nur getragen, weil sich das so gehört, weil das Ritual schön ist und ich nicht wusste, was mein Mann oder andere denken würden, wenn ich ihn gleich wieder ablege. Aber die Wahrheit ist, dass das Ding an meinem Finger stört. In Wahrheit will ich heute nur noch mit mir selbst verheiratet sein. Seit ich den Ring nicht mehr trage, fühle ich mich richtiggehend befreit.«

MIRELLA

Du steckst gerade mitten drin im Gefühlschaos. Und möglicherweise kannst du dich auch gar nicht vernünftig mit dir selbst auseinandersetzen. Im Grunde ist dir sowieso alles sch…egal. Am liebsten würdest du allen und jedem den Stinkefinger zeigen. Aber, hey, witterst du nicht den Hauch von Freiheit? Vielleicht schaffst du es, das Ganze zu überstehen, ohne jeden vor den Kopf zu stoßen. Wir haben dir ja gesagt, dass das eine wilde Fahrt wird. Halt dich also gut fest.

DEIN LEBEN ENTRÜMPELN

Als Nisha in die Wechseljahre kam, fühlte sie sich zunächst sehr gut. Als Ayurveda-Praktizierende und Mutter von vier Kindern, die alle auf natürliche Weise zu Hause zur Welt gekommen waren, war sie stolz auf ihren starken Körper. Menstruationsbeschwerden hatten sie nie besonders gestört, und als ihr Zyklus für etwa vier bis sechs Monate aussetzte, fühlte sie sich wie im Paradies, da sie keine Wechseljahresbeschwerden hatte.

Doch dann kam alles anders. »Ich konnte meine eigenen Kompromisse und die in meiner Beziehung nicht mehr ertragen«, sagt sie. »Das war eine sehr schwierige Zeit; ich wusste zwar, dass ich mich nur noch auf meine negativen Eigenschaften und die meines Mannes konzentrierte, aber ich konnte einfach nicht anders.«

Wie so viele andere hatte auch Nisha ihren »Die Hütte brennt«-Moment. So wie sie wirst auch du dich von Dingen trennen wollen, die dich nicht mehr ansprechen. Und glaube uns: Da bleibt nicht wirklich viel übrig. Deine Seele will den ganzen Ballast aus Rollen, Beziehungen, Gewohnheiten, Kränkungen und Verletzungen nicht länger herumschleppen, denn er hindert dich daran, dich voll und ganz zu entfalten – nämlich zu deiner Berufung.

Alles steht jetzt zur Disposition, wird überprüft und neu bewertet. Die Macht des Neins ist stark, und wie ein mächtiges Schwert schneidet es heraus, was nicht mehr gebraucht wird.

Allerdings musst du diese Macht mit Bedacht einsetzen, doch in dieser Phase der Wechseljahre fehlt es angesichts deiner Unbeherrschtheit leider an Umsicht. Vielleicht nimmst du dir gerade jeden einzelnen Baustein deines Lebens vor, prüfst ihn auf Herz und Nieren, und was nicht auf Anhieb deinen Anforderungen entspricht, fliegt raus. Du bist auf der Mission deiner Selbstfindung, und dafür musst du in dich hineinhören, um den Ruf deiner Seele zu vernehmen. Solltest du ihn nicht verstehen, könntest du dich wie gestrandet in einer trostlosen Einöde fühlen.

> *»Die letzten drei Jahre waren geprägt von den magischen Erfahrungen des Verrats: von trostloser, freudloser Verzweiflung bis hin zu der Aussage, dass ich meinen Mann verlassen muss (was ich dann doch nicht fertigbrachte). Und zwischendurch habe ich alles aussortiert und rausgeschmissen, was mich an meiner Arbeit, meinen Beziehungen, meinen Aktivitäten und meinen Lebensentscheidungen gestört hat.«*
>
> PIPPA

Nisha bedauert heute, dass sie ihre Ehe beendet hat. Im Nachhinein ist ihr klar geworden, dass ihr Partner ein guter Mann war und dass sie vielleicht anders gehandelt hätte, wenn sie über diesen »Die Hütte brennt«-Moment Bescheid gewusst hätte.

FLIPP RUHIG MAL AUS!

Aber selbst wenn du vorgewarnt bist, kannst du ein Verhalten an den Tag legen, das du später ganz sicher bereust. Trotzdem sollst du wissen, dass die Phase, in der du erkennst, was in deinem Leben alles schlecht läuft, ein heiliger Prozess ist, auch wenn du das gerade ganz anders empfindest. Du musst ihn als notwendigen Schritt in deiner großen Initiation würdigen und bewusst durchlaufen.

Falls du am liebsten mordend und brandschatzend durch die Gegend rennen würdest, dann entwickle ein Ritual für dieses Gefühl. Suche dir Verbündete. Freund*innen, die dich verstehen, die dich nicht verurteilen und denen du dein Geschrei über den ganzen »Scheiß« und darüber, dass »nichts klappt und keinen juckt's«, um die Ohren hauen kannst und die dich liebevoll auf den Boden der Tatsachen zurückholen, wenn es nötig ist.

> *»Ich habe es geschafft. Ich habe sogar davon geträumt, dass das Haus abbrennt und ich in aller Ruhe reingehe, drei Gegenstände aus einer Schublade nehme und dann wieder rausspaziere, ohne zu verbrennen. Ich habe meinen Job gekündigt. Jetzt habe ich keinen Job mehr, abgesehen von der Möglichkeit eines Null-Stunden-Vertrags. Ich denke, das wird schon alles gut gehen.«*
>
> VICKY

Es ist so verdammt befreiend, einfach mal auszuflippen. Aber zu deiner eigenen Sicherheit und im Interesse deiner Liebsten solltest du das in einem geschützten Rahmen oder während eines

Rituals tun. Suche dir Begleiter*innen für die Wechseljahre oder das große Danach. Frauen und Menschen mit Zyklus, die in den Wechseljahren sind oder sie hinter sich haben, sind so ziemlich die Einzigen, die dich verstehen, deine Wut respektieren und dir eine Sicht der Dinge bieten, die du annehmen kannst.

AUSGELIEFERT SEIN

Beim Entrümpeln legst du die Schichten deiner schützenden Panzerung ab und setzt dich der rauen Wirklichkeit deines Selbst aus. Dabei wirst du wie nie zuvor mit deiner Schattenseite konfrontiert und merkst dabei ironischerweise gleichzeitig, wie perfekt du bist.

Du bist schutzlos preisgegeben, stehst mit einem Bein in der Hölle – der Schattenseite – und mit dem anderen im Himmel, durchlässig für das Göttliche. Das sind die perfekten Voraussetzungen, um endlich deinen inneren Tempel zu betreten und dich selbst zum ersten Mal richtig kennenzulernen. Doch vorher steht die Reise durch die dunkle Seite deines Wesens an, um eine gründliche Bestandsaufnahme, Bewertung und entsprechende Korrekturen vorzunehmen.

> *»Meine Seele möchte aufschreien angesichts dieser schrecklichen und furchteinflößenden Erregung dieser Ekstase … Ich sehne mich nach Verbindung und Ruhe, in Wirklichkeit lechze ich direkt nach Verbindung und Nähe. Ich lechze nach mir selbst für mich selbst. Meine Güte, wie konnte ich das nur vergessen? Habe ich es überhaupt jemals gewusst?«*
>
> Pat

In der Phase des Verrats geht es hauptsächlich um das Erleben der Schattenseite, die aber hoffentlich durch eine Portion Möglichkeiten, Einsichten, Spannung und Euphorie abgemildert wird. Für manche ist das eine vernichtende Erfahrung, für andere wiederum eine eher sanfte Angelegenheit. So ging es auch Avril in einer kurzen, aber heftigen Phase, in der ihr gesamtes Leben auf den Kopf gestellt wurde.

»Ich hatte das schmerzliche Gefühl, nicht dazuzugehören und von meiner Familie, einschließlich meiner geliebten Geschwister, nicht verstanden zu werden«, erinnert sie sich. »Aber am allermeisten haben mir die alltäglichen Probleme zu schaffen gemacht, die ich als besonders hart und schmerzhaft empfand. Dazu gehörte zum Beispiel, dass ich den Liebeskummer eines meiner Kinder durchlitt, als ob ich davon betroffen wäre, und den Schmerz, die Ablehnung und die Einsamkeit meiner eigenen ersten Liebeserfahrungen erneut erlebte.«

Die meiste Zeit kam Avril irgendwie klar, doch eines Morgens holte sie der ganze Stress ein. »Ich fühlte mich wie blockiert, ungerecht behandelt, verlassen, ausgelaugt und am Ende meiner Kräfte«, erzählt sie. Sie spürte ihre innere Anspannung und reagierte darauf mit einem plötzlich einsetzenden schmerzhaften Muskelkrampf.

STOSSE DEINE »GÖTTER« VOM SOCKEL

Zu den sicheren Anzeichen dafür, dass du dich mit deinem Unterbewusstsein auseinandersetzt, gehört, dass du Menschen oder Organisationen nicht länger vertraust oder respektierst, von denen du bisher überzeugt warst oder in die du viel emotionale Energie und Zeit investiert hast.

Es ist fast unvermeidlich, dass du sie irgendwann ein wenig idealisiert oder Verantwortung von deinem Bereich an andere übertragen hast. Das ist das übliche Restrisiko von Vertrauen. Das Vertrauen, das wir in unsere Beziehungen, unsere Erzieher*innen, unsere Arbeitgeber, unsere religiösen oder spirituellen Lehrer*innen und in unsere Regierung setzen. Ohne ein gewisses Maß an Vertrauen geht es nun mal nicht, doch manchmal verlieren wir uns in blindem Vertrauen.

Doch aus deiner jetzigen Position des Ausgeliefertseins heraus kannst du erkennen, dass die anderen auch nur Menschen sind und Fehler machen. Vielleicht bist du enttäuscht und verletzt. Oder, noch schlimmer, du fühlst dich betrogen, vor allem wenn du viel Energie und Vertrauen in einen oder eine bestimmte*n Lehrer*in oder in eine Organisation gesteckt hast.

Wenn du sehr religiös oder spirituell bist, fühlst du dich vielleicht auch von allen Göttinnen, Göttern oder von Gott verlassen. So ging es auch Alexandra: Sie fühlte sich regelrecht im Stich gelassen, als die liebevolle Präsenz, die sie seit der Zeit ihrer ersten Blutung begleitet hatte, sich plötzlich zurückzog und ihr alles sinnlos erschien. Kurz gesagt, dein Glaube an so ziemlich alles kann auf die Probe gestellt werden – von irdischen bis hin zu spirituellen Werten.

Aber du solltest das Kind nicht mit dem Bade ausschütten! Vielleicht lehnst du nun alles ab oder beschimpfst dich selbst dafür, weil du so leichtgläubig warst und dich hast täuschen lassen. Aber es gehört nun mal zum Reifeprozess, Verantwortung für die eigenen Entscheidungen zu übernehmen, zu akzeptieren, dass nichts und niemand perfekt ist, und zu vergeben, wo immer das möglich ist. Auch Alexandra musste einsehen, dass sie ihre unreife und beinahe naive Beziehung zum Göttlichen – fast wie ein Kind, das sich an der Hand seiner Eltern festhält – weiterentwickeln musste.

Du befindest dich in einer schwierigen Situation. Du kannst den lebensverneinenden Weg einschlagen – ganz nach dem Motto »Jetzt ist sowieso alles egal« – oder dich auf den Moment einlassen, ihn als das Erwachen begreifen, das er ist, und dich dafür entscheiden, ihn zu bewältigen, so unvollkommen das auch sein mag.

Manche erleben diesen Moment als sehr intensiv. Für andere ist er eher schwach ausgeprägt, mit nur geringer Intensität, aber nicht weniger wirkungsvoll. In der Phase des Verrats stehst du sozusagen an einer Kreuzung und überlegst, welchen Weg du einschlagen sollst – entweder siehst du alles negativ oder als Zeichen des Erwachens und deiner Entwicklung. Wenn du diese Phase sehr intensiv erlebst und es dir schwerfällt, dein Leben zu entschleunigen, dann suche dir Unterstützung.

Medizin für die Wechseljahre

Keine Frage, der »Jetzt ist sowieso alles egal«-Weg wird sofort seine verführerische Wirkung entfalten. Lass es richtig krachen. Lautes Brüllen gehört auch dazu – wir vermuten ja, dass das etwas sehr Archetypisches ist –, aber bitte verhalte dich so, dass du dich danach nicht verletzt oder blamiert fühlst. Denk immer daran: Das ist eine Initiation. Schreibe deine Wut und deinen Ärger ungeschönt in ein Tagebuch. Lass alles raus. Du kannst das Tagebuch später verbrennen, um zu feiern, dass du die Initiation in die Wechseljahre geschafft hast und als Siegerin daraus hervorgegangen bist.

> *»Meine Phase des Verrats dauerte mindestens ein Jahr. Sie war extrem chaotisch, aufwühlend, nervenaufreibend und hat mich oft umgehauen (oder ins Bett gezwungen). Am hilfreichsten war die große Unterstützung, die ich bekam. Ich kann es gar nicht oft genug betonen: Hol dir so viel Unterstützung, wie du brauchst, und verdopple sie noch.«*
>
> STEPHANIE

Du musst in diesem Moment gar nichts entscheiden. Im Gegenteil: Es geht überhaupt nicht darum, dass du – beziehungsweise dein Alltagsverstand – irgendetwas entscheiden muss, sondern dass sich dank deiner freundlichen Aufmerksamkeit und deines Respekts für deine Gefühle Lösungen, Verständnis und Erkenntnisse einstellen. In gewisser Weise sind die Gefühle ein Teil der »Medizin«, die dir durch die Wechseljahre hilft. Du sollst deine Gefühle nicht kontrollieren – sie also nicht verleugnen oder ihnen irgendeinen Sinn geben, sondern darauf vertrauen, dass sie wichtig sind. Die Wirkung dieser Medizin besteht darin, dir die nötige Sicherheit zu verleihen, deine Gefühle zuzulassen und sie auszudrücken. Vergiss nicht, dass es völlig ausreichend ist, die Spannung zu halten.

ENDE EINER (PERSÖNLICHEN) GESCHICHTE

Hinter einigen dieser heftigen Gefühle können unverarbeitete, ungeheilte oder vernachlässigte Anteile liegen. Die treten während der Wechseljahre ganz natürlich in Erscheinung. Wenn du zum Beispiel in jungen Jahren missbraucht oder misshandelt wurdest oder ein Trauma erlitten hast, können dich die Folgen dieser früheren Verletzungen stark belasten, auch wenn du damit jahrelang scheinbar gut zurechtgekommen bist. Auch eine Depression oder andere psychische Probleme können sich nun zeigen.

Vielleicht hast du diese Dinge schon früher aufgearbeitet (ruf dir noch einmal in Erinnerung, dass die Vierzigerjahre sich besonders dafür eignen). Lass dich deshalb nicht entmutigen durch die Tatsache, dass du jetzt wieder damit konfrontiert wirst. In sehr aufwühlenden Situationen, etwa bei einem Verlust oder einer tiefgreifenden Veränderung, können alte Wunden wieder aufbrechen.

> *»All die Verletzungen, von denen ich dachte, dass ich sie längst überwunden hätte, sind wieder da … ich kann mich nur hingeben und sie zulassen … Die Roadmap [die fünf Phasen der*

Wechseljahre] hat mir Mut gemacht, hat mir gezeigt, dass ich nicht allein bin, und mich auf das Terrain, das zu erwartende Wetter und die Vorkehrungen, die ich treffen muss, vorbereitet.«
HELEN

Alexandra erinnert sich an eine Frau, die schlagartig von der Erinnerung eingeholt wurde, als Kind zur Adoption freigegeben worden zu sein. Sie hatte das Glück, dass ihr Leben trotz dieser frühen Verletzung gut verlief und sie später eine liebevolle Ehe und Kinder hatte und beruflich erfolgreich war. In den Wechseljahren ging es ihr gut, doch die alte Wunde machte ihr kurzzeitig schwer zu schaffen. Das war aber kein Problem, sondern eher ein äußerst empfindlicher Moment, der letztlich zu einer tieferen Verbindung mit ihr selbst führte.

Deine verlorenen oder ungeheilten Anteile müssen gesehen und befriedet werden, damit du die Freiheit des großen Danach erlangst. Und das macht einen Großteil deiner Reise durch die Wechseljahre aus.

Julie erzählte ihre bewegende Geschichte in einem unserer Workshops. Zwischen ihrem 15. und 17. Lebensjahr geriet sie unter die Kontrolle eines älteren Mannes, der sie sexuell und körperlich missbrauchte, wodurch ihr Leben zerstört wurde. Noch mehr Gewalt erlebte sie in der nachfolgenden Beziehung, doch nach vier Jahren gelang es ihr glücklicherweise, sich zu befreien. Den einzigen Lichtblick im qualvollen Dasein der damals jungen Frau bildeten ihre beiden Söhne, die sie abgöttisch liebte.

Während ihres gesamten Erwachsenenlebens litt sie unter lähmenden Ängsten und Depressionen, auch als sie schließlich einen sehr liebevollen Mann kennenlernte, mit dem sie heute zusammenlebt. Mit Anfang vierzig suchte sie eine Beratungsstelle auf, entdeckte Yoga, gab den Alkohol auf und stellte ihre Ernährung um.

Doch sie war emotional weiterhin sehr labil. Mit Ende vierzig, kurz nachdem ihr Vater verstorben war, begann eine neue Phase der Veränderung, und wie sich herausstellte, stand sie kurz vor den Wechseljahren.

Julia erzählt: »Als ich auf meine Kindheit, meine Teenagerjahre und meine frühen Zwanziger zurückschaute, wurde mir zum ersten Mal voll bewusst, wie wütend, verletzt und verängstigt ich damals war. Ich begriff, dass mein ganzes Erwachsenenleben davon bestimmt war. So wollte ich nicht weitermachen. Ich wollte endlich frei und glücklich sein und mich geborgen fühlen.

Kurze Zeit später blieb meine Periode aus. Da wusste ich noch nicht, dass die Wahrheit in mir ans Licht drängte. Ich überlegte nur ein paar Stunden (ja, so schnell kann es in den Wechseljahren gehen), und als meine Familie nicht zu Hause war, rief ich die Polizei an, um den Mann anzuzeigen, der mich als junges Mädchen missbraucht hatte. Zum ersten Mal hatte ich das Gefühl, dass mir jemand zuhört. Ja, mir war Unrecht geschehen. Endlich konnte ich meine Geschichte erzählen, ohne verurteilt zu werden, ohne Schuldzuweisungen und ohne mich schämen zu müssen. Denn genau das hatte ich immer empfunden.«

Alles, was unter den alltäglichen Aufgaben verschüttet liegt oder was einfach zu belastend ist, um es zu verarbeiten, zeigt sich während der Wechseljahre erstaunlich deutlich und verlangt eindringlich und zwingend nach Aufarbeitung. Als ob eine andere Kraft in dir die Führung übernimmt und dich dazu drängt, die eitrige Wunde zu heilen.

LERNE DEINE INNERE KRITIKERIN KENNEN

Je mehr du dich mit dir selbst und deinem bisherigen Leben auseinandersetzt, desto deutlicher wird dir eine innere kritische Stimme bewusst. Die bereits erwähnte innere Kritikerin hat dir schon oft Gefühle der Scham und des Selbstzweifels bereitet, weshalb du ihr vielleicht am liebsten aus dem Weg gegangen bist. Aber jetzt ist der Augenblick gekommen, sich dieser inneren Gestalt voll und ganz zu stellen.

Für den Anfang reicht es aus, dir dieser inneren Stimme bewusster zu werden, sie zu benennen und ihr stabiler und widerstandsfähiger zu begegnen. Das ist der erste Schritt, und der hat es in sich. Je mehr du dir deiner inneren Kritikerin bewusst wirst, desto besser hörst du, was sie dir zu sagen hat.

In dem, was sie sagt, steckt ein Körnchen Wahrheit. Schließlich ist sie ein scharfsinniger und kluger Teil von dir, den du nicht ablehnen solltest. Bedenke aber bitte, dass der Großteil ihrer Aussagen höchst toxisch ist. Erwarte kein Lob für das, was du erreicht hast, oder dafür, was für ein Mensch du bist.

Es ist Teil deiner Initiation, deinen ganzen Mut zusammenzunehmen, um deiner inneren Kritikerin gegenüberzutreten und ihr ins Gesicht zu schauen. Ganz ehrlich: Du hast sowieso keine andere Wahl. Auch auf die Gefahr hin, dass wir gar zu dramatisch klingen: In gewisser Weise ist diese Begegnung so etwas wie ein Kampf auf Leben und Tod. Denn du musst dich entscheiden, ob du trotz aller Selbstkritik für dich einstehst (das ist die Seite des Lebens) oder ob du vor den Sprüchen deiner inneren Kritikerin und den Erwartungen der anderen, wie du gefälligst zu sein hast, was du denken oder tun sollst, kapitulierst (das ist die Seite des Todes).

Für dich einzustehen heißt, die Wahrheit in den Worten der inneren Kritikerin zu akzeptieren, aber gleichzeitig auch allen unwahren, unfairen oder einfach nur verrückten Botschaften klare Grenzen aufzuzeigen.

Auch wenn das schwierig sein kann, gewinnst du dadurch an Größe, Selbstachtung und irgendwie auch an Lebendigkeit – und wir wagen sogar zu behaupten, dass du ein bisschen stolz auf dich bist. Manchmal gewinnt die Kritikerin, und dann humpelst du vom Schlachtfeld, um deine Wunden zu lecken. Dann kommt es wieder zu einer Pattsituation (die Kritikerin ist erbarmungslos und gibt nicht nach), und ein anderes Mal spürst du deine neu gewonnene innere Kraft und Stärke.

Wir möchten dich an diese großartige »Jetzt ist sowieso alles egal«-Energie erinnern. Nie ist sie nützlicher, als wenn deine innere Kritikerin wieder mal zum Rundumschlag ausholt. Nutze sie und schrei laut: »Wen juckt's schon, dass ich in der Prüfung durchgefallen bin, dass ich eine Bauchlandung nach der anderen in Beziehungen hinlege und überhaupt in allem.« Denn in den Augen deiner inneren Kritikerin wirst du es in Wahrheit sowieso nie zu was bringen, egal wie gut du deine Sache machst.

Und nun brüllst du sie an: »Aber ich bin trotzdem noch da. Ich lebe. Ja, ich habe einige Dinge falsch gemacht, sehr falsch (oh, wie peinlich), aber ich bin aufgestanden und habe es noch mal versucht. Okay, das stimmt vielleicht nicht ganz ... aber wenigstens sag ich dir jetzt mal die Wahrheit, und das hätte ich schon vor Jahren tun sollen: Deine Maßstäbe sind unerreichbar. Außerdem habe ich ganz schön viel geschafft. Von dir lasse ich mich nicht mehr runtermachen. Ich bin in Ordnung. Ich bin gut genug.«

Nach diesem Anpfiff fühlst du dich einfach gut. Vielleicht fühlst du dich auch ein wenig dünnhäutig, verletzlich und angeschlagen. Vielleicht kriegst du später auch noch eins drüber von deiner Kritikerin, denn sie ist gnadenlos und läutet die nächste Runde ein. Aber diese Begegnung hat dich verändert. Und diese Veränderung nimmt zu. Du traust dich, endlich wieder für dich selbst einzutreten und das Gute in dir immer deutlicher zu erkennen.

Mach dir deine Schattenseite bewusst

Die Auseinandersetzung mit deiner inneren Kritikerin bleibt ein Dauerprojekt, denn sie spielt eine wichtige Rolle bei der

Entwicklung deiner Weisheitskraft, ob du es glaubst oder nicht. Deshalb kannst du eigentlich nicht auf sie verzichten. Doch in den Wechseljahren entwickelst du die Kraft, ihr die Stirn zu bieten und ihr die Rolle zuzuweisen, die ihr zusteht: Trotz all ihrer Provokationen ist sie eine kreative Partnerin, jagt dir aber keine Schamgefühle mehr ein. Im nächsten Kapitel über die Phase der Erneuerung gehen wir näher darauf ein, wie du deiner inneren Kritikerin aus einer Position der Stärke heraus begegnen und wie du üben kannst, ihr standzuhalten.

Alexandra erinnert sich noch gut daran, wie unangenehm und demütigend es sich anfühlte, als sie zum ersten Mal ihre Schattenseite so richtig erkannte. Aber das Verrückte daran ist, dass sich das als Befreiung herausstellte.

Die Konfrontation mit deiner inneren Kritikerin, deiner Schattenseite, verlangt Mut, aber sie setzt auch eine Menge Energie frei, und das ist sehr erleichternd. Es kostet viel Energie, »gut« zu sein und »es richtig zu machen« – womit gemeint ist, Maßstäbe anderer Leute zu erfüllen, die vielleicht gar nicht deine eigenen sind. Sobald du dich von diesen Fesseln befreist, fühlst du dich wohler in deiner eigenen Haut. Nichts ist so befreiend wie das.

> *»Ich weiß noch, wie ich meinen Blick von diesem Leben, das mir nicht mehr diente, auf einen Ort richtete, der mich rief … er kam mir erst wild, gefährlich und beängstigend vor, aber er stellte sich mit der Zeit als Ort der Freiheit, Selbstständigkeit und Unabhängigkeit heraus. In kleinen Schritten begann ich, mich um mich selbst zu kümmern.«*
>
> LUCIANA

Kirsty nahm es eines Tages mit einem echten Kritiker auf: ihrem Chef. Sie schämte sich in Grund und Boden, als er sie wegen ihres »inakzeptablen Verhaltens« anbrüllte. »Ich spürte, wie dieses Gefühl in mir aufstieg, ich wurde rot, zitterte am ganzen Körper, und mein inneres Kind wollte schon die Flucht ergreifen«, erinnert sie sich. »Aber dann hielt ich mich an etwas fest … in meiner Vorstellung stand da eine beeindruckende, große und stabile Wesenheit, wie eine alte Eiche. Das war die weise Person in mir. Meine innere Stärke.«

In diesem Augenblick fand Kirsty die Kraft, auf ihren Chef zuzugehen und ihm bezüglich ihres Fehlers recht zu geben. Trotzdem konnte sie auch für sich selbst eintreten und entgegnete seiner Kritik: »Das ist doch nur ein kleiner Teil meiner Leistungen. Was ist mit meinen Stärken? Ich bin zuverlässig und pünktlich. Ich arbeite viel, und obwohl ich manches als anstrengend empfinde, komme ich jeden Tag zur Arbeit und hinterlasse alles ordentlich, wenn ich nach Hause gehe.«

Wie es sich für einen Kritiker gehört, blieb ihr Chef hart, aber Kirsty fühlte sich ruhig und auf sanfte Weise stark. »Ich konnte richtiggehend spüren, wie neue emotionale Bahnen und Strukturen entstanden«, sagt sie. »Ich habe meine alten Verhaltensmuster verändert und neue entwickelt.«

Auch du verfügst über kämpferischen Mut, um dich in den Wechseljahren durchzusetzen. Stell dich dieser Kritik, denn damit stellst du dich den subtilen und direkten Methoden, mit denen die Gesellschaft Frauen manipuliert; all den Methoden, mit denen die für dich verantwortlichen Menschen deiner Kindheit dich missachtet haben; und all den Methoden, mit denen du die undankbare Aufgabe übernommen hast, dich selbst bloßzustellen, damit die Gesellschaft diese Aufgabe los ist. Aber jetzt sagst du: »Nein, das ist aus und vorbei!«

VERRATE DICH NICHT SELBST

Die Phase des Verrats ist der wohl anstrengendste Teil der Initiation in die Wechseljahre. Während du vielleicht den Verrat anderer verkraftest oder dich von ihm erholst, besteht die ultimative Prüfung darin, dich nicht selbst zu verraten, indem du dich immer wieder selbst verurteilst. Oder wie es der Psychologe James Hillman nennt: »deinen eigenen Stern verspotten«.

Wir wissen, dass das eine große Aufgabe ist, die dich vielleicht ein bisschen überfordert. Mach langsam und sei in diesen Momenten besonders liebevoll zu dir selbst. Atme. Mach dir klar, dass dies der nächste Schritt in deiner Entwicklung ist. Und gib dir die Erlaubnis, dir für diese Arbeit Zeit zu nehmen, denn sie braucht Zeit. Egal wie unvollständig sie sein mag, tu sie trotzdem.

Nichts fordert dich so sehr heraus, erwachsen zu werden und Verantwortung für dein Leben zu übernehmen wie deine Kritikerin. Stell dich jedoch dieser Aufgabe, und du wirst feststellen, dass die Kräfte der Liebe in dir erwachen.

Anfangs wird es allerdings nicht so einfach sein. Deine Kritikerin in ihrer ganzen Pracht verlangt von dir, dass du dich deinen Misserfolgen, deinen Patzern, deiner Arroganz, Dummheit und Ignoranz stellst. Uns ist klar, dass das kein schönes Szenario ist – du stehst verletzlich und allein deiner Widersacherin gegenüber. Aber du darfst nicht klein beigeben, denn das ist der Schlüssel zu deiner Initiation.

Alexandra erinnert sich nur zu gut an diese Zeit. Es fiel ihr schwer, sich über ihre Erfolge zu freuen oder sie wertzuschätzen. Ihrer inneren Kritikerin war herzlich egal, was Alexandra bisher geleistet hatte, sondern hielt es für ganz und gar substanzlos. Die innere Kritikerin liebt es, wenn du nach außen hin erfolgreich wirkst, ganz egal, wie beschissen es dir in Wirklichkeit geht. Nur die Fassade zählt.

AUF MESSERS SCHNEIDE

Jetzt kommt also ein entscheidender und gefährlicher Moment. Lässt du dich von dieser inneren Gestalt unterkriegen und zerfleischen? Oder wagst du es, sie infrage zu stellen, ihre Schwarz-Weiß-Sichtweise und ihre Fixierung auf Erfolg und Misserfolg in Zweifel zu ziehen? Gibst du dich auf – das heißt, verrätst du dich wieder mal selbst –, oder behauptest du dich endlich?

Die Antwort auf diese Frage hängt von deiner psychischen Stabilität ab. Wer im Laufe seines Lebens ständig mit großen Herausforderungen zu kämpfen hatte oder unvorstellbar Schweres erlebt hat, ist in den Wechseljahren vielleicht so erschöpft und ausgepowert, dass einfach keine Ressourcen mehr vorhanden sind. Manche Frauen und Menschen mit Zyklus haben es jahrelang nicht gewagt, zu sich selbst zu stehen, sind dadurch am Ende ihrer Kräfte und sehen in den Wechseljahren eine kaum zu ertragende Belastung für ihre Seele.

Wir finden es beunruhigend, dass Suizidgedanken in dieser Lebensphase keine Seltenheit sind. Und noch alarmierender ist die Tatsache, dass die Zahl der Frauen zwischen 45 und 55 Jahren, die Selbstmord begehen, ständig steigt.[13] Der »Todesmoment« der Wechseljahre, in dem unser Ego zerbricht, wird wörtlich genommen. Es ist ein Armutszeugnis für unsere heutige Zeit, dass die Wechseljahre nicht richtig verstanden werden, dass die Betroffenen nicht die Unterstützung und Therapie bekommen, die sie brauchen, und dass man als ältere Frau wenig Anerkennung und Respekt erfährt. Deshalb fühlen sich manche schlichtweg überfordert.

Bitte wende dich an eine Beratungsstelle, wenn es dir auch so geht. Dir wird umgehend geholfen bei der Suizidprävention der Telefonseelsorge. Du findest die Telefonnummer und weitere Informationen unter https://www.telefonseelsorge.de/suizidpraevention/.

Wir sind uns bewusst, dass unsere Botschaft ziemlich harter Tobak ist. Auch wenn die meisten Frauen die Wechseljahre nicht gerade als angenehm erleben, erfahren sie doch Rückhalt und haben genügend Selbstbewusstsein, um mit der Zeit damit fertigzuwerden. Wir möchten das Thema Suizid trotzdem ansprechen, weil wir herzzerreißende Geschichten von Personen gehört haben, die sich das Leben genommen haben. Geschichten, die wir aus Gründen des Datenschutzes nicht teilen können. Aber wir glauben, dass solche Tragödien verhindert werden könnten, wenn die Wechseljahre mehr respektiert würden, mehr Verständnis für die Herausforderungen dieser Lebensphase vorhanden wäre und die entsprechenden Mittel bereitgestellt würden.

Zusammenfassung: Verrat – Wachstum zur Komplexität

- Der Weg zu tiefer Zugehörigkeit – der Goldschatz deiner Reise durch die Wechseljahre – führt durch den Orkan des Verrats.
- Verrat ist die finsterste Stunde, doch die Dunkelheit birgt neues Leben in sich – das Licht deiner wahren Persönlichkeit. Um dich in diesem Licht zu sonnen, es zu erfassen und zu erhalten, musst du einen Weg finden, Nein zu der Welt und Ja zu dir selbst zu sagen.
- Du bist jetzt am schutzlosesten und offen für das Leben, für das Licht. Aber um zu diesem Licht zu gelangen, musst du erst einmal den Schatten durchqueren. Das ist die wohl am stärksten spirituell aufgeladene Phase der Initiation. Du magst einen Blick auf deine Freiheit werfen, dich ekstatisch und lebendig fühlen und dich mit etwas Höherem verbinden. Doch weil du jetzt so sensibel bist und unbekanntes Terrain erkundest, kann es sein, dass du am Ende abstürzt, ausbrennst und in tiefster Finsternis versinkst.
- Deine Aufgabe lautet, die Spannung der Unwissenheit auszuhalten – denn im Moment stehst du vor dem großen Unbekannten. Dass Wissen, das du suchst, findest du nicht in deinem Alltagsbewusstsein; es entsteht, indem du die Spannung hältst, dich dem Unbekannten stellst, damit etwas Neues, Tieferes entstehen kann. Dadurch entwickelst du wahre psychische Kraft. Wir bezeichnen diesen Prozess als »Alchemie«, weil durch deine Fähigkeit, die Spannung zu halten, neues Wissen entsteht – zu einem Zeitpunkt, den du nicht bestimmen kannst.
- Der Goldschatz, den du in der Auseinandersetzung mit dem Verrat entdecken kannst, besteht im Gefühl der Stabilität im Unbekannten, in potenzieller Befreiung und mehr innerer Weite. Du hast den Grundstein für einen ganz neuen Dialog mit dir selbst gelegt.

Bevor du weiterliest

Hör in dich hinein: Leg eine Pause ein, atme durch und nimm wahr, wie du dich fühlst. Solltest du dich unwohl oder bedrückt fühlen, nimm dir jetzt Zeit, einfach still zu sitzen, nichts zu tun, deine Gedanken schweifen zu lassen und zur Ruhe zu kommen. Oder du setzt dich damit in deinem Tagebuch auseinander. Tu alles, was dir hilft, dein inneres Gleichgewicht zu finden, bevor du weiterliest.

Handle: Solltest du noch nicht in den Wechseljahren sein, hast aber bereits einen Verrat in deinem Leben erlebt und leidest immer noch darunter, dann nimm dir Zeit, um dich mit diesem Thema auseinanderzusetzen. Das hilft dir, die Phase des Verrats mit mehr Selbstvertrauen und Würde zu bewältigen.

KAPITEL 17

PHASE 2: ERNEUERUNG – ÜBE DICH IM NICHTSTUN

Ziel: Heilung, Versöhnung mit deiner Geschichte, Erneuerung von Körper, Geist und Seele.
Selbstfürsorge: Ruh dich aus.
Initiationsaufgabe: Erde dich in dir selbst und erfahre dich jenseits aller Rollen und Funktionen, die du innehast.
Alchemistische Fähigkeit: Hingabe, tiefes Loslassen.
Goldschatz: in dir selbst ruhen, dich in deinem Körper zu Hause fühlen, ganz im gegenwärtigen Moment sein.

Willkommen in der Phase der Erneuerung – einer Zeit, in der du dich nicht mehr dauernd antreibst und unter Druck setzt. Jetzt erlaubst du dem Innersten deiner Seele, sich auszuruhen und herunterzufahren. In der archetypischen Zeit der Erneuerung überdenkst du deine bisherige Form der Selbstfürsorge und entwickelst einen neuen Rhythmus und neue Gewohnheiten. Jetzt liegt der Fokus auf deiner inneren Arbeit und darauf, alle Wunden und Traumata zu heilen, die an die Oberfläche gekommen sind – nicht nur, um die Symptome der Wechseljahre zu heilen, sondern auch, um eine gesunde Basis für das Alter zu legen.

Es gibt heutzutage zwar sehr gute Ressourcen, Angebote und Bücher über die Wechseljahre (darunter unsere kostenlosen Online-Angebote, Tipps und Methoden für die Selbstfürsorge rund um Menopause und Wechseljahre, siehe www.redschool.net/formenopause), aber das wichtigste Hilfsmittel – wir bezeichnen es als alchemistische Fähigkeit – ist die Kunst der völligen Hingabe.

In der Phase der Erneuerung gibst du dich dem hin, was du gerade empfindest, um deine Wahrheit beziehungsweise die tiefere Wahrheit dessen, was dich ausmacht, zu erfahren. Es ist schwer, das zuzulassen, wenn du das Gefühl hast, über dir bricht gerade alles zusammen und um dich herum ist es dunkel. Es ist schwer, darauf zu vertrauen, dass die Saat deines neuen Lebens langsam aufkeimt. Eine Saat, die mit den alchemistischen Juwelen aus den Irrungen und Wirrungen deines bisherigen Lebens angereichert ist.

> *»Ich habe begriffen, dass die vergangenen Jahre nicht verschwendet sind.«*
> Janet

Seit du gelernt hast, die Macht des Neins für dich zu nutzen und Raum und Zeit für dich allein zu schaffen, befindest du dich nicht mehr im Epizentrum der Erschütterung, die das Erwachen für dich bedeutet. Du hast das Tempo so weit gedrosselt, dass du ruhiger und nicht mehr so gereizt bist. Wahrscheinlich hast du sogar einen anderen Zustand erreicht. Du bewegst dich durch deinen Alltag, übst dich in der Kunst des Kuschelns und erlaubst dir, dich in deiner inneren Welt, die dich wie ein Kokon umhüllt, auszuruhen.

SEI GANZ BEI DIR SELBST

In der Phase der Erneuerung besteht deine Initiationsaufgabe darin, dich noch tiefer in dich zu versenken, um dich in dir selbst zu erden und alle Rollen und Aktivitäten abzulegen. Hierfür wirst du einen Gang herunterschalten müssen. Wahrscheinlich sehnst du dich sogar nach Langsamkeit und möchtest dich aus deinem durchgetakteten Leben zurückziehen, weil du das starke Bedürfnis hast, dein Tempo ganz nach deinem Körper und deinem Sein auszurichten.

> *»Ich habe das Gefühl, alles zu vergessen, was ich weiß, bin deswegen aber weder begeistert noch besonders motiviert oder aufgeregt. Ich warte auf eine Inspiration und dass zumindest dieses aktuelle Projekt in der Arbeit zu mir spricht, ohne mich zu etwas zu drängen.«*
> TIFFANY

Du wirst merken, dass du dich nicht unter Druck setzen und keine großen Pläne schmieden magst. Das bedeutet nicht, dass du nichts Nützliches oder Kreatives tust, aber du bewegst dich in einer Wohlfühlzone und in einem Tempo, das deiner Energie und deinem Nervensystem guttut.

Alexandra hat in ihren Wechseljahren an dem Buch *The Pill: Are you sure it's for you?* mitgearbeitet, und das hat ihr sehr geholfen. Sie reduzierte ihre Tätigkeit als Psychotherapeutin auf Termine im Zwei-Wochen-Rhythmus und reservierte die dazwischenliegende Zeit ganz fürs Schreiben. Trotz des Abgabetermins, der glücklicherweise gut zu machen war, befand sie sich während des Schreibens in ihrer persönlichen Blase. Sie musste sich nicht mit der Außenwelt befassen, abgesehen von gelegentlichen Terminen mit ihrer Co-Autorin und der Lektorin, die für sie sehr ergiebig waren.

Die unerbittliche, permanent weiterdrängende Energie, die dir einredet, dass du da draußen etwas erreichen musst, wenn du nicht auf der Strecke bleiben willst, muss für eine Weile auf Eis gelegt werden. Denn in Wahrheit fehlt dir die Kraft, um so weiterzumachen wie bisher. Das spürst du wahrscheinlich selbst. Und vermutlich ist dir das ziemlich egal – du hast die Nase voll davon, dich von diesem »sollte« und »müsste« unter Druck setzen zu lassen. Während des Rückzugs in den Kokon der Wechseljahre kommt so manches einfach zum Erliegen.

WECHSELJAHRES-WENDE – EINKEHR ZUR STILLE

Während dieser sanften Phase erlaubst du deinem Körper und deiner Seele, einfach nur auszuruhen und ausgiebig zu verdauen. Du verdaust die letzten 50 Jahre deines Lebens, siebst aus und fragst dich, was du daraus wirklich noch brauchst. Du trauerst ein bisschen um das, was dir nicht mehr dient, aber dann lässt du es los. Du erkennst und akzeptierst, dass ein großes Kapitel deines Lebens abgeschlossen ist. Dein inneres Fundament stabilisiert sich, auch wenn dein weiterer Weg vielleicht noch im Dunkeln liegt.

> *»Ich musste einfach anfangen zu nähen. Das habe ich seit meiner Schulzeit nicht mehr getan. Das Geräusch des Fadens, der durch den Stoff gleitet, ist so beruhigend für mein ganzes Wesen. Ich mache einzelne Quadrate, um daraus eine Decke zu nähen … ich baue ein Nest, verwebe die Fäden, verbinde mich mit der Medizin der tiefen Ruhe … ich nenne das Heilung durch die Medizindecke. Ganz im Ernst.«*
>
> PIPPA

Vielleicht erlebst du immer noch dieselben Gefühle – du fühlst dich verloren, bist etwas wacklig auf den Beinen, traurig oder wütend – aber du bist in der Lage, bei dir zu bleiben und das Ganze mit mehr Mitgefühl für dich und den Prozess in den Griff zu bekommen, ohne zu urteilen. Du bist jetzt ruhiger, überlegter und nach all der anfänglichen Wut und Aggressivität erfüllt von ruhiger Einsicht.

Du bist im Kokon der Wechseljahre eingesponnen, und es fühlt sich an, als ob du durch ein feines energetisches Kraftfeld von der Welt abgeschnitten wärst.

Du hörst das hektische Summen der Außenwelt wie aus weiter Ferne. Wie unter Wasser nimmst du Geräusche nur gedämpft wahr, während deine Innenwelt wie aus dem Verstärker klingt. Nun ist die Zeit gekommen, in der du dich vollkommen auflöst. Aber seltsamerweise kommst du damit ganz gut klar. Du willst einfach nur deine Ruhe haben und in deinem eigenen Kosmos vor dich hin träumen.

Das ist der große Traum. Ihn zu verwirklichen ist eine andere Sache, aber genau das braucht deine Seele jetzt am allermeisten, damit du die Erneuerung zulassen kannst. Wir stellen uns vor, wie du trotz deiner Bedürfnisse zur Arbeit gehst und das Essen auf den Tisch bringst, und du tust es wie immer still und unauffällig. Aber dein Geist ist im Moment wirklich mit etwas anderem beschäftigt.

Anna wusste, dass sie jetzt weniger für ihre Kinder da sein konnte, aber zum Glück hatte sie von der Organisation *Hand in Hand Parenting* einige Erziehungstipps erhalten, die es ihr ermöglichten, sich um sich selbst zu kümmern und trotzdem in Kontakt mit ihren Kindern zu bleiben. Es lief nicht alles rund, aber es war okay, nachdem sie jahrelang für ihre Familie da gewesen war.

DAS WECHSELJAHRES-SABBATICAL

Fiona, alleinerziehende Mutter von zwei Jungen, war überglücklich, als ihr zweiter Sohn sich endlich an der Uni einschrieb. Nun musste sie sich um niemanden mehr kümmern und hatte das Haus ganz für sich allein – zumindest während der Vorlesungszeit. Sie konnte ihre Freude kaum verbergen, denn sosehr sie die beiden Jungs auch liebte, sie hatte die Nase voll von der Kindererziehung. Doch in letzter Minute entschied sich der Jüngste, lieber ein Jahr Auszeit einzulegen, und Fionas Pläne zerschlugen sich. Dabei hätte das *ihre* Wechseljahres-Auszeit werden sollen[14], ihr großes Sabbatical, ihre Belohnung an sich selbst für die jahrelange Versorgung ihrer Kinder. Sie war entrüstet.

Wir alle sehnen uns danach, dass die Wechseljahre als Zeit für ein Sabbatical in Anspruch genommen werden dürfen.

Ein Sabbatical ist eine längere Auszeit vom normalen Leben, um den eigenen kreativen Interessen und Leidenschaften nachzugehen. Die Wechseljahre sind genau das – ein starkes seelisches Verlangen nach einem Sabbatical zum Wohle deines Körpers und deiner Seele. Wenn dieser Wunsch nicht erfüllt werden kann, leidest du.

Deshalb solltest du unbedingt eigene kreative Wege finden, um deine Version eines Sabbaticals zu verwirklichen – und vielleicht ist es ja genau die Ein-Prozent-Veränderung aus Kapitel 13. In erster Linie geht es darum, dir selbst zu erlauben, so wenig wie möglich zu tun, keine Schuldgefühle zu haben, weil du nichts tun willst, dein Bedürfnis nach einer Auszeit auszuleben und anzuerkennen, dass dir Zeit für dich selbst *zusteht*.

> *»Wie alle Mütter versuche ich, Raum für mich zu finden … und das mitten in einer Pandemie, in einem Haus, in dem meine Kinder zu Hause unterrichtet werden. Ich ziehe mich so oft wie möglich in mein Zimmer zurück und hänge mein ›Zutritt verboten, Videoaufnahme‹-Schild an die Tür.«*
> TIFFANY

Tracy rief in einem unserer Workshops wütend aus: »Jetzt weiß ich, warum ich mich nicht ausruhen kann – ich habe das Gefühl, es nicht zu verdienen.« Wir vermuten, dass diesen Aufschrei viel zu viele von uns innerlich mitseufzen. Ohne deine innere Erlaubnis wird es dir schwerfallen, dein Sabbatical zu gestalten, egal wie bescheiden und einfach es auch ausfallen mag. Doch durch diese Erlaubnis wirst du die Wechseljahres-Wende in dir vollbringen! Du solltest deine Fähigkeit, dich für deine Wünsche und Bedürfnisse einzusetzen, nicht unterschätzen.

Kate, eine freiberufliche Menstruationsmentorin der *Red School*, beschloss, sich eine sechsmonatige Auszeit zu gönnen, um sich ganz fallen zu lassen. Ihre Strategie war sehr klug. Um ihre mögliche Angst vor dem Gedanken, wirklich loszulassen, in Schach zu halten, gab sie sich eine gewisse Struktur. Denn wer war sie schon ohne irgendeine Aufgabe? Sie machte ihr Sabbatical offiziell – eine gute Methode, um Grenzen zu ziehen. Das konnte auch ihr Umfeld verstehen. Wenn sie anderen von ihrem Sabbatjahr erzählte, wurde sie gefragt, ob sie auf Reisen ginge. *Hm, irgendwie schon,* dachte sie, ohne weitere Erklärungen abzugeben. Aber natürlich wollte sie in erster Linie dem Druck des Alltagslebens entkommen.

Sie stellte strenge Regeln auf: Keine Ziele – das Ganze sollte angenehm sein und Spaß machen –, und sie durfte bis zu einem bestimmten Datum nicht einmal an die Arbeit denken. In dieser Zeit absolvierte sie unser *Menstruality Medicine Circle™ Training,* das sich für sie wie tiefe Seelenarbeit anfühlte. Kate war äußerst kreativ und setzte all die fröhlichen, skurrilen Ideen um, die ihr spontan in den Sinn kamen. Sie fand wieder zu ihrer künstlerischen Ader zurück, und solange das Ganze keinen Zweck verfolgte, fand sie es einfach herrlich. Und natürlich wurden alle Kritiker verbannt.

> *»Mich zog es mit Macht zurück in mein Heimatdorf, wo ich aufgewachsen bin. Ich wollte lange Spaziergänge in der Natur unternehmen, so wie in meiner Kindheit zusammen mit meinem Vater. Ich zeltete zum ersten Mal allein eine Woche lang auf einem einfachen Campingplatz im Ort, ausgerüstet mit vielen warmen Decken und dem alten Fernglas meines Vaters.*

Ich aß, was ich wollte, wann ich wollte, folgte von einer auf die andere Minute ganz meiner Intuition und war rundum zufrieden. Ich begegnete meinem jungen Ich in dem kleinen Dorf und überall an den Orten, an denen ich immer gewesen war, und sammelte die Erinnerungen in meinem Herzen.«
PIPPA

Jewels betreibt das Frauenprojektezentrum *EarthHeart* im englischen Forest of Dean. Eines Morgens saß sie in der Nähe ihrer Lieblingsbuche, als sie eine Stimme hörte, die sagte: »Du wirst diesen Winter sterben.« Schockiert und ängstlich beschloss sie, dem Baum Fragen zu stellen, und seine Antworten war eindeutig: Die Menopause kündigte sich an. Nicht Jewels physischer Tod wurde angekündigt, sondern der Tod ihrer alten Rolle als Superwoman.

Sie wurde angeleitet, 13 Monate aus ihrem Leben für sich zu nehmen, was angesichts der vielen finanziellen und verantwortungsvollen Aufgaben, die auf dem Spiel standen, keine leichte Sache war. Aber sie lief Gefahr, krank zu werden, wenn sie das nicht tat. Also stellte sie eine Jurte in den Wald und begab sich auf die Reise, um diesen »Tod« geschehen zu lassen. Aus ihrer Wiedergeburt ging sie als Frau mit einer neuen Sichtweise und Zielsetzung hervor.

Dein Wechseljahres-Sabbatical

Wenn du das Gefühl hast, die Anforderungen dieser oder einer anderen Phase der Wechseljahre nicht mehr erfüllen zu können, solltest du dir ein kleines Sabbatical gönnen und dich dabei an den folgenden Tipps orientieren. Mit etwas mehr Freiraum kannst du den Prozess der Wechseljahre ruhiger angehen lassen und möglicherweise deinen Goldschatz aufspüren.

Erlaube es dir

Selbst wenn du von der Idee deines Sabbaticals in den Wechseljahren überzeugt bist, wäre es gut, einen Moment innezuhalten, um dir bewusst *die volle Erlaubnis dafür zu geben*.

Träume davon

Fang an, von dieser Möglichkeit zu träumen. Sei ruhig mal unrealistisch und frage dich: *Was ist mein größter Traum?* Jetzt bringst du eine Prise Realismus ins Spiel und fragst dich: *Was davon wäre überhaupt machbar?* Das kann alles sein, von einem ganzen Jahr Auszeit bis hin zu einem Tag an einem besonderen Ort, an dem du dich richtig verwöhnst. Das könnte ein Wochenendausflug sein oder der Urlaub deines Lebens. Du könntest auch zu Hause bleiben und dir einen neuen Plan für Genuss und Freude ausdenken oder einen Ort der Stille und Besinnung schaffen.

Plane es

Erzähle anderen von deinem Wunsch und der Unterstützung, die du von deiner Familie, deinem Arbeitgeber und so weiter brauchst. Oder was du sonst noch an Ressourcen hast oder brauchen würdest. Wenn du noch in der Menstruationsphase bist, leg etwas Geld auf die Seite, auch wenn es nur wenig ist.

Mach es offiziell

Informiere deine innere Kritikerin über dein Sabbatical und teile ihr mit, wie lange es dauern soll. Erinnere sie regelmäßig daran.

Mach dich auf den Weg

Kurz bevor dein Sabbatical beginnt, gibt es bestimmt viele Ablenkungen oder Verlockungen, es doch nicht anzutreten. Nutze die Kraft des Neins und lass dich davon nicht beirren. Wenn du es durchziehst, könnte die Stunde der Wahrheit schlagen, entweder in Bezug auf dich, deine Arbeit oder die Menschen in deinem Leben. Stell dich auf Rückschläge ein, aber lass dich davon nicht ausbremsen.

Halte dir Termine vom Leib

Und ebenso Verantwortung.

Mach nur, wozu du Lust hast

Geh deinem Vergnügen nach: spiele, sei kreativ, trödle herum, ruh dich aus. Spaß hält dein Sabbatical am Laufen.

Bleibe dran

Plane dein Sabbatical im großen Stil oder etwas kleiner. Du kannst dir auch mehrere kürzere Sabbaticals gönnen. Oder eine Auszeit über einen langen Zeitraum. Was auch immer du bevorzugst: Nimm dir öfter *deine* Version eines Sabbaticals. Das ist der Grundstein für dein Leben im großen Danach.

RADIKALE RUHE

Ruhe so lange aus wie noch nie zuvor. Es gibt keinen Ersatz dafür. Ausruhen bedeutet, sich nicht unter Druck zu setzen, alle übertriebenen Erwartungen herunterzuschrauben und alle fünfe gerade sein zu lassen (du wirst feststellen, dass dir das immer leichter fällt, weil du dich kaum noch darum kümmerst, was andere von dir denken).

Ausruhen bedeutet, dich selbst an die erste Stelle zu setzen und dich öfter selbst zu verwöhnen. Ausruhen bedeutet, so wenig wie möglich zu tun, ein Nickerchen zu machen, wann immer du willst und kannst, und dich nicht dafür rechtfertigen zu müssen. Ausruhen bedeutet, ganz oft Nein zu sagen.

Ausruhen ist deine wichtigste Therapie – du nimmst dir Zeit und Raum, um abzuschalten, umherzustreifen und zu träumen, ohne ständig Verpflichtungen im Nacken zu haben, und lässt einfach alles kommen, was in dir aufsteigen will.

Ruhe öffnet die Tür zu deinem tiefsten inneren Heiligtum. In dieser Zeit der radikalen Ruhe durchforstest du weiterhin dein Leben und lässt unerfüllte Hoffnungen und Träume, Reue und zurückliegende Fehler sowie nicht realisierte Absichten los. Hoffentlich hat sich deine Wut gelegt, auch wenn deine Trauer noch groß ist. Du trauerst um das, was du zurücklässt, und das scheint notwendig zu sein, um dich auf die neuen Abenteuer einzustellen, zu denen die Wechseljahre dich erwecken werden.

> *»Ich erwische mich dabei, planlos zwischen absoluter Ziellosigkeit und dem Herumbasteln an den Teilen meines Projekts hin und her zu irren. Ich muss die Dinge einfach laufen lassen und darauf vertrauen, dass diese scheinbar tote Zeit gar nicht so tot ist, sondern genau der Ort, an dem alles geschieht. Ohne dieses Wissen und ohne Vertrauen wäre das alles höllisch frustrierend.«*
> TIFFANY

Im Wesentlichen geht es bei der Erneuerung um eine Vertiefung des »Moments des Todes«, um wirklich tiefe Hingabe. Hier ist große Magie am Werk. Erinnere dich daran, wie der Winter, in dem »nichts« passiert, das Wunder des Frühlings hervorbringt. Und genauso geht aus dieser Phase dein Leben im großen Danach hervor.

ZEIT DES VERGESSENS

In einer Übergangszeit, in der deine Psyche Neuland betritt, bist du weniger präsent für die Realität der materiellen Welt. Deshalb fühlst du dich vielleicht manchmal leicht überfordert von der Außenwelt. Oder du erinnerst dich einfach nicht mehr an alles, was du getan hast oder noch tun musst. Halte dir immer vor Augen, dass du dich in einem veränderten Bewusstseinszustand befindest.

Alexandra erinnert sich an eine Zeit in ihrem Leben, in der ihr alles, was sie sich erarbeitet hatte, entglitt. Sie hatte das Gefühl, kaum etwas vorweisen zu können, obwohl sie unter anderem eine erfolgreiche Psychotherapiepraxis geführt, ein Buch über den Menstruationszyklus veröffentlicht (was damals radikal war) und ihren Körper von schweren gesundheitlichen Problemen geheilt hatte. Aber vor allem war sie ihrer Berufung treu geblieben, auch wenn sie von vielen nicht ernst genommen wurde. Trotzdem empfand sie ihr Leben damals als unbefriedigend.

Kommen wir nochmals zurück auf Surekha, die wir schon im letzten Kapitel erwähnt haben. Sie war beruflich hoch qualifiziert und erfahren, aber sie hatte eine Phase, in der sie sich inkompetent fühlte und auch so wirkte, weil sie bei der Arbeit Flüchtigkeitsfehler machte. Sie war durcheinander, unkonzentriert und nicht mehr bei der Sache. Sie übernahm die Verantwortung für ihre Fehler, aber das Interessante war, dass sie sich nicht selbst verurteilte. Sie hatte abgrundtiefes Vertrauen in sich selbst und war überzeugt, in Ordnung zu sein.

Auch als andere sie am liebsten in die Wüste geschickt hätten, weil sie »überflüssig« sei, blieb sie sich selbst treu. Irgendetwas in ihr wusste, dass sie gerade mit einem mächtigen Prozess beschäftigt war, der ihr letztendlich weitaus größere Autorität verleihen würde, auch wenn es gerade ziemlich chaotisch zuging.

Wenn du es langsamer angehen kannst und konsequent nicht mehr nach den Regeln der »normalen« Gesellschaft handelst, wirst auch du ein tiefes Vertrauen empfinden, das von innen kommt und dich in deiner Professionalität bestärkt.

»Eineinhalb Jahre lang konnte ich nicht mehr klar denken. Ich fuhr auf der Autobahn nach Trient und landete in Verona! Ich hatte dauernd diese Blackouts. Jetzt ist es wieder besser.«
LAURA

Wenn du Fehler machst, dann sei nett zu dir selbst. Das ist eine Form der spirituellen Arbeit, die Leute, die nicht das tiefgreifende Workout einer Initiation erlebt haben, kaum nachvollziehen können. *Du* musst dich selbst immer wieder auf deine Erfahrungen und Bedürfnisse besinnen, denn schließlich hast du der Welt viel zu bieten.

Alexandra konnte sich selbst treu bleiben dank ihrer Freund*innen, die sie schätzten und an sie glaubten. Mit deren Hilfe wurde ihr wieder bewusst, was sie alles erreicht hatte. Sie war nachsichtig mit sich selbst, weil sie wusste, dass sie sich in einem Veränderungsprozess befand. Sie verstand, wie Übergänge verlaufen; sie wusste irgendwie, dass das, was sie erlebte, normal war und kein Problem oder ein Zeichen von Versagen.

TRAUMATA HEILEN

In den Wechseljahren kommen alte Traumata zum Vorschein, die in deinem System gespeichert sind. Ihre Heilung hat das Potenzial, dich für eine größere Freiheit zu öffnen. Jetzt ist der richtige Zeitpunkt, um die Wunden aus deiner Kindheit zu heilen, die an die Oberfläche drängen. Genau wie Julie im vorigen Kapitel wirst du feststellen, dass du keine andere Wahl hast. Du weißt, dass deine Zukunft davon abhängt, einen beziehungsweise deinen Weg zu finden, um damit Frieden zu schließen. Das ist deine zentrale Aufgabe.

Nachdem Julie den Mann bei der Polizei angezeigt hatte, der sie als Jugendliche missbraucht hatte, war sie am Ende. »Ich habe mir wochenlang die Augen ausgeheult und mich mit

Kohlenhydraten vollgestopft«, erinnert sie sich. Irgendwann suchte sie einen klinischen Psychologen auf, der ihr dabei half, die Krise zu bewältigen. Sie sagt: »Ich arbeite an meinem Selbstwertgefühl und an meiner Beziehung zu meinem wahren Selbst und empfinde jetzt viel mehr Liebe und Güte für mich selbst. Ich ruhe mich aus, lese inspirierende Bücher, treibe Sport und ernähre mich gesünder als je zuvor.«

Julie nahm an unserem Workshop teil, und es war eine Freude mitzuerleben, wie sie sich danach spontan selbst feierte. Ihr wurde plötzlich klar, wie gut es ihr ging. »Wer hätte je gedacht, dass ich mich so wohlfühlen würde? Jetzt weiß ich es, und ich bin sehr zufrieden mit mir. Ich kann mir ein aufregendes Leben voller Liebe und Licht vorstellen und habe keine Angst mehr.« Halleluja!, sagen wir dazu. Wir möchten, dass jede Person, die in die Wechseljahre kommt, dies erkennt.

Heilung findet auf vielerlei Weise statt, und du musst dir dafür nicht unbedingt professionelle Hilfe suchen. Auch die Unterstützung durch andere hilft, vor allem wenn sie selbst in den Wechseljahren sind oder sie hinter sich haben. All diese einfachen Dinge können dazu beitragen, dass es dir besser geht: ausruhen, über dein Leben nachdenken, Tagebuch führen, dir erlauben, alles zu benennen und zu fühlen, was ist, und einen Weg finden, um ruhiger zu werden und Frieden mit der Vergangenheit zu schließen.

Trauer ist ein äußerst wirkungsvolles Heilmittel. Sie kann dich besänftigen und in einen sanften und angenehmen Zustand der Ruhe versetzen, in dem dir vielleicht neue Möglichkeiten für dein Leben bewusst werden.

Die jungianische Psychoanalytikerin und Märchenerzählerin Clarissa Pinkola Estés sagt, dass neues Wachstum durch Tränen gewässert wird. Deine Trauer kann auf verschiedene Weise deine Verbündete sein. Auch die Wut kann immer noch in dir kochen und gelegentlich ausbrechen. Genau wie die Trauer braucht auch die Wut Zeit, um verstanden und verarbeitet zu werden.

Hinter dieser Wut verbirgt sich irgendein Verrat. Jede Art von Trauma hat mit Verrat zu tun. Jetzt musst du im Grunde die intensive Lebensarbeit leisten und dich mit jedem Verrat in deinem Leben auseinandersetzen, einschließlich deines eigenen Verrats an dir. Und dafür brauchst du Zeit.

Allerdings darfst du nicht im Morast des Leidens stecken bleiben, denn das wäre ein schrecklicher Selbstbetrug. Du wirst selbst merken, wenn deine Wut oder deine Trauer nicht mehr authentisch sind, sondern du aus Gewohnheit damit begonnen hast, sie zu »recyceln«. Dann bringen sie dir keine Erleichterung mehr, sondern sind nur noch eine Ausflucht aus der Verantwortung für dich selbst, und, wie wir zu behaupten wagen, du schwelgst geradezu in diesen Gefühlen.

SHOWDOWN MIT DER INNEREN KRITIKERIN

Wieder geht es um die innere Kritikerin, der du nicht aus dem Weg gehen und vor der du dich nicht verstecken kannst. Ein Großteil deiner Reise durch die Phase des Verrats bestand darin, dir der entscheidenden Rolle dieser inneren Gestalt bewusst zu werden und ihr gegenüberzutreten. Diese Arbeit wird fortgesetzt in der Phase der Erneuerung, aber nun geht es ans Eingemachte – du siehst die Kritikerin mit anderen Augen, und dein Verhältnis zu ihr verändert sich. Sie wird nie ganz verschwinden, aber du wirst dich ihr auf ganz neue Weise stellen, denn nun erkennst du in ihr die würdige Gegnerin, die dafür sorgt, dass sich dein wahres Wesen und dein kreativer Selbstausdruck entfalten können. Zumindest hoffen wir das, denn diese innere Gestalt ist unberechenbar und unerbittlich.

Wer übermäßig viel Scham empfindet, bietet der inneren Kritikerin die perfekte Angriffsfläche. Die Auseinandersetzung mit dieser Gestalt lässt dich deine Scham überwinden, und das hilft dir, eine unerschütterliche Selbstakzeptanz und Selbstachtung aufzubauen. Diese Eigenschaften werden noch sehr nützlich sein, wenn die innere Kritikerin dich wieder mal in deinen Grundfesten erschüttern will. Aber im Grunde will sie dadurch nur testen, ob du schon bereit bist, Verantwortung für dein Leben zu übernehmen – im Guten wie im Schlechten. Sie testet, ob du die Kraft hast, deinen »eigenen Verrat und deine Ambivalenz« zu erkennen, wie James Hillman schreibt, und die Verantwortung dafür zu tragen. Entwickle dich weiter und übernimm die Verantwortung für das Leben auf diesem Planeten.

Im Ring mit deiner Kritikerin

Runde 1: Schütze dich

Achte auf ausreichend Schlaf und einen stabilen Blutzuckerspiegel. Müdigkeit und Unterzuckerung machen dich emotional angreifbarer und öffnen den Angriffen der Kritikerin Tür und Tor. Fahre dein Tempo herunter und mach langsamer; Hektik verschafft der Kritikerin einen Heimvorteil. Sei dir über deine Schwachstellen und schwachen Zeitpunkte im Klaren. Achte darauf, wie die Kritikerin vorgeht: Finde heraus, wann sie am ehesten auftaucht, also bei welchen inneren und äußeren Situationen und unter welchen Bedingungen sie in Aktion tritt. Sei dann freundlich zu dir und gib nicht zu viel von dir preis. Mit anderen Worten: Schütze dich gut in den Momenten, in denen du dich schwach fühlst.

Runde 2: Nenne die Kritikerin beim Namen, sobald sie den Ring betritt

Nimm die innere Stimme der Kritikerin wahr, die dir ihre Wertungen an den Kopf wirft. Sie kann sich auch in unangenehmen Körpergefühlen äußern, wie Angst, Selbstzweifeln, Scham, dem Gefühl, nicht in deinem Körper oder von dir abgespalten zu sein. Vielleicht ertappst du dich auch dabei, Essen in dich hineinzustopfen, obwohl du keinen Hunger hast. Wenn es dir gelingt, dann leg eine Pause ein und sprich laut aus, dass die Kritikerin jetzt da ist. Erlaube dir, die turbulenten Energien zu spüren, die in dir brodeln, ohne sie zu unterdrücken. Beruhige dich. Du stärkst deine Selbstfürsorge, wenn du deine Kritikerin bemerkst und sie benennst.

Runde 3: Hör zu, was die Kritikerin dir zu sagen hat

Wenn du allein bist, dann nimm dir jetzt Zeit, um dir selbst zur Seite zu stehen. Leg Papier, Schreib- und Malstifte bereit. Wenn du gern malst, dann nimm ein großes Blatt und die Farben, die dich ansprechen, und bring deine Erfahrungen mit der inneren Kritikerin zu Papier. Male ein Bild deiner Kritikerin, tritt einen Schritt zurück, atme durch und nimm wahr, wie es dir jetzt geht. Falls dich das sehr aufgewühlt hat, dann solltest du dich erst einmal beruhigen. Das mag für deine erste Begegnung mit dieser inneren Gestalt genügen.

Um ihr besser zuzuhören, kannst du all die Gemeinheiten aufschreiben, die du dich selbst über dich sagen hörst. Manches davon ist hart, unfair und toxisch. Lass es raus, spuck aus, wie dich diese Figur jahrhundertelang unterdrückt hat – ja, so lang kann sich das anfühlen. Stell Abstand her, das macht es dir leichter. Denn dadurch erkennst du, wie lächerlich manche – besser gesagt: die meisten – der Kritikpunkte sind.

Runde 4: Stell dich der Kritikerin und gib ihr Kontra

Schreibe einen Dialog mit der Kritikerin auf oder führe ihn in Form eines Rollenspiels mit zwei Kissen durch (eins für die Kritikerin, eins für dich), je nachdem, was dir am meisten zusagt. Im Folgenden findest du einige Leitlinien für dieses Gespräch.

- **Bitte um Klärung eines bestimmten Themas.** Geh ins Detail. Was genau meint die Kritikerin, wenn sie zum Beispiel sagt: »Du bist dumm« oder »Dein Leben läuft ins Leere«? Was tust du, oder was kriegst du nicht hin, dass die Kritikerin so etwas sagt? Natürlich bist du nicht dumm, aber die Kritikerin wählt diese grobe Ansprache, um dir klarzumachen, dass du etwas getan hast, das nicht so gut war, wie es hätte sein können.

- **Greife einen Punkt heraus, um ihn zu besprechen.** Kannst du einem konkreten Punkt zustimmen? In einem Rundumschlag stecken immer mindestens fünf Prozent Wahrheit. Suche danach und räume diesen Punkt ein. Wen interessiert es, dass du Fehler machst? Erkenne deine Grenzen. Versuche nicht, jedem alles recht zu machen. Mach dir bewusst, was du richtig gut machst und was weniger gut läuft, und akzeptiere diese Tatsachen.
- **Steh dir selbst zur Seite.** Zähle auf, was du gut kannst und hinbekommst und womit du nicht einverstanden bist. Unterscheide zwischen der Person, die du bist (deinem Wesen), und dem, was du tust. Als Person bist du vollwertig und vollkommen, aber natürlich machst du manchmal Fehler. Die Kritikerin vermittelt dir durch ihre Vorwürfe das Gefühl, du als Person seist durch und durch falsch. Das stimmt ganz und gar nicht. Wenn du aber bestimmte Themen zu lange vor dir hergeschoben hast, statt dich mit ihnen auseinanderzusetzen, stimmst du den Vorwürfen der Kritikerin vielleicht zu.

Geh diese Punkte wiederholt durch. Sollten die unangenehmen Gefühle nicht nachlassen, hat die Kritikerin vielleicht nicht »zugehört«, als du ihr mitgeteilt hast, welchem Punkt du zustimmen kannst. Kehre zu diesem Punkt zurück. Manchmal musst du zustimmen und dabei verdeutlichen, dass du in einigen Punkten anderer Meinung bist. Aber selbst das kann sich so anfühlen, als ob die Kritikerin »gesiegt« hätte. Vielleicht geht es dir besser, wenn du dir bewusst machst, dass die Kritikerin von Haus aus erbarmungslos ist. Wenn gar keine Lösung in Sicht ist, kann schon der Versuch, auf ihre Kritik zu reagieren, helfen, um die Situation zum Besseren zu wenden. Danach wirst du eine Veränderung spüren.

LEBENSLANGES ÜBEN

Durch deine Fähigkeit, auf die innere Kritikerin zu reagieren, zeigst du, dass du ganz bei dir angekommen bist. Aber bitte sei dir bewusst, dass die Kritikerin nicht einfach so verschwindet. Sie wird zurückkommen und neue Wege und Strategien entwickeln, um auf immer neuen Punkten herumzuhacken. Du lernst mit der Zeit, ihr wie ein Ninja permanent die Stirn zu bieten.

Manchmal ziehst du den Kürzeren, aber letztendlich gibt es keine Niederlage. Das liegt an deinem Mut und deiner Bereitschaft, immer wieder aufzustehen und dieser inneren Gestalt ihre Grenzen aufzuzeigen oder Fehler zuzugeben und daraus entstehende Konsequenzen zu tragen beziehungsweise die Verantwortung dafür zu übernehmen. Du wirst spüren, wie sehr du an Autorität gewinnst und freundlicher dir selbst gegenüber wirst.

Deiner Kritikerin wird nie gut genug sein, was du tust, aber das ist nicht entscheidend. Wichtig ist nur, was *du* denkst.

Du lernst, dich von allen Kritiker*innen – inneren und äußeren – besser abzugrenzen. Die Auseinandersetzung mit dieser inneren Gestalt ist ein Weg, um deine Seele endlich von der jahrhundertealten Scham zu befreien und deine unantastbare Würde zu entdecken.

Alexandra litt einen Großteil ihres Lebens unter Schamgefühlen, die sie oft lähmten und möglicherweise dazu beitrugen, dass ihre Gesundheit viele Jahre lang beeinträchtigt war. Auch heute noch kommt es vor, dass Schamgefühle sie überfallen, aber sie merkt, dass sie ein emotionales Immunsystem hat, das die Scham einhüllt und mildert. Das verschafft ihr den Freiraum, sich ganz ohne toxische Schamgefühle mit Kritik auseinanderzusetzen.

Alexandras emotionales Immunsystem setzt sich aus mehreren Faktoren zusammen: aus der Kenntnis und Wertschätzung ihres Wesens und ihrer Kompetenzen, aus ihrem Energieniveau und der Belastbarkeit ihres Nervensystems, aus ihrer Fähigkeit, ihr eigenes Tempo zu bestimmen, und aus ihrer umsichtigen Selbstfürsorge. Es fällt ihr nicht leicht, mit Kritik umzugehen, aber wenn sie sich ihr stellt, fühlt sie sich danach stärker, souveräner und demütiger – und Demut ist immer eine gute Sache.

MACH ES OFFIZIELL

Du kriegst deine innere Kritikerin nur dann in den Griff, wenn du die Phase der Erneuerung offiziell machst. Deine Kritikerin braucht Grenzen, besser gesagt, du musst ihr Grenzen setzen – wie alle Despoten denkt sie, dass sie jederzeit ungefragt auftauchen und in alles reinreden kann, so wie es ihr gerade beliebt.

Um dieser endlosen Tyrannei ein Ende zu setzen, solltest du dir selbst (und deiner inneren Kritikerin) gegenüber erklären, dass du dich bis auf Weiteres zurückziehst. Genau wie ein Hund, dem man einen Knochen hingeworfen hat, wird sie sich für eine Weile verkriechen. Natürlich wird sie den Knochen bald wieder loslassen – und vergessen –, weshalb du sie und dich immer wieder daran erinnern musst, dass bis auf Weiteres OFFIZIELL (ja, in Großbuchstaben) Ruhe und Rückzug gelten.

Währenddessen geht das Alltagsleben an der Oberfläche weiter, es sei denn, du kannst dir den Luxus eines Sabbaticals leisten. Aber unabhängig davon richtet sich deine ganze Aufmerksamkeit in dieser Zeit nur auf dich. Die klare Grenzziehung macht es dir leichter.

Zusammenfassung: Erneuerung – Wachstum in deine neue Haut

- Erneuerung ist die zweite Phase des Umgangs mit dem Licht. Oberflächlich betrachtet mag dir die Phase wie eine lange Zeit des Nichts erscheinen. Und genau das ist sie auch. Jetzt geht es um ein tiefgreifendes Loslassen von Belastungen, von deiner unermüdlichen Einsatzbereitschaft und von allem, was dir nicht mehr dient. Du wirst tiefe Erleichterung verspüren und Heilung erfahren. Stell es dir so vor wie die Regeneration deines Körpers, während du schläfst.
- Deine spirituelle Aufgabe lautet, auszuruhen und nichts zu tun. Das ist das Radikalste, was du auf emotionaler und körperlicher Ebene für dich tun kannst. Ja, auch mitten in deiner täglichen Arbeit übst du dich in radikaler Hingabe. Diese Medizin hilft dir wie keine andere. Es ist möglich, dass du noch mehr für deine Gesundheit tun musst, etwa Ärzte, Ärztinnen und Berater*innen aufsuchen, aber die von dir gewünschte aktive Heilung geschieht auf der Basis von radikaler Hingabe.
- Durch das tief empfundene Loslassen und Freisetzen stellen sich mehr Leichtigkeit und Freude an dir und deinem Körper ein. Deine Fähigkeit, in dir selbst und in deinem Leben präsent zu sein, beweist, dass du in eine neue Phase der Wechseljahre eintrittst: die Offenbarung.

Bevor du weiterliest

Hör in dich hinein: Es ist an der Zeit, eine Atempause einzulegen und den Zustand deines Nervensystems zu kontrollieren. Wie wohl fühlst du dich in deinem Körper? Wie gut beherrschst du die Kunst des Nichtstuns? Was hast du über deine Fähigkeit gelernt, für dich selbst einzustehen – dir Zeit für dich selbst zu nehmen und dir dabei zuzusehen, wie du etwas richtig machst?
Handle: Bevor du weitermachst, überlege dir, wie du mehr Freiraum für dich schaffen kannst. Warte damit nicht bis zu den Wechseljahren.

KAPITEL 18
PHASE 3: OFFENBARUNG – AKZEPTIERE DICH SELBST

Ziel: Einssein mit dir selbst.
Selbstfürsorge: Freundlichkeit, Selbstmitgefühl, Vergebung dir selbst und anderen gegenüber.
Initiationsaufgabe: sensibel und offen sein.
Alchemistische Fähigkeit: empfangen und zulassen.
Goldschatz: Selbsterkenntnis und -akzeptanz: »Ich bin okay!«

Nach der Zerstörung und dem Umbruch in der Phase des Verrats und nach der Beruhigung und Heilung in der Phase der Erneuerung findet deine Seele nun Zuflucht in der Phase der Offenbarung. Mit voller Kraft ist deine Seele auf einer Mission, um dich tief in deinem Allerinnersten zu verwurzeln, das viel Gutes für dich bereithält.

In der Phase der Offenbarung kommst du wirklich genau dort an und öffnest dich dafür, das Gute zu empfangen und in dir zu verankern – gemeint ist die Anerkennung nach dem harten Kampf mit deiner inneren Kritikerin. Deine Initiations-Aufgabe in dieser Phase besteht darin, offen und empfänglich zu bleiben, um die kostbare Innigkeit mit dir selbst zu erfahren, die wir als heilige Intimität bezeichnen. Trau dich, deinen Panzer abzustreifen und deine Unschuld und Reinheit zu erkennen.

DEN NEUEN URGRUND ENTDECKEN

In der Phase der Offenbarung erreichst du den Nadir, den tiefsten Punkt deiner Wechseljahres-Reise – das ist der Moment der Wintersonnenwende deiner Seele. Nun bereitest du dich auf die Rückkehr vor. Du bist im innersten Heiligtum des Tempels der Wechseljahre angekommen, im innersten Heiligtum *deiner selbst*, einem heiligen Ort, an dem du dir selbst auf ganz neue Weise begegnen kannst. Es hat dich viel gekostet hierherzukommen: Für diese tiefe und reine Verbindung brauchte es viel Demut und Mut.

Ein Gefühl tiefer Zugehörigkeit stellt sich ein. Du fühlst dich geliebt, so wie du bist. Es gibt keinen besseren Weckruf als diese Offenbarung. Sie ist die neue Basis für dein ganzes weiteres Leben.

Natürlich wissen wir, dass wir gewagte Aussagen in den Raum stellen, aber wir sind uns absolut sicher, dass darin die Verheißung der Wechseljahre liegt. Tatsächlich waren deine Menstruationsjahre auf exakt diesen Moment ausrichtet. Genau das ist der Kern der Wechseljahre, auch wenn ihre einzigartigen Gaben durch die Erfordernisse des Alltags während dieser Zeit etwas geschmälert werden.

> *»Die Offenbarung kam wie von selbst. Ich habe immer gewusst, wofür ich hier bin, aber nie so richtig daran geglaubt. Auf meiner Wechseljahres-Reise ging es darum, die Erkenntnis zu empfangen, wer ich bin. Ich bin in der Erde verwurzelt. Hier bin ich zu Hause. Ich lebe meine Berufung. In meinem physischen Körper, hier auf der Erde, fühle ich mich zugehörig, umgeben von Liebe. Das spüre ich in jeder Zelle. Wenn ich zur Arbeit gehe, dann komme ich von diesem Ort.«*
>
> Abi

Vielleicht bekommst du nur einen kleinen Vorgeschmack oder die Ahnung deiner Möglichkeiten. Oder du fühlst dich von etwas Großem beflügelt. Was auch immer sich einstellt – alles ist pures Gold, das erkannt und in Anspruch genommen werden will.

DU BIST OKAY

Die Phase der Offenbarung zeigt sich in deiner zunehmenden Selbstakzeptanz: Du bist im Einklang mit dir selbst, fühlst dich leichter und bist optimistischer. Plötzlich verstehst du, was dein Leben ausmacht, erkennst seine besondere Ordnung und seinen tieferen Sinn. Alles fügt sich nun zusammen.

Die Kämpfe der früheren Phasen der Wechseljahre gehören der Vergangenheit an – du änderst dein Verhalten und bist friedlicher, hast aber immer noch nicht viel Antrieb. Oder du hast viel Energie, fühlst dich aber schnell überfordert und sehnst dich nach Rückzug. Trotz all der neuen und positiven Gefühle bist du immer noch zart und verletzlich und willst den Kokon der Wechseljahre nicht verlassen. Doch du stehst an einem Wendepunkt.

> *»Ein Schlüsselmoment war meine Entscheidung für das Leben, das ich führe, und nicht für das Leben, das ich gerne gehabt hätte. Dadurch änderte sich vieles. In diesem Moment habe ich einen großen Schritt in meinem Reifeprozess gemacht.«*
> PENNY

Offenbarung bedeutet Erinnern und das Annehmen dieser Erinnerung. Eine Frau hatte das Gefühl, wieder atmen zu können. Eine andere spürte, wie eine kosmische Kraft, eine höhere Ordnung, in sie einströmte. Du gelangst zu der inneren Wahrheit, die du schon immer kanntest, doch du hast es bisher nicht gewagt, sie zuzulassen, sie anzunehmen und ganz in dir aufzunehmen.

Vielleicht erfährst du sie aber auch auf einer anderen Ebene deines Seins. Alexandra erinnert sich noch genau an diese Situation. Eines Tages blieb sie plötzlich stehen, schlug sich die Hand vor die Stirn und rief: »O wow, das bin ich also!« Von einem Moment auf den anderen erkannte sie, wer sie ist. Natürlich war das nichts grundlegend Neues für sie, aber es fühlte sich an wie eine Offenbarung. Und sie spürte, dass sie diese Erkenntnis ganz und gar annehmen konnte. Was für eine tiefe Erleichterung! Die Offenbarung, dass du »okay« bist, ist die Basis von allem. Das ist dein neuer Anker, der dich hält.

> *»Heute Morgen habe ich deutlich gespürt, dass ich ein lebendiges Wunder bin, das im Fluss des Lebens tanzt. Ich verdiene es, wie eine Göttin behandelt zu werden, und nichts anderes. Es hat mich so geschmerzt, wie hart ich in all den Jahren zu mir selbst gewesen bin, dass ich weinen musste.«*
> Louise H.

DAS LICHT KEHRT ZURÜCK

Zu Annas Erfahrungen mit dem zurückkehrenden Licht gehörte die Erkenntnis, dass mit dem Ende ihres geliebten Zyklus rein gar nichts verloren gegangen war. Sie hatte in ihren Zwanzigern an Alexandras erstem Menstruationsworkshop in Australien teilgenommen, weil sie Hilfe suchte wegen ihrer starken Monatsbeschwerden.

Seit dieser Zeit akzeptierte sie ihren Zyklus, wodurch ihre Schmerzen allmählich nachließen und irgendwann ganz aufhörten. Sie sah in ihrem Zyklus einen treuen Verbündeten, der ihr dabei half, ihre Promotion, Lehrtätigkeit, Ehe, Kinder, einen Umzug und das Leben im Allgemeinen zu bewältigen. Sie liebte die Kraft der Menstruation – das Gefühl der Liebe, die Visionssuche, das Gefühl der heiligen Verbindung.

Nun stand sie mitten in den Wechseljahren und trauerte um das, was sie für verloren hielt. Die Phase des Verrats hatte sie gut verarbeitet und kämpfte sich gerade durch die Zeit der Erneuerung, als ihr mitten in einer Yogastunde eine Eingebung kam.

»Ah, ich verstehe … ich dachte, die tief empfundene Zeit meiner Monatsblutung sei zu Ende, aber in Wirklichkeit habe ich einen neuen Raum betreten, in dem diese Tiefgründigkeit mich ständig begleitet«, sagt sie. »Die Visionen, die erhöhte Intuition, die glasklaren Grenzen, das Bedürfnis nach Ruhe, die intensiven Träume – das habe ich früher während meiner Blutung erlebt, und heute gehört es immer mehr zu meinem neuen Leben.«

ERWACHEN DER EROTIK

Die Rückkehr des Lichts kann auch als Rückkehr der erotischen Energie zu spüren sein, als Wiederaufflammen dieser mächtigen kreativen Kraft in dir. Wie ein Energieschub, ein Rausch der Lust, ein gesteigertes Verlangen oder Ausdruck deiner inneren Lebendigkeit. Manche erleben eine wahre Explosion sexueller Energie, andere empfinden gesteigertes sexuelles Verlangen oder den Drang nach kreativem Selbstausdruck. Schamgefühle sind wie weggeblasen, und du wirst ermutigt, deine Wünsche und Sehnsüchte zu spüren und zu entdecken, was alles möglich ist.

Die Kraft dieses erotischen Aufflammens führt dich über dein Alltagsbewusstsein hinaus, sprengt deine Grenzen und entzündet deine Fantasie, Leidenschaft und die spielerische Lust der Verführung.

Kate, die ein Sabbatical in den Wechseljahren nahm, empfand ihre erwachende Libido und den Wunsch nach Kreativität als Aufschwung in ihrem Leben und als zunehmende Freiheit, ganz sie selbst zu sein. Das hätte alles Mögliche sein können: schlafen,

Körbe flechten, einen Blog führen, ihren Atem und Körper sowie ihre Lebenslust spüren. Freude am Leben haben. Sie bezeichnete dieses Gefühl als »Wechseljahres-Kreativität«.

Allerdings bestand die Gefahr, es zu übertreiben, diesen Aufschwung zu etwas Bestimmten nutzen zu wollen und zu sozial, zu öffentlich und zu offen zu sein und danach völlig ausgepowert zusammenzubrechen. Es ist wichtig, in dieser Energie präsent zu bleiben – nichts zu forcieren oder zu erzwingen, sondern stattdessen zuzulassen und nochmals zuzulassen. Erlaube dir, das Gute zu genießen, das auf dich zukommt, ohne es für irgendwelche Zwecke nutzen zu wollen. Keine Sorge, die Zeit dafür wird irgendwann kommen, und dann bist du *mehr als* bereit dafür.

WAS, *NOCH MEHR* LOSLASSEN?

Obwohl du über mehr Lebenskraft und unbestreitbar stabilere Grenzen verfügst, wirst du wahrscheinlich feststellen, dass du noch nicht ganz bereit bist, den Schutzkokon der Wechseljahre zu verlassen. Die Offenbarung zu empfangen und zu verdauen erfordert Verletzlichkeit und Sanftheit. Der Schmetterling in dir ist noch im Entstehen. Du befindest dich noch im Heilungsprozess der Wechseljahre. Eine Heilung, die durch die zunehmende Klarheit über dich selbst und die tiefe Wertschätzung *und* Annahme des Guten geschieht.

In dieser Phase brauchst und verfeinerst du die Fähigkeit, zu empfangen und dich von anderen unterstützen zu lassen. Aber noch wichtiger ist, dass du vom Leben selbst gehalten und geführt wirst. Bald wirst du merken, dass es nicht mehr um deinen eigenen Willen geht, sondern um einen höheren Willen.

> *»Jetzt bin ich bereit zu empfangen, nachdem ich ein Leben lang als Mutter, Partnerin, Lehrerin und Heilerin gegeben habe, ohne jemals von meiner eigenen Mutter genährt worden zu sein. Eine*

weitere Offenbarung ist, dass ich von ganz vielen Leuten auf unterschiedlichste Weise empfange – ich muss nur meine Augen dafür öffnen und hinsehen. Mein Herz ist offen, und es gibt viel Liebe in meinem Leben. Ich muss nur die vielen kleinen Zeichen von anderen und von mir selbst sehen.«

Sam

Eine innere Magie entfaltet ihre Kraft. Du hast eine tiefere spirituelle Verbindung geknüpft und spürst, dass die Liebe durch dich spricht. Du kannst dich jetzt endlich selbst erkennen und akzeptieren, weil du deine Fähigkeit intensiviert hast, zu empfangen.

An dieser Stelle möchten wir ergänzen, dass die Fähigkeit zu empfangen auf einer sehr alltäglichen Ebene funktioniert, denn es geht darum, dass du es zulässt, von anderen zu empfangen, anstatt immer nur zu geben und zu tun. Lass den Archetyp der »Urmutter« hinter dir (damit ist aber nicht gemeint, die Mutterschaft aufzugeben, obwohl du das vielleicht auch gern in die Tat umsetzen würdest ... *wenn doch nur*). In dir entsteht eine neue Ordnung, und du brauchst Zeit, um sie zu genießen und dich in ihr einzurichten.

VERGEBUNG IST DER SCHLÜSSEL ZUR OFFENBARUNG

Sollte dir die Wartezeit auf die Phase der Offenbarung zu lang erscheinen – und sie lässt sich nun mal nicht erzwingen –, dann gibt es einen entscheidenden Schlüssel, der sie in Gang setzen kann: die Vergebung. Sie kann sich fast wie von selbst als Teil deiner Initiation entwickeln, vorausgesetzt, du stellst dich dem Abgrund der Phase des Verrats – also den Auswirkungen all dessen, was in dir und in deinem Leben bisher noch nicht vergeben ist –, lässt es zu, die Kontrolle zu verlieren, und schaffst einen Raum zum Nachdenken, Verdauen und Erneuern.

Ist es nicht radikal, sich vorzustellen, dass es einen Moment im Leben gibt, in dem du auf deine Fehler und Dummheiten zurückblicken und dir selbst verzeihen kannst? Die Wechseljahre sind so ein Moment.

Je mehr du dich durch die Wechseljahre verändern lässt, desto besser *kannst* du dich für die Gnade der Vergebung öffnen. Dabei handelt es sich um *deine* persönliche Form von Vergebung (das möchten wir immer wieder betonen). Akzeptiere, wer du bist und was du getan hast, und vergib dir, dass du auch nur ein Mensch bist. Dazu gehört, auch anderen zu vergeben. Das ist zum einen notwendig, zum anderen aber auch herausfordernd, doch es gibt keinen anderen Weg, wenn du freundlicher zu dir selbst sein und deine menschlichen Schwächen voll und ganz akzeptieren willst. Und das schließt ein, dass auch *du* Fehler machst.

»Ich erinnere mich an die plötzliche Offenbarung meiner selbst, auch meiner Schattenseite. Wie ich mir selbst vergebe und meine Fehler akzeptiere. Das Gefühl, zurückzublicken und zu sehen, wie ich durch meine Zwanziger- und Dreißigerjahre gestolpert bin und schreckliche Fehler gemacht habe. Für einige meiner Verhaltensweisen habe ich mich in Grund und Boden geschämt. Scham ist was Furchtbares. Ich habe mich regelrecht befreit gefühlt, als ich mich nach dem Blick auf meine Schattenseite selbst akzeptieren konnte. Niemand kann mir wehtun, es gibt keine Scham mehr, denn wenn ich mich mit Freundlichkeit und Lachen akzeptiere, fühle ich mich ganz.«

PETRA

Der Akt des Vergebens

Vergebung hat eine große Kraft und Macht, aber manchmal verlangt sie uns viel ab, vor allem wenn wir uns gerade mitten im Sturm der Verratsphase befinden. Zu diesem Zeitpunkt ist allein der Gedanke an ihre Bedeutung oder an Gnade die pure Überforderung.

Doch nun hattest du ja ausreichend Zeit, rein gar nichts zu tun, hast die heilende Magie dieses Zustands entdeckt und dich mit deiner inneren Kritikerin auseinandergesetzt, und wir hoffen, dass du dir mit mehr Nachsicht und Freundlichkeit begegnest. Vielleicht auch den Menschen, die dich in der Vergangenheit enttäuscht haben, sodass Vergebung möglich wird. Sollte das nicht der Fall sein, solltest du sie nicht erzwingen. Wir bitten dich nur darum, offen zu bleiben für Vergebung. Denn dies ist vielleicht unsere wichtigste und reifste Handlung. Und du wirst irgendwann deinen persönlichen Weg dazu finden.

Der Akt des Vergebens betrifft nur dich selbst. Geh spielerisch damit um. Lass die Vergebung links liegen, ärgere dich darüber, sei wütend und wehre dich dagegen, aber *halte dir trotzdem die Möglichkeit offen* zu vergeben. Wenn es für dich aber unüberwindliche Grenzen gibt, dann schließe Frieden mit dieser Tatsache, indem du für dich selbst einen Weg findest, um mit einer Sache abzuschließen.

Vergebung oder Versöhnung mit einer Situation lassen Verbitterung, Hoffnungslosigkeit, Groll und Zynismus verschwinden. Du willst bestimmt nicht, dass sich diese vier apokalyptischen Reiter in dir einnisten, denn sie sind unangenehme und freudlose Lebensbegleiter.

DEINE MUTTER – WUNDEN HEILEN

Eine Person, die für viele in den Wechseljahren eine große Rolle spielt, ist die eigene Mutter. Sobald Alexandra dieses Thema in einem Workshop oder Kurs anspricht, trifft sie damit einen Nerv. Wir haben die Vermutung, dass es eine archetypische Notwendigkeit der Wechseljahre ist, eine Form des Friedens mit der Mutter zu finden, der für den persönlichen Reifeprozess notwendig ist.

Alexandra erkannte, dass dies für ihre eigene Gesundheit von entscheidender Bedeutung war: »Um Frieden mit meiner Mutter zu schließen, musste ich ihre Menschlichkeit, ihre Geschichte und ihre Abstammung anerkennen – dass sie das Beste getan hat, was sie geben konnte.« Jetzt erst konnte sie ermessen, was ihre Mutter alles auf sich genommen und wie viel sie für Alexandra und ihre beiden Brüder geleistet hatte, wie sie auf ihre Weise für sie gekämpft hatte. Das war heilsam. Alexandra konnte nun ganz bewusst erkennen, was ihre Mutter alles für sie getan und wie gut sie es gemacht hatte.

Damals lebte ihre Mutter noch, und so konnte Alexandra ihr auf zurückhaltende Weise ihre Dankbarkeit ausdrücken, so wie es ihrer Mutter entsprach. Sie war eine typische Engländerin und mochte weder Komplimente noch zu viel Nähe. »Aber ich habe mich darüber hinweggesetzt, und sie dann auch«, sagt Alexandra. »Es war wirklich bewegend, und wir haben viel gelacht – Gott sei Dank hatte meine Mutter Sinn für Humor.«

Für Alexandra bedeutete Vergebung mehr Verständnis für das Leben ihrer Mutter und die damit verbundene Akzeptanz. Andere haben weniger Glück. Kirsten hoffte ihr ganzes Leben lang, Zugang zur Liebe ihrer Mutter zu finden. Aber auch mit 94 Jahren war ihre Mutter nicht milder geworden. Schmerzlich erkannte Kirsten, dass ihre Mutter narzisstisch war und sie selbst ihr immer nur als Spiegel dienen würde.

Aufgewühlt teilte sie ihre Geschichte der Gruppe unserer Online-Community mit: »Es fällt mir schwer, das zu schreiben. Ich fürchte mich vor Sätzen wie ›Aber tief im Inneren liebt sie dich doch‹ oder ›Hast du versucht, mit ihr darüber zu reden?‹. Tatsache ist, dass ich all die Jahre mit dieser Lüge gelebt habe, aber meine Mutter ist einfach nicht in der Lage, andere zu lieben, und in Gesprächen muss sie immer das letzte Wort haben. Ich muss den Tatsachen ins Auge sehen. Und vielleicht gehört dazu auch Vergebung. Denn vielleicht hat sie ja wirklich ihr Bestes getan. Ich muss sie loslassen, und mit dem Loslassen gebe ich auch die Illusion auf, dass es anders hätte sein können.«

Seit der Teilnahme an unserem Onlinekurs über Wechseljahre und Menopause lässt Kirsten ihren Schmerz darüber, dass sie von ihrer Mutter nie Liebe erhalten hat, endlich zu. Das hat sie verändert und ihr ermöglicht, die Dinge so zu sehen, wie sie sind. »Ich kann endlich trauern und mich darauf einlassen herauszufinden, wer ich wirklich bin. Was für ein Geschenk im Alter von 53 Jahren.«

Ebenso hat sie sich mit ihrer Menarche-Erfahrung auseinandergesetzt. Dafür nutzte sie die Anleitung unseres Online-Menarche-Kurses, über den wir in Kapitel 8 berichten. Und sie nahm eine Zuhörpartnerschaft[15] auf mit einer Frau in ihrem Alter, die ebenfalls eine narzisstische Mutter hat. Sie tauschen sich alle zwei Wochen aus, und das verhalf Kirsten zu vielen Erinnerungen und neuen Erkenntnissen darüber, dass sie schon immer gewusst hatte, wie empathielos ihre Mutter war. (Weitere Informationen zu Zuhörpartnerschaften findest du in unseren kostenlosen englischsprachigen Online-Angeboten für Menopause und Wechseljahre *Menopause Remedies and Resources* unter www.redschool.net/for-menopause).

Und was am wichtigsten ist: Kirsten hat erkannt, wie ungemein klug sie in ihrer Kindheit und Jugend mit dieser Situation umgegangen ist. Bis zu diesem Zeitpunkt hatte sie sich nur für ihr jüngeres Ich geschämt und ständig versucht, diese Zeit aus ihrem Gedächtnis zu streichen. Auf wundersame Weise sind die tägliche Migräne und die Hitzewallungen, unter denen sie litt, verschwunden, seit sie mit ihrem jungen Menarchen-Ich arbeitet. »Ich weiß nicht, ob ich meiner Mutter schon verzeihen kann«, sagt sie, »aber ich weiß, dass ich mich weniger schäme. Mir ist bewusst, dass sie mich eigentlich nicht sieht und mich keine Schuld trifft. Vielleicht ist das ja der Anfang, um nachsichtiger mit ihr umgehen zu können. Das Wichtigste ist, dass ich frei bin, so zu sein, wie ich bin, und ich habe das Gefühl, auf dem richtigen Weg zu sein.«

FRIEDEN SCHLIESSEN MIT ANDEREN BEZUGSPERSONEN

Natürlich ist es nicht nur unsere Mutter, mit der wir vielleicht Frieden schließen müssen, es könnte auch unser Vater oder eine andere Bezugsperson sein. Abi hatte eine besonders bewegende Geschichte über ihren Vater zu erzählen, mit dem sie sich oft gestritten hatte: »Ich mochte ihn nicht, aber ich hatte nicht den Mut, ihm gegenüberzutreten und meine Wahrheit auszusprechen«, sagte sie.

In den letzten drei Jahren seines Lebens versank Abis Vater im Nebel der Alzheimer-Erkrankung, aber während ihrer letzten Besuche bei ihm im Pflegeheim sprach sie mit ihm darüber, dass er so viele Lasten, Geheimnisse, unausgesprochene Geschichten und Wut mit sich herumtragen müsse und ob er diese vielleicht lieber teilen wolle, als sie mitzunehmen. Ein echtes Gespräch war nicht möglich, aber Abi wusste in ihrem Herzen, dass er sie verstand, denn sie konnte eine stille Verbundenheit spüren.

Wenig später, als sie im Innenhof des Pflegeheims saßen, verspürte Abi tiefe Ruhe und ein Gefühl großer Ehrfurcht. »Ich empfand eine solche Liebe, eine solche Schönheit zwischen uns und ein Gefühl von etwas, das viel größer war als wir«, erinnert sie sich. »In diesem Moment wusste ich, dass alles, was zwischen uns geschehen war, geheilt war. Ich konnte ihm verzeihen und damit auch mir selbst für die Rolle, die ich in unserer gemeinsamen Geschichte gespielt hatte. Als ich das letzte Mal bei ihm saß, legte ich meine Hand sanft auf seinen Arm, als er schlief. Jedes Mal, wenn er aufwachte, lächelte er, und er erkannte mich, er erkannte mich, so wie ich wirklich bin.«

Wir möchten betonen, dass deine Eltern oder Bezugspersonen nicht mehr am Leben sein müssen, damit du diese Arbeit machen kannst. Und selbst wenn sie noch am Leben sind, werden sie vielleicht nie erfahren, was in deinem Herzen vorgeht. Du kannst diese Arbeit auch für dich ganz allein im Geiste tun. Es geht nur um dich. Wie du bestimmte Dinge verstehst und wie du sie jetzt siehst und empfindest.

Wenn du dich wie Kirsten irgendwann mit der Tatsache auseinandersetzen musst, dass deine Mutter, dein Vater oder eine andere für dich wichtige Bezugsperson dich nie so sehen oder lieben werden, wie du es dir schon so lange wünschst, oder dass diese Menschen dir vielleicht sogar aktiv geschadet haben, könnte dir vielleicht Pippas Erkenntnis weiterhelfen: »Ich verfüge über Werkzeuge – ein kreatives Herz, einen Sinn für Rituale und eine ausgeprägte Vorstellungskraft –, um dem Wunsch nach Vergebung nachzukommen und die Wunde meiner Mutterbeziehung zu heilen.«

Pippa hat ein paar Monate lang sorgfältig nachgedacht. »Winzige Gedanken bilden sich, kleine Tröpfchen, die sich um dieses ganze Thema drehen«, sagt sie. Irgendwie wissen wir, dass sie mit der Zeit einen Weg finden wird, ihre Mutter zu verstehen und mit ihr Frieden zu schließen.

Wir hoffen, dass du in diesen Geschichten Inspirationen findest, um mit deinen Eltern oder anderen Personen, mit denen du Probleme oder eine schwierige Zeit hattest, ins Reine zu kommen.

VON DER LIEBE IMMUNISIERT

> *»Ich bin überzeugt davon, dass die Offenbarung wirklich Liebe ist.«*
> Lou

In der Phase der Offenbarung geht es darum, einen Weg in das innere Heiligtum der Verbundenheit zu finden. Diese neue Verbindung zu dir selbst ist nichts anderes als die Offenbarung der Liebe – und zwar die Liebe, die dir innewohnt, und nicht die Liebe zu irgendetwas. Spür die Liebe in dir selbst und die Liebe zum Leben. Wie eine lebende Präsenz wird sie zum neuen Treibstoff deines Lebens.

Deine heilige Aufgabe besteht vor allem darin, Anerkennung dafür *anzunehmen*, was du bist, und dass du genau richtig und ganz bist. Dein einmaliges Potenzial zu erkennen und anzunehmen und auch, dass dir vergeben wird. Dadurch empfängst du das Sakrament deiner selbst und des höheren Bewusstseins, das du jetzt in dir trägst. Du wirst von der Liebe immunisiert.

> *»Jetzt kann ich ganz ich selbst sein. Scheiß drauf. Ich muss nichts mehr beweisen. Ich habe mir meine Orden verdient. Und das fühlt sich richtig gut an.«*
> Penny

Gerade für deinen Aufbruch ins große Danach ist diese Immunisierung das einzig Wichtige. Ganz bestimmt hast du irgendwelche Aufgaben in der Welt, und das wird dir einiges abverlangen. Die Immunisierung in den Wechseljahren verleiht dir einen Schutz aus Vertrauen und Sinn, der dich umgibt und dich leitet, während du mit dem alltäglichen Auf und Ab deiner Aufgabe beschäftigt bist.

Zusammenfassung: Offenbarung – Wachstum zum Einssein mit dir selbst

- Durch den Prozess der beiden vorangegangenen Phasen hast du die Schlacken und den Lärm deines Lebens beseitigt – also alles, was unbewusst war und bewusst gemacht und losgelassen werden musste, damit du bereit bist für den Eintritt in das innere Heiligtum der Wechseljahre und dort den Segen deines Wesens empfangen kannst. Das ist eine kraftvolle spirituelle Arbeit. Du hast dich im Unbekannten gefestigt. Auch wenn du durchlässig bist, hast du jetzt mehr Leichtigkeit und Präsenz. Du bist der Essenz deines Selbst ständig näher gekommen.
- Die Offenbarung signalisiert sowohl das Ende des Auflösungsprozesses in den Wechseljahren als auch den Beginn der Entstehung deines neuen Ichs. Es sind die ersten imaginären Zellen des Schmetterlings, die zu funkeln beginnen und sich zusammenfügen.
- Je gütiger, mitfühlender und verzeihender du mit dir umgehst, desto mehr Zugang zu dir selbst wirst du finden und umso tiefer dich erkennen können. Jetzt kannst du dich *wirklich* sehen. Die Fähigkeit, deine eigene Güte zuzulassen und anzunehmen – dich trotz deiner Fehler und Schwächen zu akzeptieren und das, was du bist, zu verwirklichen, ohne dass etwas von dieser Güte aufgrund schwächender Faktoren verloren geht – ist eine Medizin, die du genießen solltest.
- Die Arbeit der Offenbarungsphase verläuft auf subtile und tiefgreifende Weise. Noch gibt es nicht viel, was du an der Oberfläche deines Lebens zeigen könntest. In diesen Momenten der Offenbarung, seien sie auch noch so klein, gibst du dir selbst ein kraftvolles Ja, das die gefühlten Jahrhunderte der Negativität, der Verleugnung und der Ablehnung in aller Stille ins Gegenteil verkehrt. Es ist deine heilige Aufgabe, jeden dieser Momente anzunehmen, und mit der Zeit werden sie sich in dir verwurzeln. Und so nimmt dein neues Wesen langsam, aber sicher Gestalt an.

- Im Moment der Offenbarung spürst du ganz klar, wie du erwachst. Der gläserne Deckel hebt sich von deinem Leben, sodass du dich in dein größeres Mysterium hinein ausdehnen und deine einzigartigen Gaben oder deinen Erfindungsgeist zur Geltung bringen kannst.
- In Zukunft wirst du dich innerlich immer mehr selbst akzeptieren – das ist der Goldschatz der Offenbarung. Du bist in tiefem Einklang mit dir selbst und kannst nun mehr Licht empfangen. Und damit ist der Boden bereitet für die nächste Phase der Reise, die Visionssuche.

Bevor du weiterliest

Hör in dich hinein: Es ist an der Zeit, eine weitere Pause einzulegen und deine Gedanken und Gefühle dir selbst gegenüber zu beobachten. Was hast du in diesem Kapitel über dich selbst herausgefunden? Gibt es jemanden (dich eingeschlossen), dem du vergeben oder mit dem du Frieden schließen solltest? Das kannst du auch für dich ganz allein im Geiste tun.

Handle: Wie freundlich bist du zu dir selbst? Kannst du dich über dich selbst freuen? Egal in welcher Phase deiner Reise durch die Wechseljahre du dich gerade befindest: Tu es einfach. Und ab heute kannst du dich außerdem bewusst in der Kunst üben, alles anzunehmen, auch Komplimente.

KAPITEL 19

PHASE 4: VISIONSSUCHE – ERKENNE DEINE EINZIGARTIGEN GABEN

Ziel: Empfange die Gnade deiner Berufung und lass dich von ihr immunisieren.
Selbstfürsorge: Weite und Stille halten.
Initiationsaufgabe: Wende dich deinem grenzenlosen Potenzial und deiner Kraft zu.
Alchemistische Fähigkeit: präsent sein, Geduld haben, aktiv hinhören und anhaltende Intuition.
Goldschatz: Klarheit, ein Gefühl von Bedeutung und Einssein – deine Nische in der Ökologie des Lebens.

Aus der tiefen Zuflucht der Offenbarung erwächst die Phase der Visionssuche, in der du Klarheit und Gewissheit über deine Berufung und den vor dir liegenden Weg erlangen kannst. So wie du während der Offenbarung mit Liebe immunisiert wurdest, so stellen wir uns nun vor, wie du bei der Visionssuche mit der vollen Gnade deiner Berufung durchdrungen wirst. Der Gnade, deine einzigartigen Leidenschaften, Sehnsüchte und kreativen Ideen zu erkennen und vor allem zu genießen. Lass ihnen freien Lauf im Reich der uneingeschränkten Fantasie.

Jetzt darfst du dir alle Möglichkeiten vorstellen, ganz ohne Druck, Forderungen oder Bedenken hinsichtlich ihrer Umsetzbarkeit. Du hast wirklich viel innere und äußere Arbeit geleistet, um dich auf diesen neuen Inspirationsstrom vorzubereiten. Doch gleichzeitig ist das auch eine Phase der Ruhe und des Zulassens, in der die Saat des Neuen aufgehen darf.

Vielleicht hattest du schon während deiner gesamten Reise durch die Wechseljahre ständig neue Ideen. Und vielleicht wusstest du schon immer ganz tief in dir drin, was du wirklich tun möchtest. Oder du gehörst zu den Menschen, die schon immer ihre Berufung gelebt haben, aber jetzt strömen dir noch viele weitere Inspirationen zu.

Die Phase der Visionssuche ist eine Zeit zunehmender Klarheit und der Verfeinerung deiner Vision. Wie ein Fluss, der erst leise unterirdisch geflossen ist, drängt sie jetzt an die Oberfläche, und du kannst diesen Strom verfolgen: seine Ufer, seine Umrisse und seinen Lauf. Jetzt wird dir klar, was du einfach tun musst.

> *»Ja, mein Körper verändert sich, aber das ist unwichtig angesichts der Schatulle voller Juwelen und der unendlichen Geschenke, die ich erhalte.«*
> SUZE

Damit die Inspiration, die Ideen und die Führung in Fluss kommen, brauchst du in deinem Alltag etwas Freiraum und Zeiten der stillen Besinnung. Dann kann der Ruf zu dir durchdringen.

DIE GNADE DER VISIONEN

Möglicherweise bist du aber auch wie aufgeladen durch eine enorm hohe Energie. Das ist bei starken Visionen durchaus möglich, könnte dich aber leicht überfordern. Um offen zu sein für Visionen, solltest du dir immer wieder Freiräume von Verpflichtungen schaffen und für Zeit und Muße sorgen, in deinen Rhythmus finden und eine Haltung gelassener Präsenz einnehmen.

Die Zeit der Visionssuche ist wertvoll und oft geradezu berauschend, denn du erhältst wertvolle Erkenntnisse und Inspirationen. Der Begriff »Vision« ist weit gefasst – das können konkrete Bilder oder Vorstellungen sein, aber auch ein tief empfundenes Wissen, ein Instinkt oder der Impuls, etwas tun zu müssen. Vielleicht fühlst du dich auch einfach dazu berufen, etwas Bestimmtes anzugehen, oder du empfindest plötzlich große Zufriedenheit und Freude an etwas, das du bereits tust – als ob es sich erweitert oder eine größere Bedeutung erhält. Oder du fühlst dich von etwas ergriffen, das du nicht benennen kannst, doch du empfindest ein Hochgefühl. Sei dir einfach bewusst, dass da etwas ist – eine verborgene Gnade, die in dir wirkt.

Lass dich von all den Ideen, Inspirationen, Visionen und kühnen Träumen mitreißen. Nimm sie in ihrem ganzen Reichtum an. Nur darum geht es jetzt. Bewerte und zensiere sie nicht und schalte deinen kritischen Verstand aus.

Deine Urteilskraft setzt du zu gegebener Zeit ein. Im Moment willst du in deinen Traum eintauchen und tief in deine Ideen hineinträumen und sie bewohnen. Wage es, sie ganz und gar auszukosten. Das ist die nächste hochwirksame Immunisierung.

Lass deshalb keine (inneren oder äußeren) Kritiker*innen zu Wort kommen, deren Lebensinhalt aus Machbarkeitsstudien besteht. Mit anderen Worten: Sie wollen dir nur einreden, dass alles »unmöglich« ist. Oder sie kommentieren deine Fähigkeit, zur Tat zu schreiten, mit dem Satz: »Was glaubst du wohl, wer du bist?« Natürlich ist die Berufung etwas Großes, etwas viel zu Großes für uns Normalsterbliche. Würdest du jetzt deiner inneren Kritikerin die Tür auch nur einen Spaltbreit öffnen, würde sie dich fertigmachen.

Später hast du noch genügend Zeit, dir ihre Kommentare anzuhören. Im Moment geht es aber nur darum, dich von all den Möglichkeiten erfüllen, nähren und befruchten und sie dann ausreifen zu lassen. Die Visionsarbeit ist ein geschützter Bereich, in dem deine Träume und Ideen im Mittelpunkt stehen und sich in ihrer ganzen Pracht entfalten können.

Empfange sie, schwelge in ihnen und mach dir keine Gedanken über das Wie. Dadurch stimmst du dich auf sie ein. Und genau dadurch wird Magie möglich. Du ziehst Möglichkeiten, Unterstützung und praktische Ideen an, mit deren Hilfe du deine ersten Schritte machst. Und nach einem Schritt folgt der nächste.

Tanz mit dem Universum

Durch deine Einstimmung bewegst du dich mühelos vorwärts, ganz ohne Hast oder Druck. Was natürlich nicht heißt, dass nicht auch harte Arbeit und neue Aufgaben auf dich warten. Aber du wirst das Gefühl haben, dass etwas im Fluss ist.

Während der Phase der Visionssuche stimmst du dich auf deine Berufung ein, und du tanzt in immer größerer Harmonie mit dem Universum. Es wird zu deinem neuen Geschäftspartner. Alexandra findet, dass es »liefert« – manchmal sogar etwas zu überschwänglich, weshalb sie nichts dagegen hätte, wenn es ab und zu langsamer vonstattenginge.

> *»Du surfst auf dieser Welle. Die Welle nimmt dich auf und trägt dich weiter. Du bist einfach auf deinem Weg, das ist alles.«*
> SUZE

Es ist entscheidend, keine Widerstände gegen das aufzubauen, was auf dich zukommt, sondern es anzunehmen. Du kannst natürlich alles aufzählen, was dagegenspricht, aber deine Berufung, deine Leidenschaft oder dein Traum lassen sich davon nicht abschrecken: Sie bleiben. Wir wehren uns oft gegen Ideen, weil wir nicht wissen, wie wir sie verwirklichen sollen. Schon die

Überlegung, wie du sie umsetzen sollst, kann dich überfordern oder verunsichern, und deshalb schiebst du Ideen lieber zur Seite.

Stell diese Gedanken erst einmal zurück und genieße die Erfahrung, die Inspirationen zu empfangen. Über ihre Umsetzung kannst du später nachdenken, doch du wirst ziemlich sicher feststellen, dass sich zum richtigen Zeitpunkt alles wie von selbst ergibt. Und natürlich hast du während deiner gesamten Reise durch die Wechseljahre die Fähigkeit erworben und verfeinert, diesem Timing zu vertrauen und dich darauf einzulassen.

GIB DICH DEINER VISION HIN

Stell dir die Visionsarbeit so vor, als ob du einen Zeitenstrom aus der Zukunft anzapfst, der alles beinhaltet, was deine eigene Zukunft ausmacht. Mit anderen Worten: Das Universum hat alles in der Hand und steht am Ruder. Du musst nur ganz tief ruhen, während dein geistiges Auge und deine Vorstellungskraft sich öffnen für die Leichtigkeit und Weite des gesamten Kosmos an Ideen und Möglichkeiten. Dort kannst du frei und ungehindert umherstreifen und neue Identitäten und Lebensentwürfe für dich imaginieren – in deiner Partnerschaft, in deinem Umfeld, in dieser schönen und gleichzeitig unruhigen Welt. Entdecke die Magie und alles, was dich ausmacht, was du verkörperst und mit anderen teilen kannst – zum Wohle von uns allen.

Dieser Zeitenstrom breitet sich wie ein Weg vor dir aus und führt dich zu deiner Aufgabe oder deiner Berufung. Vielleicht erkennst du bereits den ganzen funkelnden Weg, der vor dir liegt, oder nur ein, zwei Schritte direkt vor dir. Aber du hast Vertrauen, weil du dich von einer höheren Macht gehalten fühlst, die dich führt und leitet.

Tief in dir weißt du, dass es richtig so ist. Während du vorwärtsgehst, zeigen sich dir die nächsten Schritte. Natürlich entscheidest du selbst, aber der Weg hält dich, und du merkst, dass du dir überhaupt keine Gedanken darüber machen musst, wie es weitergehen soll. Vielleicht fragst du dich sogar: »Wie soll ich all das bewältigen, das sich mir zeigt?«

> *»Es war gar nicht so einfach, der Leere zu vertrauen, und als die Urkraft sich meldete, stellte sich auch die Angst ein. ›Nein, ich will das nicht‹, sagte ich, aber ich musste dieser Kraft vertrauen.«*
> CLAUDIA

Alexandra erinnert sich an einen solchen Moment in ihrem Leben: Sie hatte ihre Praxis für Psychotherapie geschlossen, ihre Sachen gepackt und nach Großbritannien vorausgeschickt und wohnte ein paar Tage bei einer Freundin im australischen Busch, wo sie auf ihren Flug wartete. Es gab nichts, was sie störte. Als sie draußen auf dem Boden zwischen alten Granitsteinen saß, weit offen für die Erde und den Himmel, strömte ihre Berufung für die Menstrualitätsarbeit in sie hinein.

Sie kann sich nicht mehr an Einzelheiten erinnern, sie weiß nur noch, dass sie vor Aufregung beinahe vibrierte, als ob sie von der Berufung ergriffen wurde und diese wie in Ekstase in sich aufnahm. Sie saugte die höchste Kraft für ihre Arbeit in sich auf. Eine Arbeit, die sie über Jahre hinweg still und langsam neben ihrer Tätigkeit als Psychotherapeutin aufgebaut hatte. Sie durchströmte das tiefempfundene Gefühl der ihr verheißenen Berufung für die Menstrualität.

Es fühlte sich stimmig und richtig an, einen radikalen Schnitt zu machen, die sichere Arbeit der vergangenen 20 Jahre zu beenden, das Land, in dem sie 25 Jahre lang gelebt hatte, zu verlassen und nach Großbritannien zurückzukehren. Dort hatte sie Familie und einige alte Freund*innen, aber nur wenige berufliche Kontakte. Doch sie fühlte sich von ihrer Berufung gehalten, so als ob sie noch in dieser ekstatischen Blase wäre, und das half ihr in den Anfängen ihrer neuen Tätigkeit.

Lass den Dingen ihren Lauf

Suzes Visionen traten erstmals auf, als sie in die Wechseljahre kam, aber zu diesem Zeitpunkt wusste sie das noch nicht. Sie arbeitete als Akupunkturtherapeutin, doch sie verspürte den starken Wunsch, Musik zu machen. Schon als Kind war sie eine sehr gute Musikerin gewesen, aber nachdem sie die Musik lange Zeit vernachlässigt hatte, kämpfte sie nun darum, sich in der, wie sie es nannte, »Männerwelt des Jazz« ihren Platz zu erobern.

Während unseres Workshops zu Wechseljahren und Menopause veränderte sich etwas in ihr. Ihr wurde klar, was sie tun wollte und musste: Sie wollte zum Instrument ihrer Kindheit, der Bratsche, zurückkehren. Sie war hellauf begeistert. Bis heute ist sie dem treu geblieben, was sich bei diesem Workshop zeigte. Jetzt, mit 56 Jahren, steht sie auf dem zarten neuen Boden des großen Danach und sagt: »Musik ist meine ganze Leidenschaft und Berufung. Sie ist jetzt mein Leben, vor allem das eigene Musizieren, und ich habe eine Musikstiftung gegründet.«

Die Kernbotschaft der Visionsarbeit lautet: Nimm dir Zeit. Nimm dir Zeit für alles, was du empfindest, und lass deinem Wesen Zeit, sich daran zu erfreuen, es zu verdauen und sich führen zu lassen. Es ist sehr wertvoll, die Dinge ruhen und sich entfalten zu lassen.

Es ist sogar wichtig, die Dinge ruhen zu lassen – im Interesse der Ideen, aber auch zugunsten deiner Verfassung. Auch wenn du beginnst, dem Kokon nach und nach zu entwachsen, befindest du dich immer noch darin – dein Nervensystem braucht vielleicht noch Erholung, und deine Energie ist noch nicht ausreichend wiederhergestellt. Oder du fühlst dich einfach antriebslos, auch wenn die Ideen nur so sprudeln.

Du hast auch auf einer weitaus subtileren Ebene Visionen, so wie ein Fötus verborgen im Mutterleib heranwächst, bevor das

Baby geboren wird. Wenn du die Dinge aber zu früh forcierst, bevor du und deine Vision wirklich bereit dazu seid, könntest du scheitern und ausbrennen. Das ist bis zu einem gewissen Grad sowieso immer möglich, so groß ist die Herausforderung unserer kreativen Impulse und der Neuanfänge.

Kehre deshalb immer wieder zu dir selbst zurück und stimme dich auf dein Inneres ein. Sei ehrlich zu dir selbst. Wie geht es dir wirklich? Bist du bereit, die Welt zu erobern? Nö, wahrscheinlich nicht. Halte dich deshalb so gut wie möglich zurück. Du kannst es nicht erzwingen.

> *»Die Wechseljahre verschafften mir eine klare Sicht auf die Blockaden, die mich behinderten. Plötzlich konnte ich den ganzen Quatsch, die falschen Vorstellungen und Überzeugungen über mich selbst, über Bord werfen. Es war so einfach, sich von ihnen zu lösen oder sie wie ein Kleidungsstück fallen zu lassen und weiterzugehen.«*
> SUZE

Wir sind uns bewusst, dass du vielleicht nicht so viel Zeit hast und in Aktion treten musst, um Geld zu verdienen. Das ist natürlich wichtig, aber sei dir immer bewusst, wo du auf deiner Reise gerade stehst. Es ist nicht gut, dich über deine emotionalen und physischen Grenzen hinaus zu fordern. Finde Möglichkeiten, um dich zurückzuziehen und zu träumen, auch wenn du in Gang bleiben musst. Vielleicht solltest du diese Praxis in Zukunft sowieso beibehalten, denn du hast jetzt keine Menstruation mehr, die dich daran erinnert, eine Auszeit zu nehmen.

FOLGE DER SPUR DER BROTKRUMEN

Vielleicht merkst du irgendwann, dass du deiner Berufung oder Vision bereits unwissentlich folgst. Du tust einfach das, was du interessant oder aufregend findest oder was sich ergibt, und stellst fest, dass sich etwas Überraschendes daraus entwickelt. Es ist fast so, als würdest du einer Spur von Brotkrumen zum Goldtopf folgen.

So schrieb Kate Codrington Blogbeiträge über verschiedene Aspekte der Menopause und Wechseljahre, was eines Tages zu einem für sie unerwarteten Ergebnis führte: Sie erhielt einen Autorenvertrag.[16] Dabei hatte sie nie vorgehabt, ein Buch über die Wechseljahre zu schreiben – mit anderen Worten, sie verfolgte keine zielgerichtete Absicht. Das war wichtig, denn das hätte sie vielleicht abgeschreckt. Sie arbeitete jeweils nur an der Idee, die als Nächstes auftauchte, so als hätte sie Scheuklappen auf. Sie folgte einfach der Spur ihrer eigenen Interessen.

Wenn du das Gefühl hast, dass die Phase der Visionssuche nicht so recht in Gang kommt, solltest du dich immer wieder auf deine Bedürfnisse besinnen, auf deine intuitiven Eingebungen hören, dir Pausen von allen inneren und äußeren Anforderungen gönnen und dir mehr Zeit zum Herumtrödeln und Träumen nehmen.

Oder erinnere dich an unseren Sabbatical-Ratschlag und gönne dir eine Wechseljahres-Auszeit. Vielleicht braucht deine Seele noch mehr Zeit, um sich einfach treiben zu lassen und über das Unbekannte zu staunen. Sie will auf keinen Fall von irgendjemandem zu etwas gedrängt oder gezwungen werden. Folge den Brotkrumen, den Gedanken und den Bedürfnissen, die sich im jeweiligen Augenblick zu Wort melden. Und vertrau weiterhin auf dich selbst.

Lass dich von deiner Berufung immunisieren, das macht dich widerstandsfähiger gegenüber den Schwierigkeiten, die unweigerlich auftauchen, wenn es darum geht, deine Vision zu verwirklichen. Betrachte sie als sinnvollen Teil deiner Aufgabe und nicht als zufällige Hindernisse, die dich aus dem Konzept bringen sollen. Nein, das Leben ist nichts Privates, sondern vielmehr ein evolutionärer Prozess. Das Universum ist sehr effizient, und keine Erfahrung ist umsonst. Was geschieht, ist genau das, was gerade ansteht. Dein Gehirn wird jetzt für diese Art von Bewusstsein neu verdrahtet.

WEIHE

Die Phasen der Offenbarung und der Visionssuche ähneln sich sehr, weshalb es vielleicht reine Haarspalterei ist, sie überhaupt voneinander zu trennen. Wir tun es trotzdem. Denn es handelt sich um zwei sehr unterschiedliche Prozesse. Der eine ist die Weihe deiner selbst, also wer du bist, und der andere ist die Weihe durch deine Berufung, also was du zu tun hast. Das eine ergibt sich aus dem anderen.

Sollte es dir schwerfallen zu erkennen, worum es in deinem Leben von nun an gehen soll, kann dir der Prozess in der Orientierungsphase dabei behilflich sein. Solltest du unsicher sein, in welche Richtung sich dein Leben entwickeln soll, brauchst du vielleicht mehr Zeit für Selbstfürsorge, Freundlichkeit und Vergebung, vor allem dir selbst gegenüber.

Die Befreiung, die du dadurch empfindest, bringt dir auch die befreiende Erkenntnis, was dir Spaß macht und du tun möchtest. Fragen wie »Worum geht es eigentlich?« und »Was soll ich tun?« beantworten sich wie von selbst. Du nimmst das Gute ganz tief in dich auf und schaffst so den fruchtbaren Boden, aus dem deine Berufung erwachsen kann oder sich offenbart. Auf dem Nährboden der Selbstakzeptanz kann deine Vision voll erblühen. Und der Dünger dafür ist die Liebe.

Geweiht durch Gnade

Alexandra beschreibt dieses Phänomen folgendermaßen:

»Als ich 13 Jahre alt war, geschah etwas Außergewöhnliches. Als ich den Sonntagabendgottesdienst in meinem Internat verließ, hatte ich plötzlich das Gefühl, auf Luft zu gehen, erfüllt von Liebe. Alles war von dieser Liebe durchdrungen. Alles fühlte sich vollkommen an, auch das sonntägliche Abendessen, das immer gleich war und immer schrecklich schmeckte.

Diese Erfahrung begleitete mich etwa die nächsten 36 Stunden. Ich befand mich in einer ekstatischen Blase der Liebe. Aber ich erzählte niemandem davon – die Schule war kein Ort dafür.

An diesem Abend segnete mich die Gnade, und ich glaube, dass ich dadurch perfekt auf meine erste Blutung drei Monate später vorbereitet wurde, bei der ich mich erneut so voller Liebe fühlte. Aber dieses Mal mit Stolz und einem Gefühl von Kraft und Stärke. Ich hatte das Gefühl, gewachsen zu sein. Ich war wirkungsvoll geweiht für die große Reise in mich selbst während meiner Menstruationsjahre. Manchmal war das anstrengend und ziemlich trostlos, aber seltsamerweise fühlte es sich immer sinnvoll an, obwohl ich diesen ›Sinn‹ nicht in Worte fassen konnte.

Ich durfte diese Güte und Liebe, auch das Gefühl der Verbundenheit immer wieder kurz vor oder während meiner Periode erfahren. In den späteren Jahren meines Menstruationszyklus erlebte ich es mit großer Bewusstheit und Kraft. Das ist, so glaube ich, das Geburtsrecht einer jeden Person, die menstruiert.

Dann kam ich in die Wechseljahre, und meine Perioden wurden weniger. Ich wusste nicht, ob eine kommt oder nicht, da alle üblichen Anzeichen ausblieben. In dieser Zeit hatte ich ein weiteres außergewöhnliches Erlebnis, das aus dem Nichts kam. Ich wachte plötzlich um drei Uhr morgens auf und spürte, wie sich eine subtile, aber sehr reale Präsenz durch mein Schlafzimmer bewegte. Es dauerte nur eine Sekunde und war wieder weg. Und wieder wurde ich von überwältigender Liebe und Ekstase erfüllt.

Ich fühlte mich gedrängt, aufzustehen und in mein Arbeitszimmer zu gehen, um ein bestimmtes Buch zu suchen, das in meinem Bücherregal vergraben war. Ein Buch von Caitlín Matthews über Sophia, die Göttin der Weisheit. Später an diesem Tag hatte ich ein Treffen im Haus einer Kollegin, um unser Mutter-Tochter-Programm zu besprechen. Ich war schon oft bei ihr zu Hause gewesen, aber an diesem Tag war das Erste, was ich beim Hereinkommen sah, ein Bild von Sophia, ein Gemälde des russischen Künstlers Nicholas Roerich. Genau dieses Bild war auf dem Umschlag des Buches abgedruckt, das ich nachts um drei Uhr gesucht habe.

Ich war wie vom Donner gerührt. Ich hatte dieses Bild noch nie zuvor irgendwo gesehen. Es war, als ob die feinstoffliche Welt mir sagte: ›Das, was du letzte Nacht wahrgenommen hast, war real, eine Wesenheit.‹ Meine Periode kam später an diesem Tag, nachdem sie etwa zwei oder drei Monate lang ausgeblieben war. Ich hatte gar nicht gemerkt, dass ich mich kurz vor der Blutung in dieser magischen, durchlässigen Leere befunden hatte.

Die Geschichte war damit noch nicht zu Ende. Zwei oder drei Jahre später war ich in den Wechseljahren, neu in Großbritannien angekommen und leitete meinen ersten Workshop. Eine Frau war extra aus Irland angereist, um daran teilzunehmen, und irgendwann spürte sie, dass sie mir etwas schicken musste – ein Bild von Sophia. Ja, es war genau das Bild von Roerich.

Sophia ist ein Synonym für die Weltenseele, von der ich mich immer gehalten fühlte und der ich durch die Wiederherstellung der Bedeutung des Menstruationszyklus innig diente. Meine Menstruationsjahre waren von Gnade geprägt. Wenn ich jemals an meiner Berufung gezweifelt hatte, war dieser Moment der endgültige Beweis für diese Realität. Das Universum hatte mir einen Auftrag erteilt, und ich hatte nichts dagegen!«

Zusammenfassung: Visionssuche – Wachstum zu deiner Berufung hin

- Du bist jetzt ganz eins mit dir selbst. Die Wechseljahre sind ein einziges großes Training, um dich mit dir selbst und deiner Berufung ins Reine zu bringen. In dieser Phase wird das endgültig besiegelt.
- Du bist dem Kokon der Wechseljahre fast entwachsen. Du bist erfüllt von deiner neuen Selbstakzeptanz. Aber vergiss nicht, deine aufsteigende Energie im Zaum zu halten, denn es ist noch nicht an der Zeit, aus dem Kokon auszubrechen. Deine Aufgabe besteht darin, Raum und Stille zu bewahren. Sei geduldig und lass dich vom Leben leiten. Hör weiter auf die Inspirationen deiner Berufung.
- In der Phase der Visionssuche nimmst du voll und ganz an, wovor du dich vielleicht dein ganzes Leben lang gescheut oder versteckt hast. Jetzt erhältst du frische Inspirationen, Ideen und eine neue Orientierung. Deine Vision bringt mit Sicherheit eine grundlegende Neuausrichtung deines gesamten Lebens mit sich. Das könnte für die Menschen, die dir nahestehen, zu erheblichen Veränderungen führen, aber weil du jetzt mit der Vision übereinstimmst, ja sogar von ihr »gehalten« wirst, weißt du, dass du im Interesse deiner Gesundheit daran festhalten musst, ganz abgesehen von allem anderen.
- Der Goldschatz, den du entdecken wirst, besteht im Sinn deines Lebens – du bist ein wertvoller Bestandteil der schöpferischen Pracht. Du hast ein höheres Bewusstsein entwickelt, und darauf aufbauend kannst du jetzt bald wieder in der großen weiten Welt leben. Mit anderen Worten: Du kommst in die letzte Phase des Aufbruchs.

Bevor du weiterliest

Hör in dich hinein: Verbinde dich mit deinem Körper, sei ganz bei dir selbst. Welche Gefühle und Gedanken begleiten dich am Ende dieses Kapitels? Wie geht es deinem Nervensystem im Moment?

Handle: Wir ermutigen dich, deine großen Ideen zuzulassen. Mehr nicht. Beschäftige dich einfach mit ihnen.

KAPITEL 20

PHASE 5: AUFBRUCH – TEILE DEINE KRÄFTE EIN

Ziel: Kehre heil und vollständig in die Realität des Alltags zurück.
Selbstfürsorge: Entschleunigung, genießen und wertschätzen.
Initiationsaufgabe: Vertrauen in das Timing entwickeln.
Alchemistische Fähigkeit: Lass dein Nervensystem zur Ruhe kommen.
Goldschatz: Rückkehr in deine Welt, ganz und vollständig werden – souverän.

Nachdem du dir ausreichend Zeit zum Ausruhen und Erneuern gegönnt hast – um die Anteile deines Selbst zu integrieren und deine neuen Möglichkeiten anzunehmen –, kommt nun der metaphorische Tag deines Heraustretens aus dem Kokon der Wechseljahre. In der Phase des Aufbruchs bist du bereit – mehr oder weniger, denn es geht drunter und drüber –, diese neuen Möglichkeiten in Angriff zu nehmen. Schritt für Schritt kehrst du zurück in deinen Alltag mit deinem neuen Selbstverständnis im Gepäck, das darauf ausgerichtet ist, deine Bestimmung zu erfüllen.

Diese letzte Phase der Wechseljahre hat zum Ziel, mit deinem vollen Selbst in der Welt anzukommen, mit deinen Gaben, die du nun an andere weitergeben kannst, und dich nicht in der Hektik des Alltagslebens zu verlieren. Das ist keine einfache

Aufgabe. Erinnere dich daran, dass du die meiste Zeit der Wechseljahre in einem energetischen Kokon verbracht hast, der dich bis zu einem gewissen Grad vor der Außenwelt abgeschirmt hat und der nun dünner wird und reißt. Und den du wie ein Schmetterling nun hinter dir lassen kannst.

> *»Ich befinde mich in der Aufbruchsphase und bin traurig darüber, dass ich den Kokon der Wechseljahre verlassen muss, seine wunderbare Atmosphäre, Würde und Geborgenheit. Ich freue mich auf die nächste Phase und bin traurig, wenn alles beendet ist.«*
>
> Amara

Wir wünschen dir, dass du dich so fühlst, als hättest du etwas abgeschlossen, eine alte Geschichte bereinigt und das Versprechen eines Neubeginns im Leben mit einigen hart erarbeiteten Erkenntnissen, auch Weisheit genannt, in der Tasche. Vielleicht kann man es auch so ausdrücken, dass du deine Menschlichkeit, deine Grenzen und Schwachstellen entdeckt hast. Aber du fühlst dich nicht begrenzt und verletzlich, sondern freier, mit mehr Liebe und Akzeptanz für dich selbst, und du erkennst neue Perspektiven und Hoffnungen.

DEIN ZWEITER FRÜHLING

Du kommst jetzt in die »Frühlingsphase« deines Lebens nach den Wechseljahren (siehe den Abschnitt »Die Jahreszeiten deines Lebens im großen Danach« ab Seite 304). Mit deiner neuen Superkraft der Verletzlichkeit – sprich: deiner Bereitschaft, für das Leben sensibel zu sein und dich nicht dagegen zu panzern – bist du wie ein Phönix aus der Asche neu erstanden. Trotzdem bist du vielleicht noch zart, vielleicht ein bisschen unbeholfen, zaghaft und schüchtern, auch wenn du weißt, dass sich etwas vollendet hat. Du weißt, dass du weitergekommen bist und jetzt wie angezogen von einer Kraft in deinen Alltag zurückkehrst.

Im schützenden Kokon der Wechseljahre war alles einfach, und die Regeln des Alltagslebens waren außer Kraft gesetzt. Hoffentlich konntest du den Kontakt mit der Außenwelt reduzieren und hattest Zeit, dich auszuprobieren und herumzutrödeln, in einer privaten Sphäre ohne große Anforderungen. Allerdings kommen, sobald du beginnst, dich zu entfalten und neue Dinge in Angriff zu nehmen, auch neue Herausforderungen auf dich zu.

Sie sind ein unvermeidlicher Teil deines kreativen Entwicklungsprozesses und der schöpferischen Verwirklichung deiner Ideen. *Langsam* wächst du wieder in die Komplexität der Welt hinein und bleibst dennoch ganz bei dir selbst. Für diesen Prozess braucht es eine gewisse Flexibilität, die du immer wieder neu zulassen musst – dazu gehört auch, dich für neue Anforderungen und Optionen zu öffnen.

> *»Es war gar nicht so einfach, wieder in den Alltag zurückzufinden, und ich wäre lieber noch geblieben. Ich bin nur wegen meiner Klient*innen zurückgekehrt.«*
> Kate

Vielleicht glaubst du, dass die liebevolle Verbindung zu dir selbst und die Reinheit deiner Vision zu bröckeln beginnen und sich auflösen. Keine Angst, du verlierst nichts, sondern weitere Anteile deines Selbst lassen sich nun erkennen.

Sjanie sagt über ihren Aufbruch jeden Monat aus der Menstruation, dass sie sich noch facettenreicher erlebt und sich in mehrere Richtungen gleichzeitig entwickelt, wohingegen sie sich während der Menstruation einfach und rein fühlt. Der Aufbruch aus den Wechseljahren hat etwas davon. In dieser Zeit warst du in einem reinen Zustand; doch danach kommt wieder mehr von deinem weltlichen Selbst zum Vorschein. Das ist ganz normal. Doch achte darauf, wie verletzlich du in diesem Zustand vielleicht bist oder wie betörend der Rausch der Frühlingsgefühle sein kann. Sei also vorsichtig, sonst läufst du Gefahr, dass es dich kalt erwischt.

Neuanfänge sind von Natur aus instabil. Vielleicht schwankst du, fällst hin und denkst: *Oje, die Wechseljahre hören wohl nie auf. Wann bin ich da endlich wieder raus?* Du befindest dich im Aufbruch, und der verläuft nicht in geordneten Bahnen. Du musst es langsam angehen lassen und Pausen einlegen. Geh spielerisch mit dir selbst um und stell nicht zu viele Anforderungen an dich.

Anfänge erfordern eine hohe Präsenz und Achtsamkeit bei jedem Schritt sowie Freundlichkeit dir selbst gegenüber und die Erlaubnis, etwas falsch machen zu dürfen. Diese Eigenschaften sollten eigentlich nie fehlen. Sie sollten deine treuen Verbündeten sein.

Du trittst in eine neue Zeitrechnung ein mit dir selbst und deiner Berufung, was wirklich eine große Sache ist. Aber in dieser Phase bist du noch ein wenig unbedarft, wenn auch nicht naiv, und wir hoffen, dass du diese Unschuld selbst wahrnimmst, denn sie eröffnet dir weitere Möglichkeiten. Und die brauchst du für die Erfüllung deiner neuen Mission oder Berufung oder einer Weiterentwicklung davon. Unschuld schützt dich vor Zynismus, Kritik, Bitterkeit oder Groll, also all den negativen Begleiterscheinungen des Älterwerdens.

DEINEM TIMING VERTRAUEN

Die eigentliche Herausforderung dieser Phase besteht darin, dir selbst, deinem eigenen Timing und Tempo treu zu bleiben und dich dabei nicht den Ansprüchen der Gesellschaft zu unterwerfen. Das würde dazu führen, dass du deinen eigenen Weg aus den Augen verlierst.

Das Timing der Gesellschaft hat mit dir rein gar nichts zu tun: Es basiert auf dem Kampf ums Überleben oder auf Angst, arbeitet mit Druck und ist eher auf Reaktion als auf Aktion ausgerichtet. Dein Tempo ist durch die Wechseljahre in einem tiefempfundenen Gefühl für das richtige Timing verwurzelt. Du hast gelernt oder lernst gerade, dass es einen richtigen Zeitpunkt für alles gibt. Manche Dinge sind dringlich, aber das hängt von deiner persönlichen Einstellung ab, und zu anderen Zeiten scheint alles sehr langsam zu gehen, wenn nicht sogar zu ruhen. Aber solange du mit dir selbst verbunden bist, fühlst du dich im Fluss, egal ob du in Aktion bist oder nicht.

Du richtest dich nach deinem natürlichen Rhythmus, nach deinem Energiehaushalt, dem Zustand deines Nervensystems und nach dem größeren, nicht sichtbaren Takt des Universums. Wenn du nach diesem größeren Timing lebst, geschehen Synchronizitäten. Sie sind magisch, kraftvoll und voller Energie. Bleibe bei deinem Tempo, so kannst du die Unschuld und das Staunen genießen. Gleichzeitig bist du geschützt vor Angst und Überforderung, die schnell auftreten, sobald wir uns wieder in die Welt stürzen. Und du bleibst in liebevoller Verbindung mit dir selbst und dem Göttlichen.

Alexandra hat die Wechseljahre mit dem Gefühl beendet, ganz sie selbst zu sein. »Ich kann nichts anderes sein, auch wenn ich Fehler mache und habe. So bin ich einfach.« Für sie war das eine überwältigende Erkenntnis. Sie spielte anderen nichts mehr vor, sondern fühlte sich mit sich selbst verbunden und war einverstanden mit ihren Fehlern. Voller Tatendrang wollte sie direkt loslegen. »Ich bin hier, um meiner Berufung treu zu bleiben, komme, was da wolle«, sagte sie.

> *»Ich habe keine Lust mehr, nach der Pfeife anderer zu tanzen. Ich suche keine Unterstützung. Ich bin bereit, Gott weiß, wofür, aber ich stehe in den Startlöchern.«*
>
> AMARA

Kate achtet jetzt sehr auf sich und ihre Bedürfnisse. Sie nimmt auf ihr Nervensystem Rücksicht, merkt, welche Verbindung und Hilfe sie braucht, und kann auf ein großes Unterstützernetzwerk zurückgreifen. Sie geht rücksichtsvoll und fürsorglich mit sich selbst um und hat null Toleranz für Dinge, die sie auslaugen. Wenn sie bei ihrer Arbeit mit jemandem in Kontakt kommt, der nicht zu ihr passt, merkt sie das sehr schnell und zieht sich rasch zurück. Sie kann nicht länger vortäuschen, was sie nicht wirklich ist.

Auch wenn du spürst, dass du allmählich wieder in Fahrt kommst, musst du dich in dieser Phase interessanterweise noch zurückhalten und nicht vorpreschen. Bewahre dir ein Tempo, das es dir erlaubt, die Verbindung zu deinem wahren Selbst aufrechtzuerhalten, während du deinen Fokus auf den Weg richtest, der vor dir liegt. Richte deine Aufmerksamkeit nicht zu früh nach außen, so können dir die gesellschaftlichen Zwänge und Anforderungen weniger anhaben. Im Grunde lernst du jetzt, wie du in der spirituellen Welt und in der komplexen irdischen Realität gleichzeitig leben kannst. So wirst du weise, und das ist eine gute Ausgangsbasis.

AUF KURS MIT DEM MOND

Weil du dich jetzt in einem ganz neuen Lebensrhythmus bewegst, fühlst du dich während des Aufbruchs vielleicht etwas ausgeliefert. Du wirst merken, dass der Einfluss des Mondzyklus nach den Wechseljahren zunimmt und ein nützliches und greifbares Instrument zur Einteilung deines Tagesablaufs und zur Regulierung deiner Energie sowie deines Nervensystems darstellt, besonders wenn dir wieder mal alles zu viel wird.

Der Mondzyklus entspricht denselben energetischen Mustern wie dein Menstruationszyklus – Neumond ist so etwas wie der erste Tag der Menstruation –, aber der Effekt ist viel sanfter. Alexandra liebt es, den Mondzyklus wenigstens halbwegs im Auge zu behalten, weil er nicht nur eine schöne Präsenz hat, sondern auch eine weitere Möglichkeit schafft, das eigene Tempo zu regulieren. Sie erinnert der Mondzyklus ein wenig an die Stimmung, die Energie, den Antrieb und die ruhigen Zeiten, die sie früher während ihres Menstruationszyklus erlebt hat.

Manche Menschen, mit denen wir gearbeitet haben, haben uns erzählt, dass es ihnen ohne die »Ausrede« der Menstruation schwerfällt, sich eine Auszeit zu gönnen. In diesem Fall ist der Mondzyklus ideal geeignet, um dich bei Neumond an einen Rückzug im Einklang mit der Natur zu erinnern.

WACHSE ÜBER DICH HINAUS

Abi erlebte den Aufbruch als etwas Ehrfurchtgebietendes, so etwas Ähnliches wie den Heiligen Gral. Durch und durch heilig. Man spürt förmlich, wie sie erfüllt ist von Ehrfurcht und Liebe zu dem Selbst, das sie geworden ist – einem Selbst, das eng in der Natur und im Leben verankert ist.

Die Wechseljahre sind nichts anderes als unsere Reise zu mehr Ehrfurcht vor dem Leben – hin zum Staunen über dein einzigartiges vielschichtiges Wesen, darüber, wie du das Leben bisher gemeistert hast, und über das Leben im Allgemeinen auf unserem Planeten in all seiner großartigen Vielfalt. Und deshalb kannst du dich selbst mit den Worten »richtig gut« weihen. Mit diesem Akt der Anerkennung deines ganzen Selbst übernimmst du die Verantwortung für deine Existenz auf dieser Erde.

Erstaunlicherweise wächst du über dich hinaus, indem du dich selbst erkennst. Du begreifst endlich, dass das Leben keine persönliche Angelegenheit ist. Obwohl du die Dinge immer noch tief empfindest, musst du sie nicht persönlich nehmen, auch wenn du dich für sie verantwortlich fühlst. Das ist Freiheit. Die Freiheit der Reife. In diesem Zustand der Selbstakzeptanz ist falsche Bescheidenheit fehl am Platz, und du kannst deine Stärken und Erfolge mit Leichtigkeit für dich beanspruchen. Hast du die Prüfungen der Wechseljahre erst einmal hinter dich gebracht, kannst du dich nicht mehr selbst verleugnen.

WEIHE DICH SELBST

Jetzt ist der perfekte Zeitpunkt für eine Zeremonie gekommen, um dich selbst feierlich zu weihen und zu ehren. So wie die Menarche ein archetypischer Moment der Prägung ist, so ist auch der Aufbruch eine Zeit, um dich einer klaren Botschaft zu verschreiben. Und zwar einer guten Botschaft.

Ritual, um dich selbst zu weihen und zu ehren

Im Folgenden findest du eine vereinfachte Version des Selbstweiherituals (engl. *self-anointing ritual*) aus unserem (englischsprachigen) Onlinekurs zu Menopause und Wechseljahren sowie dem *Menstruality-Leadership-Programm* unter www.menstrualityleadership.com.

Dieses Ritual der Selbstweihe ist am kraftvollsten, wenn du es allein durchführst. Nur du, ohne Verbündete oder Zeugen – so wagst du es ganz ungehemmt, dich für wunderbar zu erklären, so wie du bist. Bei diesem Ritual geht es vor allem darum, *dich selbst* zu feiern. Es ist eine Zeremonie der Liebe.

- Benenne zunächst alle Qualitäten, die du in den Wechseljahren entdeckt oder zurückgewonnen hast: all deine Stärken und deine Strahlkraft.
- Vergib dir selbst alles, was noch vergeben werden muss.
- Dann formulierst du klare Vorsätze für deine Zukunft. Zum Beispiel: »Ich habe mir vorgenommen, meine Einzigartigkeit voll und ganz zu akzeptieren, einschließlich meiner Sensibilität und Schüchternheit. Ich traue mich, für das einzustehen, was mir wirklich wichtig ist.«

- Nimm dir ausreichend Zeit für das Ritual und gönne dir danach eine »Verdauungszeit«, in der du diese Erfahrung in dir verarbeiten kannst, bevor du dich wieder deinem Alltag zuwendest.

Solltest du mit Ritualen nichts anfangen können, empfehlen wir dir, dir trotzdem einmal locker zuzunicken, um diese Wertschätzung zu festigen.

Bei diesem Weiheritual machte Anna die kraftvolle Erfahrung, dass ihre Selbstbeobachtung und ihre Liebe gut genug waren. »Es war intensiver als alles, was ich jemals von anderen bekommen habe. Ich wusste, dass ich gut genug, gesund und ganz bin. Das Ritual war das beste Gegengift gegen Sexismus. Es war, als würde ich mich wieder in mein Leben verlieben.«

BLICK NACH VORN

Genau wie der Beginn der Wechseljahre ist auch ihr Ende nicht klar definiert. Aber irgendwann denkst du einfach: *Weißt du was? Ich bin durch mit den Wechseljahren.*

Ja, es kann sein, dass du immer noch gelegentlich Hitzewallungen hast – sie treten auf, wenn du übermüdet bist. Und ja, dein Schlaf ist vielleicht immer noch manchmal unruhig, und deine Energie schwankt ein wenig. Aber du bist verändert. Du blickst nicht mehr zurück, sondern nach vorn. Das Leben ist zurückgekehrt, neue Ideen kommen auf, du bist auf einem neuen Weg, auch wenn es anfangs vielleicht noch etwas holprig läuft.

Zusammenfassung: Aufbruch – Wachstum zur Freiheit

- Jetzt bist du bereit, die Sicherheit deines Kokons zu verlassen und das Licht und das erweiterte Bewusstsein in der Welt vollständig einzunehmen. Das geschieht nicht in einem Schritt, sondern über Monate hinweg.
- Für diesen Übergang lernst du, dein Nervensystem zu kontrollieren. Du erhältst die Verbindung zu deiner neuen Version von dir selbst aufrecht und verlierst dich nicht in der Hektik, Ablenkung oder dem Druck der Welt. Mach langsam, um deinen eigenen Weg zu gehen und die Verbindung zu den unsichtbaren Kräften, der Magie beizubehalten.
- Du erlernst oder verfeinerst die Kunst, dein eigenes Tempo zu halten – eine wichtige Fähigkeit, um auch bei neuen kreativen Herausforderungen ganz bei dir und deiner Güte zu bleiben. Du entdeckst die Freude an deinem souveränen Selbst.
- Der Goldschatz, den du dabei entdeckst, ist deine neue Freiheit. Ganz du selbst sein. Nach deinen Bedingungen deine Geschäfte führen, dich selbst führen, dein Leben führen.

Bevor du weiterliest

Hör in dich hinein: Halte hier für einen Moment inne. Erfreu dich an dir selbst und daran, wo du in deinem Leben stehst. Nimm wahr, was dir zum Thema »Deinem Timing vertrauen« eingefallen ist und wie du deinem eigenen Tempo folgen kannst.
Handle: Suche dir täglich Situationen, in denen du es wagen kannst, deinem eigenen Timing zu folgen, obwohl die Welt einen anderen Takt vorgibt. Mach noch langsamer, als du es für notwendig hältst. Übe das in kleinen Einheiten.

KAPITEL 21

BEZIEHUNGEN – EINE NEUE STUFE DER VERBINDUNG

Alle deine Lebensbereiche sind von den Wechseljahren betroffen, auch deine Beziehungen zu Partner*innen, Kindern, Eltern, Freund*innen und Arbeitskolleg*innen. In dem Maße, wie sich deine Autorität vergrößert und du lernst, dich selbst besser einzuschätzen, verändert sich auch dein Umfeld, und sei es auch nahezu unbemerkt. Leider kann das auch bedeuten, dass du dich von manchen Menschen verabschieden musst.

In diesem Kapitel konzentrieren wir uns auf den Bereich der Partnerschaft. Auch wenn jede Frau und jeder Mensch mit Zyklus die Herausforderungen und Segnungen der Wechseljahre individuell unterschiedlich bewältigt, sind wir der Meinung, dass es einige allgemeine Themen gibt, die auf jede Partnerschaft zutreffen, egal ob du mit einem Mann, einer Frau oder einer anderen Person zusammen bist.

OHNE VERÄNDERUNG GEHT ES NICHT

Jede Beziehung verändert sich im Laufe der Zeit und entwickelt sich weiter, um auf Dauer innig und vertraut zu bleiben. Die Wechseljahre stellen einen wichtigen Meilenstein innerhalb dieser Entwicklung dar.

So wie deine Gesundheits- und Selbstfürsorge den Verlauf deiner Wechseljahre beeinflussen, so hängt die Qualität eurer Beziehung in den Wechseljahren davon ab, wie stabil eure Verbindung ist und ob ihr es schafft, euch wirklich offen über schwierige Themen auszutauschen.

Wir möchten an dieser Stelle betonen, dass viele Beziehungskrisen leichter zu bewältigen wären, wenn die betroffenen Frauen und Menschen mit Zyklus sich vorher mit ihren Wechseljahren und den damit verbundenen Erfahrungen auseinandersetzen würden und wüssten, was auf sie zukommt, statt blindlings hineinzustolpern. Wer nicht Bescheid weiß und nicht ausreichend vorbereitet ist, reagiert unbedacht, was sich letztlich auch auf die Menschen auswirkt, die uns am nächsten stehen.

Jeder Mensch sollte über die Wechseljahre Bescheid wissen.

Es ist gut möglich, dass auch deine Beziehung in irgendeiner Form die in den vorherigen Kapiteln erläuterten fünf Phasen durchläuft – das Bedürfnis nach Rückzug und das Gefühl des Verlustes, die Phase der Unsicherheit, gefolgt von der Klarheit darüber, was dir wichtig ist, und die Entdeckung von etwas Neuem. Dieser Prozess kann mit ein und derselben Person verbunden sein, das muss aber nicht zwingend so sein. Und obwohl er schmerzlich und anstrengend sein mag, ist er nicht automatisch schlecht.

RÜCKZUG ODER AUSBRUCH?

Je nachdem, wie du und dein*e Partner*in in den Jahren vor den Wechseljahren die prämenstruelle Phase deines Zyklus erlebt habt, kannst du daraus ableiten, was euch in den Wechseljahren selbst erwartet.

Wenn du noch deine Periode hast, solltest du besonders auf Momente während der prämenstruellen Phase achten, in denen es dich nach Ausbruch aus eurer Beziehung drängt. Wenn es euch gelingt, die Provokationen des Prämenstruums in den Griff zu kriegen, könnt ihr den Attacken der Wechseljahre mit mehr Präsenz, Achtsamkeit und Verständnis begegnen.

Ann und Louella sind seit über 25 Jahr in einer liebevollen und engen Beziehung. Wie die meisten Paare haben sie schwierige Zeiten durchgemacht, aber sie haben in der Therapie gemeinsam daran gearbeitet und sind einander gute Verbündete geworden. Während ihrer Menstruationsjahre hatte Ann immer wieder Momente, in denen sie sich plötzlich aus der Beziehung lösen wollte. Louella entdeckte das Muster hinter diesem Verhalten: Es trat immer vor der Menstruation auf. Dieses Wissen half ihr, Anns Reaktion zu verstehen und besser damit klarzukommen.

Dann setzten die Wechseljahre ein und mit ihnen der gleiche Impuls, aus der Beziehung aussteigen zu wollen. Kurz vor der Menstruation und kurz vor dem Eintritt in die Wechseljahre bist du am verletzlichsten und deiner eigenen Schattenseite schutzlos ausgeliefert. Ann begriff, dass ihre Reaktion eher auf eine innere Zerrissenheit als auf die Beziehung selbst zurückzuführen war. »Ich war mit meinem Leben nicht zufrieden«, sagt sie. »Ich habe anderen die Schuld daran gegeben. Und Louella hat mir geholfen, das zu erkennen.«

Zum Glück begegnete Louella den Ausbrüchen mit viel Humor. Und Ann konnte ihr Bedürfnis nach mehr Zeit für sich selbst durchsetzen. Es war nun in Ordnung zu sagen: »Ich kann dies nicht tun oder dort nicht hingehen.« Durch die Menstruationsjahre des Paares kannten sie sich im Umgang mit diesem Muster bereits aus, das sich besonders in Zeiten des Übergangs und der zunehmenden Verletzlichkeit zeigt.

Nachdem Lilith an einem unserer Workshops teilgenommen hatte, spürten sie und ihr Partner Patrick eine elementare Veränderung in ihrer Kommunikation. Anstatt sich vor »diesen« Tagen zu fürchten und sich zu streiten, hatte das Paar laut Patrick

»plötzlich eine gemeinsame Sprache gefunden. Lilith erklärte mir selbstbewusst, was sie fühlte, und so konnte ich mich auf sie einlassen. Sie konnte mir besser vermitteln, was sie brauchte und was sie empfand.

Ich weiß jetzt, dass sie während ihres Zyklus unterschiedliche Energieniveaus und emotionale Bedürfnisse hat, und wir können in einer gemeinsamen Sprache und mit mehr gegenseitigem Verständnis miteinander kommunizieren. Lilith kommt jetzt in die Wechseljahre, und ich bin sicher, dass wir unsere Art der Kommunikation auch auf diese Zeit übertragen können. Wir gehen diesen Prozess partnerschaftlich an, Hand in Hand.«

»ICH WILL HIER RAUS« – DAS GROSSE AUSMUSTERN

Anns Wunsch, aus der Beziehung auszusteigen, ist eines der Themen, die häufig in der Zeit vor der Menstruation und während der Wechseljahre auftauchen. Egal wie stabil eine Beziehung ist – oft taucht als erster Impuls der Wunsch auf, das gemeinsame Leben herunterzufahren oder sich vom Partner zurückzuziehen. Und im ersten Augenblick kann sich das durchaus wie »das Ende« anfühlen.

Vergiss nicht, dass sich in der Anfangsphase der Wechseljahre vieles von dem, was du bisher getan hast oder wie du es getan hast, nicht mehr richtig anfühlt. Das liegt aber nicht daran, dass es nichts mehr für dich ist, sondern vielmehr daran, dass du Zeit und Raum brauchst, um dich neu zu orientieren und dich neu zu entdecken.

Du musst dich also abgrenzen oder zurückziehen. Aber lass dein*e Partner*in wissen, was los ist, sonst fühlt er oder sie sich zurückgewiesen, während du in Wirklichkeit nur Raum für dich selbst brauchst. Uns ist klar, dass dies letztendlich zu einer endgültigen Trennung führen kann. Aber in dieser frühen Phase kann es sich lohnen, erst einmal abzuwarten und dir einfach den Freiraum zu nehmen, den du brauchst.

Erinnerst du dich daran, dass Abi ihren Ehering abnehmen wollte, als sie die ersten Anzeichen von Veränderung spürte? Obwohl sie und ihr Mann bis dahin eine gute, stabile Beziehung geführt und drei Söhne gemeinsam großgezogen hatten, hatte sie das Bedürfnis, sich selbst wiederzufinden, und bestand darauf, dass sich auch in ihrer Beziehung etwas ändern müsse. Natürlich machte ihr Mann sich Sorgen, und sie konnte ihm keine Garantien geben.

Ihre wichtigste Entscheidung war, sich Unterstützung zu holen und einen Psycho- und Beziehungstherapeuten zu finden, mit dem sie die nächsten zwei Jahre zusammenarbeitete. »Ich habe die Beziehung infrage gestellt und mich unbewusst ins Ungewisse zurückgezogen«, sagt sie. »Ich habe geduldig gewartet, bis ich diese klare innere Stimme hörte, die mir signalisierte, dass ich in meiner Ehe bleiben und die erforderlichen Veränderungen vornehmen sollte.«

Das Paar blieb zusammen. Für Abis Ehemann war diese Zeit sicherlich nicht einfach, und wir können uns vorstellen, dass er sich währenddessen intensiv mit sich selbst auseinandersetzen musste. Das ist wichtig und notwendig. Beide Partner mussten lernen, dem Unbekannten und sich selbst zu vertrauen.

Wenn du in die Wechseljahre kommst, muss sich auch dein*e Partner*in verändern, ob er oder sie es will oder nicht. Das mag für manche schwierig sein, aber so ist das Leben nun mal.

Dein*e Partner*in erlebt seine oder ihre eigene Initiation, und du bist der Auslöser dafür, was vermutlich nicht unbedingt auf Gegenliebe stößt. Das ist vermutlich dann der Fall, wenn ihr euch selbst und gegenseitig nicht mit genügend Verständnis und Respekt begegnet. Das könnte unbeabsichtigt eine Trennung beschleunigen.

Ihr müsst beide bereit sein, die Spannung zu halten und genau wie Abi dem Unbekannten zu vertrauen und darauf zu warten, dass es (dein tieferes Selbst) zu euch spricht. Manche Paare sind dazu vielleicht einfach nicht in der Lage. Das soll keine Kritik sein – du navigierst durch das seltsame Mysterium deines Lebens, und manchmal lenkt es dich eben in eine Richtung, die du dir nicht vorgestellt oder gewünscht hast.

Nisha, über die wir in Kapitel 16 berichteten, verließ ihren Mann in der Phase des Verrats, als sich für sie überhaupt nichts mehr richtig anfühlte. Weil sie die Natur der Wechseljahre und die Notwendigkeit, Zeit für sich selbst zu haben, nicht verstanden hatte, deutete sie ihr Bedürfnis einfach als Wunsch, die Ehe zu beenden. Wahrscheinlich wollte sie jedoch im Grunde nur die Art ihrer Beziehung beenden und etwas vollkommen Neues mit ihrem Mann aufbauen.

Dawn wusste genau, dass ihre Ehe vorbei war. Ihr Mann hatte überhaupt keine Ahnung, was auf ihn zukommen würde, und sie fühlte sich schrecklich, weil sie die Trennung herbeiführte. Es war keine schlechte Ehe gewesen, sie hatten immerhin zwei Töchter, auf die sie stolz waren, aber Dawn wusste, dass ihre Partnerschaft keine Zukunft hatte. Sie hatte keine Ahnung, was sie wirklich wollte – das würde sich durch ihr Vertrauen in sich selbst ergeben – und was sich entwickeln würde, wenn sie sich neuen Raum in ihrem Leben schuf.

Seit einigen Jahren lebt sie nun in einer inspirierenden und sexuell unglaublich erfüllenden Beziehung. Es war, als ob ihr tieferes Selbst »wusste«, dass eine viel intensivere Erfahrung auf sie wartete. Sie folgte ihrem inneren Wissen, ihren intuitiven Eingebungen, so schwierig das bestimmt auch oft war, und fand diese neue Liebe.

ZUSAMMENBLEIBEN UND SICH GEMEINSAM WEITERENTWICKELN

Als Susannah, die wir in Kapitel 12 kennengelernt haben, in die »Spirale der Wechseljahre« geriet – den Moment, in dem sie sich von der leistungsorientierten, fokussierten Ausrichtung ihres Arbeitslebens verabschiedete und ein tiefes existenzielles Bedürfnis nach Langsamkeit und Ruhe verspürte, um zu »verdauen« –, war ihr Mann Ya'Acov bereit, die Last allein zu tragen und ihr Unternehmen ohne sie weiterzuführen.

Das gab Susannah genau die Sicherheit, die sie in diesem Moment brauchte. Trotzdem war es anfangs zermürbend, sich diese Sicherheit zu gönnen, denn ihr Ego fühlte sich bedroht. Sie hatte Angst davor, in ihrer Würde verletzt zu werden und von ihrem Mann abhängig zu sein. »Es war eine intensive und aufreibende Reise mit der Frage, was es bedeutet, einander zu vertrauen«, sagt Susannah. »Ich wollte keinen Fuß mehr vor die Tür setzen. Ich hatte ein großes Bedürfnis nach Ruhe. Ich war zwar am richtigen Platz, aber ich wollte die Dinge einfach langsamer angehen.«

Ya'Acov sah in den Wechseljahren die nächste notwendige Entwicklung ihres Lebens. »O mein Gott«, dachte er, »da kommt etwas völlig Neues auf uns zu, dem wir nicht ausweichen können.« Aber er und ihre Partnerschaft waren der ganzen Sache gewachsen. Er war stark und verantwortungsbewusst genug, um sich auf das einzustellen, was Susannah für ihr neues Lebenstempo brauchte. Es stellte sich heraus, dass dies auch genau der richtige Zeitpunkt für seine eigene Weiterentwicklung war.

Was für ein Geschenk für seine Liebste – die Wechseljahre als den nächsten notwendigen Schritt für sie beide zu akzeptieren. Was für ein Geschenk, ihr den Raum zu geben, um die notwendige Arbeit zu tun, die für beide so wichtig ist.

Die Wechseljahre haben die Zusammenarbeit von Susannah und Ya'Acov genauso verändert wie ihre Beziehung. »Je mehr ich ihm vertraue, desto vertrauenswürdiger ist er«, sagt Susannah.

»Ich plädiere nicht für blindes Vertrauen. Das ist ein schrittweiser Prozess. Je vertrauenswürdiger er wird, desto mehr kann ich ihm vertrauen. Aber der wichtigste Schritt, den ich immer und immer wieder gehe, besteht in der Erkenntnis, mit wem ich zusammen bin und dass er wirklich vertrauenswürdig ist.«

Die Auseinandersetzung mit Störungen in der Beziehung als nächster notwendiger Schritt erfordert sowohl von dir als auch von deinem Partner Präsenz und Selbstfürsorge. Ebenso wichtig sind gegenseitiger Respekt und die Bereitschaft, sich auf die unangenehme Situation einzulassen. Dazu braucht es die Gabe, die Spannung und das Vertrauen zu halten, und die Bereitschaft, Zeit und Energie zu investieren. Gerade darin sieht Ya'Acov die beste Investition seines Lebens: »Jetzt können wir uns auf eine Weise begegnen, die ich nie für möglich gehalten hätte.«

In den Wechseljahren treten viele Schwierigkeiten auf. Achtet darauf, eure eigenen Probleme zu erkennen und sie nicht unbewusst auf eure*n Partner*in zu projizieren.

Außerdem solltest du in der Lage sein, diese Selbstwahrnehmung deinem oder deiner Partner*in mitzuteilen – das nennt man Metakommunikation. Um mit den Themen umzugehen, die in ihrer Beziehung hochkamen, war es für Ya'Acov entscheidend zu wissen, wer er war, und Susannahs Empfindungen oder Reaktionen im Moment Raum zu geben, um erst später ins Detail zu gehen. »Ich hätte ein Heiliger sein müssen, um das zu schaffen, wenn Susannah nicht auch in der Lage gewesen wäre, sich auf der Ebene der Metakommunikation mitzuteilen«, sagt er.

Weil Ya'Acov sich selbst gut kannte, gelang es ihm, so präsent zu sein, dass er Susannah Raum zum Weinen oder Wüten geben konnte und sich nicht verteidigen musste. Einmal besorgte er ihr sogar ein Paar Boxhandschuhe, damit sie ihre Wut an ihm auslassen konnte. Das hatte auch eine persönliche Komponente, denn sie hatten sich in der Vergangenheit gegenseitig verletzt.

»Das war ein einschneidender Moment für mich«, sagt Ya'Acov. Die Herausforderung war: »Kann ich Susannah wirklich vertrauen, dass sie mir vertraut, dass ich ihr vertraue, dass sie mir vertraut?« Wir meinen, dass genau darin die erste Hürde für alle Paare liegt. Wenn bereits ein gewisses Maß an Sicherheit und Vertrauen vorhanden ist, kann diese Herausforderung mit mehr Leichtigkeit und Gelassenheit gemeistert werden – jeder kann seine Bedürfnisse mitteilen, ohne dass sich der andere dadurch bedroht oder überfordert fühlt. Die Partner können ihre eigenen Bedenken und ihre Verletzlichkeit aushalten, weil sie im Vertrauen sind.

Darin liegt ein gewisses Risiko. In manchen Fällen handelt es sich um ein großes emotionales Risiko, für das es keine Garantien gibt; das liegt in der Natur der Initiation. Doch es ist dir einfach unmöglich, jetzt Kompromisse einzugehen. Was auch immer dabei herauskommen mag – am Ende zeigt sich der zugrunde liegende Sinn, vorausgesetzt, du bist bereit, in die Tiefe zu gehen und dem Unbekannten zu vertrauen, das euch beiden mit den Wechseljahren begegnet.

VERLETZLICHKEIT ZULASSEN

Die Geschichte von Susannah und Ya'Acov macht deutlich, wie wichtig Achtsamkeit und Freundlichkeit von beiden Partnern sind. Verletzlichkeit ist das Zauberwort in den Wechseljahren. Verletzlichkeit ist die notwendige Voraussetzung für deine Entwicklung. Du stehst in einer neuen, tiefen, heiligen Verhandlung mit dir selbst. Deshalb tut dir jetzt auch niemand gut, der sich seiner eigenen Bedürfnisse und Wünsche nicht bewusst ist und auch deine nicht wahrnimmt.

Ihr müsst wach und bewusst sein, und wer kann das schon die ganze Zeit leisten? Es braucht etwas Freundlichkeit und Sinn für Humor, damit ihr gemeinsam an der Situation wachsen könnt.

BINDUNGEN LÖSEN

Der Rückgang des Hormons Östrogen in den Wechseljahren kann dazu führen, dass du dich weniger an deine Liebsten gebunden fühlst oder dich weniger um sie sorgst. Und vielleicht merkst du auch, dass du weniger an bestehenden ungesunden Beziehungsmustern festhältst.

Janes[17] Erfahrung damit war sehr prägnant und bezeichnend. Da sie seit Jahren Fruchtbarkeitsbewusstsein (engl. *natural fertility awareness*) als natürliche Verhütungsmethode praktizierte, hatte sie ein gutes Gespür für die sich verändernde Dynamik ihres Zyklus. Zwei Monate vor dem Ende ihres Zyklus spürte sie förmlich, wie ihr Östrogenspiegel sank. Damit fielen auch, wie sie es beschreibt, »die Überreste früherer emotionaler Muster in meinem Leben weg, in denen ich von meinem Partner mehr von irgendetwas Undefinierbarem wollte, als er mir in diesem Moment geben konnte«.

Sie gewann einen gesunden Abstand sowohl von ihrem Partner als auch von ihrer Tochter und fühlte sich danach viel freier. »Zum Glück hatte ich mit meinem Partner schon viel wertvolle Arbeit geleistet, sodass das keine große Krise auslöste oder es dramatisch zuging. Es war einfach nur fantastisch für mich (und uns alle).«

Auch Chameli merkt, dass sie jetzt nicht mehr so an andere gebunden ist wie früher, sondern sich viel mehr zu einer wichtigeren Aufgabe hingezogen fühlt, die es ihr ermöglicht, Bindungen zu lösen. Mach dir dein Bedürfnis nach Distanz bewusst, sonst kann es für dich, deinen Partner oder deine Familie schwierig werden.

DIE LIBIDO LÄSST NACH

Auch die nachlassende Libido, die manche Frauen in den Wechseljahren erfahren, kann eine Beziehung empfindlich beeinträchtigen. Während gegenseitige sexuelle Anziehungskraft schwindet, sehnt sich deine Seele nach einer neuen Form sexueller Begegnung, für die dein aktueller Partner vielleicht nicht vorbereitet ist oder nicht darauf eingehen will.

Vielleicht hast du aber gar nicht dein sexuelles Verlangen eingebüßt, sondern hast nicht den richtigen Sexualpartner, den deine Seele sich wünscht. Dawn blühte sexuell regelrecht auf, als sie den richtigen Partner fand und machte sexuelle Erfahrungen, die sie nie für möglich gehalten hatte. Für Emily *war* das Nachlassen ihrer Libido das Signal für das Ende ihrer Beziehung, denn ihr Mann verließ sie.

Für Emily war das erst eine Katastrophe, aber mit der Zeit entwickelte sich daraus ein neues Leben voller Freiheit und Kreativität, auch wenn sie nun auf sich allein gestellt ist. Sie sagt: »Mein Körper gehört nur noch mir. Ich will nicht, dass irgendjemand etwas mit ihm anstellt.«

Verletzlichkeit ist die Voraussetzung für das Mysterium des Einsseins, das deine Seele anstrebt, mit oder ohne Partner*in. Du hast ein Gespür dafür, was du brauchst und willst, aber du kannst dein Bedürfnis noch nicht in Worte fassen, was es für den Partner oder die Partnerin schwer macht. Fairerweise muss man sagen, dass er oder sie deine Erfahrungen nicht selbst erlebt, sondern lediglich mit den Auswirkungen konfrontiert wird und vielleicht aggressiv, resigniert, wütend oder unsicher reagiert und sich ausgeschlossen fühlt. Das kann sehr irritierend sein. In gewisser Weise erleben auch die Partner*innen einen Verrat. So ist das Leben nun mal.

Partner*innen brauchen Instruktionen. Sie müssen deine Vorstellungen und Wünsche kennen – sofern du sie in Worte fassen kannst –, um sich daran orientieren und Verständnis entwickeln zu können.

Auch für dich ist es vielleicht schwierig, dich auf die Bedürfnisse anderer Menschen einzulassen. Sprich aus, dass du dich gerade selbst nicht bei dir auskennst und etwas Freiraum brauchst, um wieder zu dir selbst zu finden. Und das entspricht vielleicht sogar ganz und gar ihrem Bedürfnis.

AUF DER SUCHE NACH VERBINDUNG

Deine Seele verlangt nach etwas anderem, das du vielleicht noch gar nicht kennst oder definieren kannst. »Ich weiß nicht, wo ich gerade bin«, schreibt Kirsty, »irgendwo fernab von meinem Wissen über Sexualität oder was ich dabei erlebt habe. Ich glaube, ich befinde mich am Rand der Intimität und diesen Ort kenne ich noch nicht … aber ich bleibe auf jeden Fall hier.«

Kirsty scheint einen guten Instinkt für die Sache zu haben, die sie weiterverfolgt. Sie hat Vertrauen in sich selbst und damit auch in die Veränderung, die sie in ihrer Beziehung erlebt, obwohl sie nicht weiß, wohin sie führen wird. Das erfordert von beiden Partnern Mut. Weil sie aber mit sich selbst eins ist, gibt Kirsty sich auch dann nicht auf, wenn sie verunsichert ist von dem, was da gerade abläuft. Sie verspürt Intimität.

Und genau das ist es, was die Wechseljahre jetzt einfordern: Intimität als ein tief empfundenes Gefühl der Zugehörigkeit, fast wie ein sphärischer Ort, den du bewohnst und von dem aus du deinen Umgang mit der Welt gestaltest, und Intimität als Einssein mit deinem irdischen geliebten Menschen.

Diese Art von Intimität erfordert radikale Schutzlosigkeit. Die Wechseljahre fördern diese Erfahrung, indem sie dich zwingen, alles abzustreifen, woran du bisher festgehalten hast, und deine Schattenseite freizulegen. So wie du gerade lernst, deine Schutzlosigkeit zu leben, so brauchst du einen Partner, eine Partnerin der oder die ebenfalls dazu bereit ist. Das ist eine außerordentliche Form der Beziehungsarbeit und, wie wir hinzufügen möchten, eine lebenslange Reise, aber die Wechseljahre beschleunigen die Verwirklichung dieser Möglichkeit.

»Unsere Sexualität erreicht eine ganz andere Ebene der Befriedigung und Intimität, der Ekstase und der Heilung und Erfahrung, die wir nie für möglich gehalten hätten. Keiner sagt dir, dass es noch besser werden kann.«
SUSANNAH

Dawn »wusste«, dass ihr Mann sie nicht auf ihrer Reise begleiten wollte, zu der sie sich aufgerufen fühlte – sie konnte nicht genau sagen, was sie rief, aber sie hatte den Mut, ihrem tiefsten Selbst zu vertrauen, das sich ihr mitteilte.

Kirsty ringt mit einer geheimnisvollen Sehnsucht. Sie hat immer noch ihre Menstruation, aber sie spürt stark das Hinterland der Wechseljahre, ihre Libido verändert sich. Früher war sie »ein wilder und rauschender Fluss«, schreibt sie. Aber jetzt »ist der Fluss der Libido völlig ausgetrocknet. Verschwunden. Unterirdisch. Das ist okay für mich. An meiner Vagina hängt ein *»Zutritt verboten«*-Schild, und das fühlt sich wie eine klare Grenze an, die ich unbedingt einhalten will.« Sie spürt, dass nun etwas anderes diesen Platz eingenommen hat.

Ya'Acov hat sich entschieden, auf Susannah zuzugehen und sie dort abzuholen, wo sie ist. »In der Anfangsphase der Wechseljahre war es sehr wichtig, dass Ya'Acov mir ein Nest schuf. Ich wollte mich geborgen fühlen«, erzählt Susannah.

Seine sanfte, liebevolle und starke Art, sie zu halten, ohne Forderungen zu stellen, sondern einfach nur zu wertschätzen, war einer der Schlüssel zum Entstehen einer intensiveren Form des Liebesaktes. Es war viel zärtlicher, ruhiger und tiefer, und wenn sie zum Höhepunkt kam, dann erst nach längerer Zeit. Die Sensibilisierung für den eigenen Körper erforderte viel emotionale Arbeit, aber sie hat sich gelohnt. Beide Partner waren bereit, tief zu »graben« und den Raum der Intimität zu pflegen, und empfingen den Lohn für diese Arbeit. Für sie entsteht Sexualität aus Intimität und Intimität aus Sexualität.

GESEHEN UND ERKANNT WERDEN

Solltest du in den Wechseljahren als Single leben, kannst du dich trotzdem nach tiefer Verbundenheit mit einem Partner aus Fleisch und Blut sehnen. »Ich möchte einfach, dass jemand auf mich zukommt«, klagte eine Frau in einem unserer Workshops zu Wechseljahren und Menopause. Ihr Partner war plötzlich verstorben, als sie Anfang vierzig war. Ein paar Jahre später setzte ihr Zyklus aus, und die vorzeitige Menopause begann. Sie empfand tiefe Sehnsucht nach irgendetwas Unbestimmtem.

Wir glauben, dass Frauen sich mehr als alles andere danach sehnen, in ihrer tiefsten Wahrheit vollständig gesehen und erkannt zu werden. Vielleicht ist das in jedem Alter so, aber um erkannt zu werden, muss man sich selbst erkennen, und das ist ein allmählicher Prozess. Wir scheinen uns am meisten in den Wechseljahren nach dieser Begegnung zu sehnen. Unsere Seelen sind jetzt endlich bereit, den geliebten Menschen zu treffen, und es kann sehr schmerzlich sein, wenn dann niemand da ist.

Noch schlimmer ist es, verlassen zu werden, so wie es bei Emily der Fall war. Aber heute, mit über sechzig, sagt sie, dass es ihr nichts mehr ausmache: »Ich bin hier, um eine Beziehung zu etwas viel Größerem zu haben, und zwar als Dienst am Leben. Ich bin jetzt mit dem Göttlichen verbunden. Die Verbindung ist stark. Ich bin nicht auf mich allein gestellt, ich erfahre Wissen und Erkenntnis.« Sie hat tiefen inneren Frieden gefunden.

ENDE ODER VERTIEFUNG DEINER BEZIEHUNG?

Die Wechseljahre sind eine echte Aufgabe, aber getragen von Respekt, Liebe und Selbstwahrnehmung können sie zu einer ganz neuen Ebene der Liebe und Verbindung führen. Bevor du darüber nachdenken kannst, was das für eine Beziehung bedeutet, musst du lernen, in dieser sensibleren Bewusstheit zu leben, in der Eigenverantwortung und Kraft für dich selbst gedeihen. Deshalb haben viele Frauen und Menschen mit Zyklus das Verlangen, sich von ihren Partner*innen zu lösen oder sie zurückzuweisen.

Zunächst musst du dir bewusst machen, wodurch du dich selbst verraten hast, was du unter den Teppich gekehrt oder einfach hingenommen hast. Das alles verhindert Intimität. Für deinen Bewusstwerdungsprozess ist es wichtig zu wissen, ob dein*e Partner*in an deiner Seite steht oder ob er oder sie auf Autopilot läuft. Es ist entscheidend, dass er oder sie ganz bei sich selbst ist, seine oder ihre eigenen Bedürfnisse wahrnimmt, die Verantwortung für sich selbst übernimmt und sich nicht unbewusst auf dich stützt (was viele tun). Letzteres ist unerträglich für dich, und du wirst ziemlich sicher darauf reagieren.

Zusammenfassend lässt sich sagen, dass die Wechseljahre die Verwerfungen in einer Partnerschaft zum Vorschein bringen. Das könnte das Ende bedeuten, aber auch eine Entwicklung hin zu einer wesentlich innigeren und tieferen Beziehung mit sich bringen. Voraussetzung ist allerdings, dass beide Partner*innen bereit sind, sich in die Beziehungsarbeit einzubringen. Du reifst und wünscht dir, dass dein*e Partner*in diesen Prozess mit dir zusammen durchlebt. Der Weg wird anstrengend sein, aber am Ende könntet ihr mit einem Vielfachen an Intimität belohnt werden.

TEIL IV

DEIN EIGENES GESETZ – WILLKOMMEN IN DER FREIHEIT

KAPITEL 22

ZUGEHÖRIGKEIT – DAS VERSPRECHEN DER WECHSELJAHRE

Du hast eine lange Reise hinter dir. Mit deiner ersten Blutung, der Menarche, hast du den Weg der Individuation eingeschlagen. Deine einzigartige Seele oder Bestimmung – zu diesem Zeitpunkt nur ein winziger Samen – wurde aktiviert. Zyklus für Zyklus konntest du eine Mini-Initiation durchlaufen, die es dir ermöglichte, diesen Samen gedeihen zu lassen und in ihn hineinzuwachsen. Um zu reifen und du selbst zu werden. Schließlich kamst du in die Wechseljahre und durchliefst ein letztes großes Training, das dich in das dunkle Schattenreich deiner selbst und der Welt führte. Um all dem, was du erlebt hast, und deinem Platz in dieser Welt einen Sinn zu geben. Du konntest dich selbst auf eine Art und Weise erkennen, wie du es noch nie zuvor getan hast, und dich vollständig »outen« oder offenbaren.

HEILIGE INTIMITÄT

Das Ziel der Wechseljahre besteht darin, dich in den sicheren Hafen deines Selbst zu bringen, um ganz du selbst zu sein. Dieses Ankommen bewirkt, dass du Liebe und Mitgefühl erfährst. Es ist die Erfahrung einer spirituellen Vereinigung. Das ist das ultimative Versprechen der Wechseljahre. All die scheinbaren Turbulenzen der Wechseljahre dienten immer dem Ziel einer tiefen Zugehörigkeit. Zugehörigkeit zu diesem Planeten, zu deinem Körper, zu den besonderen Eigenheiten, die du verkörperst. Der innigen Verbundenheit mit der Weltseele. Das war das Versprechen all deiner Menstruationsjahre, und in den Wechseljahren erhältst du endlich deinen »Preis«.

Zugehörigkeit ist das angenehme Gefühl, unbeschwert ganz du selbst zu sein und dich mit der Welt und dem Fleckchen Erde, das du bewohnst, verbunden zu fühlen. Du nimmst deinen Platz in der großen Ökologie des Lebens ein.

Das kann eine außergewöhnliche Intimität oder Nähe zum Leben sein, das Gefühl, verliebt zu sein, auch wenn es gar kein »Objekt« für diese Zuneigung gibt. Es handelt sich um eine Vereinigung oder, wie wir es gerne nennen, um die heilige Intimität.

Am Anfang dieser großen Initiation wurdest du durch einen Ozean des Unbekannten gewirbelt. Du warst noch nicht vertraut mit dieser erweiterten Realität, die dich deshalb komplett aus dem Konzept brachte. Genau so muss es sein, denn während einer Initiation musst du bis an deine Grenzen gehen, um dich den größten Fragen zu stellen. Weil du es gewagt hast, dich in der spirituellen Praxis zu üben, schutzlos im Zustand der Leere zu verharren, ohne auf Lösungen oder Inspiration zu bestehen, hast du alles getan, um das Einssein mit dem Leben zu erfahren.

Stell dir vor, wie die Leere, also deine neue Realität, dein Alltagsbewusstsein umhüllt. Seit dein Ego in den Wechseljahren von seinem Sockel gestürzt ist, bist du viel durchlässiger für spirituelle Kräfte. Vorausgesetzt, du überstehst die anfängliche Verwirrung, die der Übergang mit sich bringt, durchströmen dich diese spirituellen Energien, allen voran die Liebe.

WIE DEIN MENSTRUATIONSZYKLUS DICH VORBEREITET HAT

Während deiner Menstruationsjahre konntest du diese Liebe jeden Monat spüren, vor allem kurz vor der Blutung, aber eigentlich zu jeder Zeit während der Menstruation. Warum gerade vor der Blutung? Weil du dann am schutzlosesten und exponiertesten bist, genau wie in den Wechseljahren. Vor allem den oben erwähnten spirituellen Energien bist du ausgesetzt. (In unserem Buch *Wild Power* erläutern wir ausführlich, welchen Platz das Einssein mit allem im Zyklusprozess einnimmt und wie du in jedem Menstruationsmonat dahingehend initiiert wirst.)

Nach unserer Auffassung wurde dein System in den Jahren des Menstruationszyklus mit dieser Kraft getränkt, um dich darauf vorzubereiten, sie in den Wechseljahren als dauerhafte Realität und nicht mehr als monatlichen Impuls zu empfangen. Wie bereits besprochen wurdest du aber vielleicht um diese spirituelle Erfahrung betrogen, weil du nicht lernen durftest, deinen Menstruationszyklus mit Respekt zu behandeln und den Wert deiner wechselnden Energie und Stimmung während des Menstruationsmonats zu erkennen und dich darauf einzustellen. Das hätte dir in deinen Menstruationsjahren Sinn und Kraft gegeben, und du hättest dich darauf vorbereiten können, in den Wechseljahren das Geburtsrecht der Zugehörigkeit voll und ganz zu genießen. Aber keine Sorge: Zugehörigkeit ist dein Geburtsrecht völlig unabhängig von der Frage, ob du vorbereitet wurdest, sofern du die Wechseljahre als etwas Sinnvolles betrachtest und dein Leben bestmöglich davon leiten lässt.

DEINE NEUE NORMALITÄT

Das Einssein oder die heilige Intimität bilden die neue Realität, in der und aus der heraus du jetzt lebst. Eine allgegenwärtige

Realität, die dich inspiriert und leitet. Ein Gefühl von tiefer Bedeutung und Kraft, von Trost und Wahrhaftigkeit, ein Leben, das von Liebe durchdrungen ist. Vielleicht erlebst du auch einen Zustand oder ein paar Momente der Ekstase oder des Hochgefühls.

Es ist aber auch möglich, dass das Chaos und die Angelegenheiten deines Lebens überwiegen und du die Intimität wieder verlierst. Aber eigentlich kannst du sie ja gar nicht verlieren: Sie ist dir näher als je zuvor. Und du wirst ihre Präsenz auf deine ganz individuelle Art und Weise erkennen, in einer Sprache, die zu dir spricht. Wir können hier nur weitergeben, was wir selbst wissen und gespürt haben. Doch wie auch immer du das Einssein erlebst – du befindest dich in einer neuen Realität.

DIE UNANTASTBARE HEILIGKEIT DEINER SELBST

Es klingt vielleicht seltsam, wenn wir im Kontext mit Liebe und Zugehörigkeit auf unsere »Freundin«, die innere Kritikerin, zurückkommen. Aber siehe da, sie trägt wesentlich zum Einssein bei. Wer hätte das gedacht? Wir hoffen, dass du deiner inneren Kritikerin inzwischen mehr Wertschätzung entgegenbringst. In mehreren Kapiteln haben wir ihre zweischneidige Rolle untersucht und gezeigt, wie sich ihr destruktives Auftreten zu etwas Konstruktivem verwandelt, da sie die Kraft der Wechseljahre in uns weckt. Mehr noch: Erst wenn du dich dieser inneren Gestalt wirklich stellst, erlangst du den Zustand des Einsseins; sie ist sozusagen dessen heimliche Hüterin.

Wie bereits erwähnt, testet die Kritikerin ihre Wirkung bei dir aus und provoziert dich so lange, bis du dich ihr stellst. Je bewusster du dich ihren »Angriffen« aussetzt und gleichzeitig deine wahren Qualitäten tief in dir spürst – auch wenn du vielleicht wirklich Fehler gemacht hast –, desto eher kann die Liebe in dir Wurzeln schlagen und die Vereinigung, das Einssein, wird möglich. Hast du diese Prüfung bestanden, bist du im Zentrum deiner selbst angekommen. Und das ist die Zugehörigkeit.

TAMARAS GESCHICHTE

Wir wollen diese spirituelle Geschichte der Wechseljahre mit Tamaras Geschichte abschließen. Sie ist schonungslos und schmerzhaft, aber Tamaras Mut, sich ihrer extremen Erfahrung zu stellen, veranschaulicht die Essenz der Initiation in die Wechseljahre und was die heilige Intimität ermöglicht.

Als Tamara in die Wechseljahre kam, hatte sie bereits zwei schwerwiegende gesundheitliche Probleme hinter sich, die Operationen erforderlich machten. Im Alter von 52 Jahren erlebte sie etwas, das keine Mutter je erleben sollte: den Tod eines ihrer Kinder. Ihr ältester Sohn, Michele, starb im Alter von 19 Jahren bei einem tragischen Badeunfall. Dieses schreckliche Unglück stürzte sie in die dunkelste Leere. Der »Verrat« der Wechseljahre war plötzlich höchst real geworden und raubte ihrem Leben jeglichen Sinn und Inhalt.

In den zwei Jahren seit dem Tod ihres Sohnes hat sich Tamara mit dem stechenden Schmerz des großen Verrats auseinandergesetzt: der Frage, ob sie weiterleben oder sterben sollte. Zweimal ist sie dem Selbstmord schon sehr nahe gewesen. Jedes Mal bewahrte sie in letzter Minute ihr Mutterinstinkt, denn sie realisierte, dass einer ihrer anderen beiden Söhne sie auffinden würde. Umgeben von außergewöhnlich guten Freunden und Verbündeten harrte sie in der Finsternis aus, die sie umgab, und wartete geduldig auf einen möglichen Neuanfang. In dieser Zeit ist ihr etwas sehr Wichtiges über den Verrat klar geworden: Kein Mensch ist in der Lage, sie zu »retten«, das schafft nur sie allein. Genau darin liegt der Kern der Wechseljahre, die wichtige Erkenntnis, die alle Schwierigkeiten in den Goldschatz des Einsseins verwandelt.

Tamara geht es nicht darum, irgendwie zu überleben; das hat sie bereits geschafft und es trostlos gefunden. Ihr geht es vielmehr um neuen Sinn und Zweck. Sie verspürt eine Kraft in sich, die Ja zu sich selbst und zum Leben sagt. Sie hält die Spannung, wartet und hofft darauf, dass neues Leben in ihr erwacht, während sie sich in einem völlig entblößten, ungeschützten und exponierten Zustand befindet, ohne sich irgendwo verstecken zu können.

Und dann geschieht eines Tages ein Wunder. Einer ihrer Söhne bringt einen verletzten Vogel mit nach Hause. Zwei Nächte und einen Tag lang gibt Tamara sich ganz der Pflege dieses kleinen Tieres hin. »In diesem kleinen Vogel entdeckte ich eine so außergewöhnliche Kraft – eine zarte, sanfte Sehnsucht zu leben und um sein Leben zu kämpfen«, sagt sie. »Ich wollte unbedingt, dass dieser Vogel am Leben bleibt. Ich habe einfach auf meinen Mutterinstinkt vertraut.«

Schließlich findet sie eine Auffangstation für Wildtiere, die den Vogel aufnimmt. Über ihre Entscheidung, ihn dort zu lassen, sagt sie: »Ich musste ihn seinem Schicksal überlassen, ihn seinem eigenen Leben oder Tod überlassen und mich zurückziehen ... mich sozusagen ausklinken.«

Gleichzeitig wird Tamara klar, dass sie auch ihren Sohn Michele seinem Schicksal überlassen muss. In diesem Moment geht ihr das Herz auf, und sie weint nicht bittere, sondern süße Tränen für das Leben, das weitergehen will. Sie sagt: »Das Gefühl, dass ich am Leben bin, hat mich vor vier Jahren verlassen, als ich an Krebs erkrankte, und es verabschiedete sich endgültig, als Michele starb. Erst durch den kleinen Vogel konnte ich wieder Liebe in mir spüren.«

Die Erfahrung, den Verrat zu überleben, kann dich unbesiegbar machen, aber gleichzeitig besteht die Gefahr zu erstarren und zu verhärten. Aber wenn du dich der Dunkelheit hingibst und es wagst, deine Schutzlosigkeit zu spüren, so wie Tamara es gewagt hat, sich dem Schmerz ihrer Trauer zu stellen, offenbart sich das Geschenk der Verletzlichkeit.

Könnte ihre Rückwendung zum Leben, zur Liebe und der eigenen Möglichkeiten für Tamara der Beginn der Offenbarungsphase sein? Nur die Zeit wird es zeigen. Nach so viel Finsternis ist dieser Schritt für sie so etwas wie eine Offenbarung. Und dafür braucht es ihre ständige Präsenz, ihre Entscheidungen und ihre Selbstfürsorge. Auf jeden Fall empfindet sie jetzt etwas anderes. »Ich muss mich entscheiden, am Leben zu bleiben, ganz ich selbst zu sein«, sagt sie.

Tamaras Geschichte führt uns in die tiefste Dunkelheit und in das Wunder des Lebens, das in uns erwacht, wenn wir bereit sind, in der Dunkelheit auszuharren, ohne zu wissen, wann, wie oder ob das Leben, das Licht, zurückkehren wird. In dem Prozess, die Zeit des Unwissens und alles, was dabei offengelegt wird, auszuhalten, sehen wir die Grundlage für die Entfaltung deiner Weisheitskraft, deiner tiefen Zugehörigkeit zum Leben.

Auch wenn Tamaras Erfahrung der Wechseljahre durch den Tod ihres Sohnes extrem ist, so verstärkt sie doch das Gefühl des Ausgeliefertseins, das wir alle durchlaufen, um danach die Befreiung zu finden, die die Wechseljahre bieten können. Stell dir die innere heilige Kraft der Frauen und Menschen mit Zyklus rund um den Globus vor, die sich auf eine bewusste und heilsame Reise durch die Wechseljahre begeben haben. Einmal entfesselt kommt sie der gesamten Menschheit zugute.

KAPITEL 23

DIE KRAFT DES GROSSEN DANACH – DEIN START IN DIE SOUVERÄNITÄT

Die Erfahrung der Zugehörigkeit, und sei es nur ein kleiner Vorgeschmack, setzt in dir eine ungezügelte Kraft frei, und diese neue Kraft bringt Verantwortung mit sich. Aber du wurdest darauf vorbereitet. Denn die Initiation in die Wechseljahre hat dich geöffnet, Barrieren, Unbewusstes, Abwehrhaltungen und Ahnungslosigkeit abgebaut und deine Schattenseite freigelegt.

Du bist gestählt daraus hervorgegangen, weil du es gewagt hast, der Dunkelheit, deiner Schattenseite und der dunklen Seite des Lebens (während der Phase des Verrats) ins Auge zu schauen und weil du dich dafür entschieden hast, dich selbst zu spüren und zu erkennen. Damit hast du die Voraussetzungen geschaffen, um die Verantwortung für diese neue ungezügelte Kraft mit viel mehr Weisheit zu übernehmen.

> *»Ich genieße mein Alter total. Ich hatte noch nie das Bedürfnis, jünger zu sein. Am meisten genieße ich die kontinuierliche Weiterentwicklung meines Bewusstseins, das Lernen und Wachsen. Dieses Wachstum geschieht ohne äußeren Druck, ganz einfach und spontan. Es ist herrlich, einfach nur da zu sein, präsent zu sein und nicht ständig Wünsche und Erwartungen zu haben.«*
> JANE, 64

DIE ELEMENTE DEINER WEISHEITSKRAFT

Durch die Initiation erwirbst du neues Wissen, neue Kraft und vor allem neue Fähigkeiten der Fürsorge – Fürsorge für dein eigenes Leben und für das Leben im Allgemeinen. Das macht dich zu einer leistungsfähigen und starken Führungskraft. Diese neuen Fähigkeiten bezeichnen wir als »Elemente der Weisheitskraft«.

Die Elemente deiner Weisheitskraft entsprechen den Merkmalen der *Via negativa* und bilden das Fundament, den moralischen Kompass und den Rahmen für deine Meisterschaft, Handlungs- und Verwirklichungsfähigkeit, die du dir bereits erworben hast. Das sind die neuen Kräfte deiner Führungsaufgabe in der Zeit des großen Danach. Auf deinem Weg durch das große Danach wächst du immer mehr in diese neuen Fähigkeiten hinein. Im Folgenden beschreiben wir einige der Elemente, die im Zusammenspiel deine Weisheitskraft bilden.

Die Kraft der Begrenzung

Unsere Kultur hat eine Vorliebe für Grenzenlosigkeit – je mehr, desto besser. Aber Begrenzung macht dich wirklich frei. Die Kraft der Begrenzung beruht auf der Präzision, die sich einstellt, wenn man sich selbst und seine Aufgabe wirklich kennt. Wenn du deine eigenen Ressourcen einschätzen kannst, erkennst du auch deine Grenzen. Du weißt genau, wo du deine wertvolle Zeit und Energie einsetzen willst und wo nicht. Das ist praktizierte Unterscheidungskraft. Wer seine Grenzen kennt, sorgt für mehr Kohärenz und Klarheit und damit für mehr Effizienz.

> *»Ich bezeichne mich als geerdetes weibliches Wunder.*
> *Ich weiß genau, wo ich stehe, und ich weiß, was ich will.«*
> KARINA

Begrenzung sorgt für Tiefgang und vergrößert deine kreativen Möglichkeiten und deinen Handlungsspielraum. Sie verleiht dir mehr Kraft, Freude und Autorität, um in dir selbst zu wurzeln. Durch sie wirst du zu einem noch besseren Kommunikationskanal auf der vertikalen Achse zwischen Himmel und Erde, zwischen der feinstofflichen und der materiellen Welt, zwischen dem Göttlichen und dem Weltlichen.

Die Kraft der Beherrschung

Diese Kraft ist vergleichbar mit der Kraft der Begrenzung, und die beiden Kräfte ergänzen sich vortrefflich. Beherrschung zeigt Wirkung. Es geht dabei um den klugen Einsatz von Zeit und Energie sowie um die Erkenntnis, wann man aktiv werden sollte und wann nicht.

In ihrer nächsten Stufe entwickelt sich die Kraft der Beherrschung zur Urteilskraft darüber, wie man Energie und Geist so sparsam wie möglich einsetzt, um ein möglichst stimmiges und effektives Ergebnis zu erzielen. Beherrschung bewirkt sowohl innere als auch äußere Ausdehnung. Durch sie erweiterst du das Feld der Möglichkeiten, sodass etwas außerhalb deines derzeitigen Wissens in Erscheinung treten, dich inspirieren oder unterstützen kann.

Obwohl es manchmal ziemlich an den Nerven zerren kann, sich angesichts einer Herausforderung zurückzunehmen, statt sie sofort in Angriff zu nehmen und Lösungen zu entwickeln, kann es wirklich von Vorteil sein, einen kühlen Kopf zu bewahren. Je mehr du das übst, desto besser wird es dir gelingen und desto besser weißt du, wie lange du das durchhalten kannst. Die Kraft der Beherrschung ist die Voraussetzung für ein Leben, in dem alles miteinander zusammenhängt und gegenseitige Inspiration herrscht.

Die Kraft des Bezeugens

Im Laufe der Wechseljahre wirst du wahrscheinlich feststellen, dass du eine neue Art von Bewusstheit entwickelst. Früher war dein Verstand fokussierter und hat sich schneller in das Drama deiner eigenen Gedanken verstrickt oder war auf sie fixiert. Er war scharfsinnig, schnell und reaktionsfreudig.

Nach den Wechseljahren hält ein neues Bewusstsein Einzug. Dein Geist ist ruhiger, diffuser und erweitert, was dir einen leichteren Zugang zu komplexen Zusammenhängen und einen distanzierten »Beobachterstatus« ermöglicht. Aus dieser erweiterten Perspektive heraus fließt dir Kreativität zu und die Fähigkeit zu tiefgründigen Denkprozessen, zu Kontemplation und mehrperspektivischem Bewusstsein.

Die Wechseljahre verdrängen dein Ego aus seinem Kommandozentrum der Psyche. Es ist zwar immer noch da und tritt in Aktion, aber weil seine Spielwiese so viel größer geworden ist, beherrscht es dich nicht mehr im gleichen Maße wie früher. Es kann schon sein, dass es dich ab und zu im Griff hat, aber du hast immer die Wahl, es zu ignorieren.

Trotz deines vorhandenen Egos hat sich dein Fokus verändert und richtet sich nun auf das Allgemeinwohl. Natürlich hat dein Selbst noch blinde Flecken, die sich deiner Wahrnehmung entziehen, aber nun kannst du mit viel mehr Demut auf sie achten.

Um diese neue Kraft des Bezeugens ganz auszuleben, sind vielfältige Entscheidungen und Auseinandersetzungen nötig. Alexandra hat das Gefühl, viele verschiedene Charaktere in sich zu tragen – große und kleine, missbrauchende und missbrauchte, großzügige und gemeine –, als ob die ganze Menschheit durch sie hindurchziehen würde. »Ich fühle mich sehr vielschichtig«, sagt sie. »Ich habe eine tiefe Verpflichtung gegenüber dem Leben, die ich nicht einfach ablegen kann. Ich kann nicht *nicht* helfen. Und ich bin mir bewusst, wie parteiisch, kleinlich, ignorant, unsensibel und egoistisch ich sein kann. Ich kann all diese Haltungen einnehmen. Es ist ein bisschen zermürbend, all das Licht und die Dunkelheit zu sehen. Die Dunkelheit verschwindet nicht.«

Aber mit deinem jetzigen Bewusstsein als Zeugin weißt du es besser. Du kannst die umfassendere Perspektive nicht einfach aufgeben. Sie ist eine Aufgabe. Durch die Wechseljahre entsteht die innere Weite, die es möglich macht, daran festzuhalten.

Die Kraft der Imagination

In der Zeit des großen Danach ist dein Geist äußerst stark. Es kann vorkommen, dass du dich nicht mehr so gut erinnern kannst wie früher oder dass dir Kleinigkeiten unwichtig sind, aber mach dir nichts draus, denn nun besitzt du eine neue, ungezügelte Geisteskraft. Dieser ungehinderte kreative Bewusstseinsstrom strotzt nur so vor Inspiration.

> *»Mein Geist ist jetzt wie ein kreatives Feuerwerk.*
> *Ich bin begeistert!«*
> ALISON

Du hast vielleicht nicht mehr dieselbe körperliche Energie wie früher, aber dafür einen neuen, wilden Tatendrang, der sich aus der Kraft deines neuen Geistes speist. Und deine Gedanken beinhalten starke und kraftvolle Energie; deine Imagination und Intentionen entfalten größere Wirkung, weshalb du auf deine Gedanken achten solltest. Deine Gedanken waren zwar schon immer kraftvoll, aber seit du dich nicht mehr auf die physische Energie deines Körpers verlassen kannst, ist es, als ob deine Fantasie diese Aufgabe übernommen hat. Sie potenziert alles, was du tust.

Nimm deine Vorstellungskraft ernst. Trau dich, Intentionen zu formulieren. Bete … und überlege lieber zweimal, bevor du jemanden verfluchst!

Vertrau deinen kreativen Ideen, selbst wenn du nicht weißt, wie du sie umsetzen kannst. Denk daran: Einfach dadurch, dass du an ihnen festhältst, werden sich Möglichkeiten eröffnen, um sie zu verwirklichen.

Durch deine Imagination entwickeln sich Chancen und Wahlmöglichkeiten. Und durch diese Wahlmöglichkeiten wird dein Geist effizienter und mächtiger. Und im selben Maße, wie sich deine Vorstellungskraft intensiviert, zeigt auch jedes Wort, das du aussprichst, mehr Wirkung.

Mut zur Schutzlosigkeit

Sich ohne Schutz zu zeigen ist eine große Kunst, die es zu erlernen gilt. Und das könnte eine lebenslange Aufgabe sein. Aber die Wechseljahre haben dich darauf vorbereitet; es ist möglich. Es erfordert Mut, sich ungeschützt preiszugeben – den Mut, offen, sensibel und verletzlich zu bleiben. Schutzlos an seiner inneren Wahrheit festzuhalten und sich vom Leben berühren und bewegen zu lassen, statt zu verhärten und bitter zu werden. Bereit zu sein, Fehler zu machen und sie zuzugeben. Hier handelt es sich um eine riskante und gewagte Form von Kraft.

Schutzlosigkeit lässt Präsenz, Sanftheit und Leere in eine Situation einziehen. Ja, die Leere und das Unbekannte, deine Verbündeten oder Ressourcen. Und du bringst die radikale spirituelle Kraft der Begegnung mit. Das erfordert von dir Demut und die Bereitschaft, jedes Mal für deine eigenen Ziele zu »sterben«, um dem anderen voll und ganz begegnen zu können. Du hast alle Voraussetzungen dafür.

Deine Schutzlosigkeit kann sich entwaffnend und herzöffnend auf dein gesamtes Umfeld auswirken. Naivität ist einer unserer Tribute an die Wechseljahre, und das zu Recht, aber du darfst deine Unschuld nicht preisgeben – damit meinen wir deine Fähigkeit, zu staunen und auf das Gute zu vertrauen. Denn das würde Härte und Bitterkeit Tür und Tor öffnen und die starke Kraft deiner Schutzlosigkeit ausschalten.

> *»Wir müssen nicht verhärten, um starke Frauen zu sein. Keine Scheiß-drauf-Haltung, sondern mit dem Leben Liebe machen.«*
> LAURA

Sicherlich hast du inzwischen irgendeine Beziehung zu deiner inneren Kritikerin. Vielleicht habt ihr sogar eine Art Friedensvertrag geschlossen. Das bewahrt dich davor, bei jedem ihrer Hiebe zu Boden zu gehen. Sollte das doch der Fall sein, bist du in der Lage, dich schnell aufzurappeln und dem Leben wieder wohlgesinnt entgegenzutreten. Ohne die stärkende Verbindung zu deiner inneren Kritikerin könntest du diese Kraft gar nicht aufbringen.

Wir möchten betonen, dass dich schutzlos zu zeigen nicht bedeutet, keine Grenzen zu ziehen oder nicht für dich selbst einzutreten. Im Gegenteil: Du wahrst deine Grenzen, weil du dich selbst kennst und akzeptierst. Du hast Grenzen *und* bist verletzlich. Du gehst das Risiko ein, von Situationen überfordert zu sein, *und* bleibst dennoch sensibel und offen für das Leben, weil du bereit dazu bist, weiterhin verletzlich zu sein.

Von außen betrachtet mag es wenig sinnvoll erscheinen, schutzlos zu sein. Doch genau darauf haben dich die Wechseljahre vorbereitet, ob es dir nun passt oder nicht. Diese Fähigkeit ist die Voraussetzung für die Position der Ältesten – eine Rolle, die kaum noch jemand einnehmen will. Wir haben viel zu wenig Älteste, und die Welt hat darunter zu leiden.

Nach unserer Meinung sucht man sich diese Position nicht selbst aus – sie wird von der Gesellschaft verliehen und verlangt einem alles ab. Bewusst gelebte Wechseljahre beschenken uns mit der Chance, zu Ältesten heranzureifen.

»Als ich bereitwillig die Wechseljahre in Angriff nahm, führten sie mich in das Herz dessen, was mich ausmacht, und die Angst vor dem Altern und dem Tod verblasste. Ich habe erkannt, dass dies meine Zeit ist, um als starke Frau voranzuschreiten. Nicht mit Gewalt oder durch Willenskraft, sondern durch ruhige Zuversicht, die keine Angst vor Stille und Schweigen kennt.

Jetzt ist die Zeit, in der ich als weise Frau meinen Platz in der Welt einnehme, die über Schmerz, Verlust und Verzweiflung Bescheid weiß und trotzdem den Kopf zurückwerfen und laut über die Absurdität des menschlichen Daseins lachen kann. Und gleichzeitig falle ich auf die Knie, um das Leben zu würdigen, das ich geführt habe.«

Sue, 69

Die Kraft der Freundlichkeit

Die Wechseljahre öffnen dein Herz für dich selbst, und wir hoffen, dass du durch die Akzeptanz deines ungeschönten Lebens immer mehr Freundlichkeit allem gegenüber verspürst. Sie ist eine der Gaben deines neuen Bewusstseins und stellt sich wie von selbst ein.

Freundlichkeit ist eine stille und unsichtbare Präsenz, sie erfüllt die Atmosphäre und bewirkt in sich und aus sich selbst heraus Magisches. Sie öffnet Türen und schafft dadurch mehr Möglichkeiten und Inklusion. Sie baut kollektive Stärke auf. Durch deine Freundlichkeit ist alles möglich.

FÜHRUNGSSTÄRKE FÜR UNSERE ZEITEN

Wie mehrfach erwähnt, sind die Wechseljahre ein echtes Krafttraining, ein Meisterkurs zur Vorbereitung auf die Art von Führungsqualitäten, die unsere Welt heute benötigt. Es braucht Menschen, die es gewagt haben, sich dem Verrat ihres Lebensversprechens zu stellen, und die diesem Schnitt durch ihre Seele bereitwillig zugestimmt und sich dadurch haben verändern lassen, ohne für immer in Bitterkeit, Wut, Groll, Reue oder Trauer zu versinken.

Sie haben sich dafür entschieden, der Welt mit einem verletzlicheren und demütigeren Selbst zu begegnen, mit einem Herzen, das zärtlich und mit mehr Achtung und Respekt für sich selbst und andere erfüllt ist. Sie sind offen und bereit, dem Leben in seiner ganzen Fülle zu begegnen. Sie haben neue Grenzen gesetzt, weil sie sich besser kennen als je zuvor.

> *»Stell dich niemals einer Frau in den Weg, die sich im großen Danach befindet und gerade vom Universum die Erlaubnis bekommen hat, in Aktion zu treten.«*
> ALEXANDRA

Aber diese Menschen sind auch sensibel, lebendig und reaktionsschnell. Sie wissen und wertschätzen, was sie richtig gut können; sie kennen ihre Grenzen und sind sich bewusst, dass sie blinde Flecken haben. Ihr Leben hat Sinn und Zweck, und sie nehmen sich das Recht heraus, ihre besonderen Gaben und Talente auszuleben und mit anderen zu teilen.

Es fällt ihnen nicht schwer, Vieldeutigkeit und Unsicherheit zur Kenntnis zu nehmen und auszuhalten, um den Weg zu bereiten für neue Chancen, Ideen und Antworten auf die Probleme unserer Zeit. Alles, was du an Gaben einbringen kannst, ist wichtig, aber diese Führungsqualitäten ergeben sich organisch aus dir selbst heraus. In den Wechseljahren erwirbst du den »Doktortitel« im Fachbereich Führungsstärke für unsere Zeiten.

Domdenken – Führungsstärke wie im Dombau

Deine Führungsrolle im großen Danach dient nicht nur dem Hier und Jetzt. Sie hält die Vergangenheit hoch und arbeitet mit gleicher Sorgfalt und Wertschätzung an der Zukunft. Wir bezeichnen es als *Domdenken*[18] oder Führungsstärke wie im Dombau (engl. *Cathedral Thinking leadership*). Im Mittelalter brauchten Baumeister, Steinmetze und Handwerker Jahrhunderte, um eine Kathedrale zu planen und zu errichten, doch ihre Fertigstellung konnten sie selbst nicht mehr miterleben.

Unsere heutigen »Kathedralen« – gemeint sind die großen Veränderungen, die zum Wohle unseres Planeten erforderlich sind – entstehen mithilfe vielfältiger kleiner und großer Beiträge der Fürsorge und des Engagements jedes und jeder Einzelnen. Man kann zwar schon etwas von dem erkennen, was sich daraus entwickelt, doch die Maßnahmen werden sich erst in der Zukunft auswirken.

Deine Wechseljahre verbinden dich tief mit der Ökologie des Lebens. Wie die Mutterbäume, über die wir in Kapitel 3 gesprochen haben, bringst du Lebenserfahrung, Fantasie und Kraft ein, um die nächste Generation zu nähren und aufzubauen.

Du stehst im Dienst der Intelligenz des Ungezähmten, der Urkraft des Weiblichen.

In deiner Zeit des großen Danach wächst du immer tiefer in die Offenbarung der Wechseljahre hinein – in dieses vielfältig verflochtene ökologische Bewusstsein –, mit dem Ziel, alle Einzelheiten deines einzigartigen Selbstausdrucks oder deiner Rolle zu erkennen und zu erfahren, in der du nun den kommenden Generationen dienst.

BESTÄRKT DURCH DEINE BERUFUNG

Du wurdest neu verdrahtet, um diese neue Art der Führung zu übernehmen, und du wirst feststellen, dass du gar keine andere Wahl hast. Deine Berufung hat jetzt das Sagen; dein Herz ist weit und bereit, sich zu kümmern, denn du hast eine Mission zu erfüllen.

Durch den Prozess der Wechseljahre bilden sich in dir Ressourcen, aus denen du schöpfen kannst für das, was deine Aufgabe dir abverlangt. Eine Führungsrolle ist allerdings nichts für schwache Nerven. Und auch wenn du dich manchmal schwach fühlst, wirst du trotzdem immer wieder aufstehen und diese Aufgabe angehen. Die Führungsrolle wird dich immer wieder herausfordern, denn schließlich kämpfst du mit der Macht in all ihren Erscheinungsformen. Im großen Danach geht es um deine sich ständig wandelnde Beziehung zur Macht, sowohl in dir selbst als auch in der Welt.

Genau wie Alexandra wirst du dich bestimmt oft fragen: »Habe ich das alles wirklich gewollt?« Natürlich könnte sie heute noch ihre Aufgabe einstellen. Und doch ist das für sie nicht verhandelbar, denn das wäre ein Verrat an sich selbst und an ihrer besonderen Fähigkeit. Sie hat nie das Gefühl, allein zu sein, denn sie fühlt sich von ihrer Berufung gehalten.

Wie ein Stern am Nachthimmel gibt dir deine Berufung vor allem in schwierigen Zeiten Orientierung und Halt. Und die Wechseljahre haben dich mit einem tiefen Vertrauen in diesen Prozess ausgestattet.

KLEINE VORWARNUNG

Nur weil du eine tolle Initiation erlebt hast, heißt das nicht, dass du vor Machtmissbrauch gefeit bist. Aber du erkennst jetzt wenigstens deine Schwächen. Du bist etwas demütiger geworden, nachdem du »deinen eigenen A… gesehen hast«, wie wir liebevoll sagen. Außerdem weißt du, dass alle anderen auch nur Menschen sind und genauso viel Mist bauen wie du.

> *»Weisheit verlangt verdammt viel innere Arbeit.«*
> Alexandra

Bewusst erlebte Wechseljahre sind die Voraussetzung, dass sich die Weisheitskraft einstellt. Deine neu erworbene Achtsamkeit lässt dich die Auswirkungen deines Handelns bis auf die tiefste Ebene erkennen. Ein kluger Umgang mit Macht hängt davon ab, wie sehr du mit dir selbst verbunden bist. Und diese Verbindung wird durch deine bewusst erlebten Wechseljahre vertieft.

KAPITEL 24

DER RHYTHMUS DES GROSSEN DANACH

In dieser neuen Landschaft des großen Danach trägst du Welten in dir, das Licht und die Dunkelheit und alle Schattierungen dazwischen. Vielleicht hast du das Gefühl, eigentlich gar nichts zu wissen (das ist die Sache mit der Demut), aber gleichzeitig fühlst du dich zutiefst wissend. Du hast dich selbst gefunden und entdeckt, dass du genug bist. Und darin liegt eine Befreiung, eine Stimme, die nicht mehr zum Schweigen gebracht werden kann.

Du bist dein eigenes Gesetz. Das bedeutet, dass du nicht akzeptierst, dass andere über dich bestimmen, auch keine spirituellen Autoritäten. Das schließt nicht aus, dass du weiterhin von anderen lernst, aber letztendlich bist du deine eigene Autorität mit neuen Kräften.

> *»Ich habe die Wechseljahre total geliebt – es war wie ein Ritt mit einem goldenen Schwert in der Hand. Ich konnte meinen Weg nicht selbst wählen, durfte nicht wanken; das Schwert schlug mir den Weg frei. Was vorher nicht zu erkennen war, führte zu absoluter Klarheit darüber, was ich zu tun hatte. Das ist das große Geschenk der Wechseljahre.«*
>
> Suze

Du stehst am Anfang eines aufregenden neuen Entwicklungsabschnitts mit dem unausweichlichen Ziel, irgendwann zu sterben. Wir dachten, wir sind mal ganz offen zu dir! Die Gegenwart des Todes schärft alles. Das hast du bereits gelernt, als du in den Wechseljahren mit deinem inneren Tod konfrontiert wurdest. Du bist jetzt viel aufmerksamer, präsenter und wacher. Und wenn du dann im Land des großen Danach angekommen bist … stehst du wieder am Anfang.

DIE JAHRESZEITEN DEINES LEBENS IM GROSSEN DANACH

Auch wenn dein Menstruationszyklus dein Leben nicht mehr bestimmt, folgt der neue Weg, der vor dir liegt, dennoch einem bestimmten Verlauf, sofern du etwas genauer hinsehen möchtest. Wir sprechen auch gern von den »Jahreszeiten« deines Lebens im großen Danach.

Du durchläufst einen großen jahreszeitlichen Zyklus, der vom *Frühling* – das ist die Phase, in der du dich gerade befindest – in den *Sommer* übergeht; in dieser Phase bist du ganz im Fluss deines neuen Lebens angekommen. Darauf folgt der *Herbst*, in dem du immer bewusster und präsenter wirst. Und schließlich kommt der *Winter* mit zunehmender Loslösung, Innerlichkeit, Tiefe und Loslassen. Und letztendlich der Tod. Du wirst spüren, in welcher Phase deines Lebens du dich jeweils befindest. Es gibt dafür keine äußeren Anzeichen, doch du wirst intuitiv wissen, wie sich deine seelischen Jahreszeiten verändern.

Deine Bedürfnisse, deine Gefühle, das, was dir wichtig ist, worauf du dich konzentrierst, was du wahrnimmst oder worauf du achtest, verändert sich still und leise. Und all diese großartigen Vorgänge sind Teil deines Reifungsprozesses.

Zurzeit spürt Alexandra, dass sie sich im Spätsommer ihres großen Danach befindet und amüsanterweise wehrt sie sich ein wenig gegen den unweigerlich näher rückenden Herbst. Wenn du dich im Frühling des großen Danach befindest, erkennst du vielleicht einige der Eigenschaften des inneren Frühlings deines Menstruationszyklus wieder. Diese Zeit ist reich an Möglichkeiten, positiver Stimmung und einer natürlichen Motivation, und sie kann ziemlich unruhig sein. Der Unterschied besteht diesmal darin, dass du dich selbst kennst und weißt, was du willst.

> *»Die Verbindung ist stark. Ich bin nicht allein, ich bin begleitet von Erkenntnis und Wissen. Der Schleier wird dünner. Wenn du dich nicht dagegen wehrst, wenn du dich auf dein Leben als ältere Frau einlässt, obwohl du weißt, dass der Tod vor der Tür steht, ist das eine ganz neue Erfahrung.«*
> SUE

Wir hoffen, dass du vielleicht irgendeiner Vision folgst, einem inneren Imperativ, einem Wissen oder einem Gefühl von tiefem Einverständnis. Und sei dir sicher, dass deine Wechseljahre dich mit allem ausgestattet haben, was du brauchst, um das zu tun, wozu es dich drängt.

FÜNF DINGE ZUR EINSTIMMUNG IN DEINE AUTORITÄT

Alles, was bereits nötig war, um den großen Übergang der Wechseljahre zu meistern, ist in die fünf Dinge zur Einstimmung eingeflossen, die dich durch die Jahreszeiten deines Lebens im großen Danach begleiten sollen. Sie sind die Grundpfeiler, die grundlegenden Hilfsmittel oder »dunklen Künste«, wie wir auch liebevoll sagen, die du für deine neue Führungsaufgabe benötigst.

1. Suche die Leere auf

Nimm dir vor allem Zeit und Raum, um einfach nichts zu tun. Einfach nur träumen, spazieren gehen, sinnieren, trödeln, ausruhen, ganz ohne Plan und technische Hilfsmittel.

Die Leere ist nicht nur wichtig für deine Gesundheit und dein Wohlbefinden, sie ist auch ein wunderbarer Quell für Inspiration, Ideen und Orientierung. In unserer getriebenen Welt kann es eine sehr schwere Aufgabe sein, beinahe so etwas wie eine spirituelle Praxis, ein radikaler Schritt, um die unaufhörliche Hektik unserer Welt zu durchbrechen.

Der innere Freiraum ist Medizin für unseren Körper und unsere Seele und lässt all jene scheitern, die versuchen, uns zu kontrollieren oder zu unterdrücken. Über diesen Kanal tauschen wir uns mit uns selbst, mit der Natur oder dem Leben darüber aus, wie wir unsere Führungsarbeit gestalten können. Stell es dir als ein Gespräch mit den unsichtbaren feinstofflichen Kräften vor; sie sind deine neuen Geschäftspartner.

Auch wenn du nichts vernimmst, kehrst du gestärkt und inspiriert zu deiner Arbeit zurück. Im leeren Raum wimmelt es nur so von Möglichkeiten, und hier wirst du zuverlässig unterstützt. Aber natürlich nicht so, wie du es dir vorstellst.

2. Nimm dir deine Zeit – vertrau auf das Timing

Mit einem Bein stehst du in deiner Alltagswelt mit ihren drängenden Anforderungen, und mit dem anderen in der spirituellen Welt mit ihren ganz eigenen feinen und tiefen Zeitabläufen.

Diese beiden Welten treffen in deinem Wesen mit seiner angeborenen Veranlagung aufeinander – je nachdem, was dein sensibles, wunderbares Nervensystem bewältigen kann.

Es handelt sich um einen Akt kreativer Alchemie, diese beiden Elemente in Einklang miteinander zu bringen. Du darfst nicht kapitulieren vor den Zeitplänen unserer getriebenen Welt, auch wenn du im Alltag viel zu tun hast. Du wirst von deiner Berufung geführt und nicht nur von der Agenda, die dein Ego dafür vorsieht. Gib dich ihr ganz hin und lausche, was sie dir sagt. Du wirst sehen, wie viel Kraft und Potenzial dir das verleiht.

Alexandra spricht da aus Erfahrung. Sie musste lange Phasen des absoluten Stillstandes überstehen, bis die Dinge allmählich ihren Lauf nahmen und mit der Zeit enorm an Schwung gewannen. Das lehrte sie, das Timing zu respektieren und von ihm getaktet zu werden, und sie hat festgestellt, wie gut das klappt.

Sie hat auch gelernt, dass eine großartige Vision noch lange nicht ausreicht, um sie auch in die Tat umzusetzen. Es war, als wüsste das Universum durch die Art ihrer Berufung, wozu sie bereit und fähig war. Es lieferte ihr immer gerade so viele Aufgaben, wie sie leisten konnte, und setzte dann noch was drauf. Wenn sie an ihre herrliche Naivität zurückdenkt, muss sie lachen, und sie ist dankbar, dass höhere Mächte die Dinge in die Hand genommen haben.

> *»Wenn wir uns in Geduld üben – der größte Akt der Rebellion und der Ausrichtung auf das Gute –, richten wir uns auf das Mysterium aus, damit sich die große Vision entfalten kann.«*
> CLAUDIA

Es erfordert radikales Vertrauen, im eigenen Tempo weiterzumachen, und dieses Vertrauen entsteht, sobald du in dir selbst wurzelst und deiner eigenen Inspiration folgst. Natürlich gibt es Momente, in denen du dich getrieben fühlst, Zeiten, in denen nichts geschieht oder in denen sogar der Weg blockiert zu sein scheint. Das Universum hat einen Plan und gibt dir in verträglichen Dosen zu verstehen, was du wirklich brauchst. Nimm alles, was geschieht, als etwas Sinnvolles an, auch wenn du dir es anders vorgestellt hast. Dir deine Zeit zu nehmen bedeutet Vertrauen in dich selbst und die Prozesse, die sich entwickeln.

3. Halte die Spannung

Die Wechseljahre haben dir einiges abverlangt, also solltest du daran gewöhnt sein. Für die Zusammenarbeit mit deinem neuen Geschäftspartner, dem Leben, brauchst du starke Nerven, um die Spannung zu halten. Die Kraft der Beherrschung verschafft dir den inneren Spielraum, um die radikalen Störungen auf deinem Führungsweg zu meistern, ohne vorschnell zu reagieren. Mit diesem Spielraum schaffst du Raum für andere Reaktionen, die außerhalb deines derzeitigen Bewusstseins liegen. Das kann unangenehm sein.

Für eine Weile bist du dir nicht sicher, ob es einen Ausweg, eine Antwort oder eine Lösung dafür gibt. Kannst du diesem neuen Partner vertrauen? Ja, in der Tat. Es ist eine Belastungsprobe für deine Gefühle, vielleicht für dein sensibles Ego und definitiv für dein Nervensystem. Aber du vertraust dem Leben, weil du deine Arbeit liebst. Du *musst* sie tun, weil du dazu berufen bist.

Je mehr Herausforderungen du meisterst, desto besser kannst du vertrauen. Stell dich darauf ein, dass du manchmal auch scheiterst. Aber vergiss nicht, du hast die Wechseljahre überstanden und verfügst über die Kraft der Beherrschung. Du schaffst es, dich zu überwinden, deine Wunden zu lecken und weiterhin dein Bestes zu geben.

4. Hören, fühlen, spüren

Wir haben bereits darüber gesprochen, dass deine linke Gehirnhälfte beziehungsweise dein logischer Verstand in den Wechseljahren damit überfordert ist, die nächsten Schritte zu planen. Das ist auch jetzt der Fall. Deine wunderbare logische Seite wird zwar immer noch gebraucht, aber sie hat nicht mehr das Sagen.

Deine Gefühle, dein Empfinden, dein Zuhören, deine Intuition und deine Instinkte sind jetzt am Zuge. Sie prüfen, was sich entwickelt; sie nehmen wahr, was am Werke ist; sie hören die tiefere Botschaft dessen, was vor sich geht; sie durchschauen den Kern des Problems; sie spüren das Muster auf, die tiefere Ordnung.

Diese Fähigkeiten, kombiniert mit dem Halten der Spannung, sind alchemistische Kräfte, die den Weg in die Zukunft ebnen können. Dein großartiger logischer, strategischer und irdischer Verstand wird sich in den Dienst dessen stellen, was geschieht, und es umsetzen.

5. Unterscheiden können

Zu den schönsten Segnungen der Wechseljahre gehört deine Unterscheidungskraft als entscheidendes Instrument deiner Führungsaufgabe. Es beruht auf deinem Wissen, wer du bist. Die Kraft der Beherrschung und die Fähigkeit, Nein zu sagen, die du in den Wechseljahren im Überfluss erworben hast, sorgen für deine tiefgreifende innere Bereitschaft, mit dem Leben in Kontakt zu treten. Deine innere Weisheit, dein spiritueller Scharfblick und deine Präzision ermöglichen es dir, deine Zeit und Energie nur für das einzusetzen, was wirklich sinnvoll und richtig ist.

Unterscheiden können ist vor allem ein Akt spiritueller Hingabe. Der Kulturhistoriker und Psychologe Richard Tarnas spricht im Vorwort seines großartigen Buches *Cosmos and Psyche* von der »Hingabe an den Geliebten, an den Brautwerber, dessen Absicht ehrlich ist«. Alexandra vergleicht das verborgene Mysterium der Wechseljahre mit der Hingabe an die geliebten Menschen. Und du kannst die starke Wirkung der Unterscheidungskraft in dem Maße erleben, wie du die absolute Wahrhaftigkeit deines Seins und das daraus resultierende Gefühl der Zugehörigkeit akzeptierst und wahrnimmst.

Tarnas fährt fort: »Nur durch diese Unterscheidungskraft und die innere Öffnung kann sich die volle Teilhabe am Leben entfalten, die neue Realitäten und neues Wissen hervorbringt.« Durch deine Führungsaufgabe bietest du der Welt genau diese Unterscheidungskraft als das Geschenk deiner Wechseljahre an.

> *»Ich bin zwar erst 52, aber irgendwie spüre ich plötzlich, was es heißt, eine ältere Frau zu werden und in diese Rolle zu schlüpfen. Nicht mehr ganz so offensiv zu sein, sondern etwas Weises und Beobachtendes zu haben. Als ob mich ein sehr wertvoller und kraftvoller Treibstoff in Gang hält, der klug und sparsam eingesetzt werden muss.«*
> KATE H.

Du hast jetzt eine ganz neue Beziehung zum Leben. Eine Beziehung, der du vertrauen kannst. Eine, die dir eine weitaus intensivere Verbindung zu dir selbst ermöglicht und die es dir erlaubt, der Tatsache des Älterwerdens und des Todes mit weniger Angst und innerem Widerstand ins Auge zu sehen. Vielmehr erfährst du das Altern als Prozess zunehmender Verinnerlichung, tiefer Stille und Präsenz im Mysterium des Lebens. Du stehst für dich selbst ein, bist dein eigenes Gesetz und trägst Verantwortung gegenüber dem Leben.

Darin besteht deine Weisheitskraft.

NACHWORT

WECHSELJAHRE – FÜHRUNGS-STÄRKE FÜR UNSERE ZEITEN

Unsere gemeinsame Reise durch dieses Buch geht dem Ende entgegen. Hoffentlich hast du bei der wilden Fahrt nicht total die Fassung verloren. Oder deinen Verstand. Und hast dir nicht vor lauter Lachen das Hirn rausgeprustet, weil du begriffen hast, wie verrückt einen die Wechseljahre doch machen können, wenn man nicht weiß, was für ein unglaubliches spirituelles Abenteuer sie in Wirklichkeit sind. Wir wünschen dir, dass du nicht länger verheimlichen musst, wie sich das Leben in den Wogen der Wechseljahre anfühlt. Und dass du deine tolle Erfahrung mit anderen teilen kannst.

ABSCHLUSS UND NEUBEGINN

Wir laden alle, die die Wechseljahre bereits hinter sich haben, dazu ein, diese Zeit als wichtig und heilig zu betrachten. Schau zurück auf *deine* Wechseljahre und wie ruhig du geblieben bist, während dein ganzes Leben auf den Kopf gestellt wurde. Wie du es gewagt hast, dich dem Ganzen hinzugeben. Schau zurück auf jeden einzelnen Moment, in dem du dir eine Auszeit gegönnt hast, um dich auszuruhen und zu erholen. Auf die Phasen, in denen du eine Veränderung riskiert oder es gewagt hast, endlich deine eigene Meinung laut auszusprechen oder deine Gefühle zu äußern.

Sieh dir an, wie du während der Zeit der Prüfungen, des Leids und der Tränen Verantwortung für dich übernommen und Wege gefunden hast, um liebevoller mit dir selbst umzugehen. Denk an die Zeiten, in denen du dir trotz Kritik treu geblieben bist. Jeder dieser Momente ist ein Sieg.

Du hast es geschafft! Du hast ein neues Land entdeckt. Das solltest du feiern. Die Wechseljahre haben dir etwas sehr Wertvolles geschenkt. Und jetzt darfst du es nutzen.

Gestalte dein Leben ganz nach deinen eigenen Vorstellungen. Sei noch mehr du selbst als jemals zuvor. Du kennst deine Fehler und hast mehr Selbstvertrauen. Was andere denken, interessiert dich nicht, denn du achtest nur noch auf das Wesentliche. Dich treibt das Gefühl an, nützlich sein zu wollen. Irgendwie bist du weiser geworden.

Deine Weisheitskraft, die *Wise Power*, entspringt deiner Auseinandersetzung mit dir selbst, deiner neuen Selbsterkenntnis und -akzeptanz, durch die du die Liebe als wahre Essenz des Lebens erfahren hast. Vor dir liegt jetzt nur noch der Weg in die Zukunft. Gepflastert mit Möglichkeiten. Ein großes kreatives Abenteuer wartet auf dich. Setz deine Weisheitskraft so ein, wie du es für richtig hältst – für deine Partnerschaft, deine Familie, die Gemeinschaft oder für die Welt. Letztendlich geht es um die Weitergabe deiner Weisheit.

Das große Danach verleiht dir enorme Bedeutung. Du bist eine wichtige Akteurin, die aus Liebe Verantwortung übernimmt für etwas, das weit außerhalb ihrer Person oder ihres Lebens liegt.

Setz dich ein für deine innere Berufung, und tu das, was du liebst, was dir wichtig ist und dir Freude bereitet. Das ist ein Weg großer Zufriedenheit und Erfüllung. Und indem du lebst, liebst, gestaltest und genießt, dienst du nebenbei auch noch der Welt.

Wenn du noch in den Wechseljahren bist, möchten wir dich gern nochmals an all das erinnern. Geh diesen Weg bewusst, und die Wechseljahre werden dich liebevoll umarmen. Das Geheimnis liegt im unerschütterlichen Vertrauen in das, was du gerade erlebst und was dadurch in dir zum Leben erweckt wird.

Suche dir Verbündete, die dir Rückendeckung geben, die dich begleiten und unterstützen, wenn du Hilfe brauchst. Würdige deine Erfahrung. Sieh dich mit anderen Augen. Dieser Perspektivwechsel setzt einen globalen Bewusstseinswandel in Gang, auf den du und die Welt so dringend gewartet habt. Bewusst erlebte Wechseljahre verändern die Welt.

EINLADUNG IN DIE *RED SCHOOL*

Es ist wichtig, dass wir alle gemeinsam dazu beitragen, um auf unsere ganz persönliche Weise der Welt zu dienen. Unsere Menstrualität ist ein tiefgehender Prozess, der uns den Zugang zu unseren innersten Bereichen eröffnet und uns das große Ganze, die Welt und unseren Dienst an ihr offenbart.

Unser Zyklus ist eine enorme Kraftquelle, und in den Wechseljahren haben wir die Chance, zu uns selbst zu finden und diese Kräfte zu nutzen, um wirksame und effektive Veränderungen herbeizuführen. Nutzen wir die Menstrualität als unseren Weg zu Macht und Führung.

In der *Red School* haben wir eine lebendige, intelligente und einfühlsame Gemeinschaft, die aktiv daran mitwirkt, eine neue Geschichte wahr werden zu lassen. Werde Teil dieser Gemeinschaft und bring dich ein in die Diskussion, die das Blatt wenden wird.

www.redschool.net/comunity

Vertrau darauf, dass deine Wechseljahre dir zu wahrer Souveränität verhelfen und deine Weisheitskraft sich zum Wohl der Welt entfalten wird.

ENDNOTEN

1 Der Begriff »Matreszenz« wurde 1973 von der medizinischen Anthropologin Dana Raphael entwickelt. Sie bezeichnet damit den emotionalen, geistigen, körperlichen, sozialen und physiologischen Transformationsprozess, der mit der Geburt eines Kindes einhergeht.

2 Severn, J.C. (2005), *Menstruality: The Great Feminine Gestalt,* Gestalt Journal of Australia and New Zealand, Vol. 1, No. 2, 20–35.

3 Sheldrake, Merlin (2020), *Verwobenes Leben: Wie Pilze unsere Welt formen und unsere Zukunft beeinflussen,* 4. Edition, Berlin.

4 Die Rechte an der »Schatzkarte« der zwei *Viae* und den damit verbundenen Bedeutungen der *Via positiva* und der *Via negativa* im Kontext des Menstruationszyklus liegen bei der *Red School.*

5 Das Konzept der inneren Jahreszeiten wurde von der *Red School* entwickelt und erstmals 2006 im Buch von Alexandra Pope veröffentlicht *(The Pill: Are you sure it's for you?).* Dieses Konzept wurde zwischenzeitlich um die heiligen Aufgaben jeder Phase und um die Übergangstage erweitert.

6 Die Inspiration für diese Bezeichnungen geht zurück auf den Dichter John Keats und dessen Begriff der »Negative Capability« (deutsch: negative Fähigkeit). Die Begriffe werden auch im christlichen Kontext verwendet, der aber für unsere Arbeit nicht relevant ist.

7 Hillman, J. (1975), *Loose Ends, Primary Papers in Archetypal Psychology,* US: Springer Publications.

8 Alexandra verdankt diese Idee der Arbeit von Arnie Mindell und Process Work, ebenso das Grundmodell für die Verhandlung mit dieser inneren Gestalt, das wir in Kapitel 17 vorstellen.

9 Dieser wunderschöne Ausdruck stammt von Ya'Acov Darling Khan. Er ist einer von Sjanies spirituellen Lehrern und Verfasser des Buches *Jaguar in the Body, Butterfly in the Heart* (Hay House, 2017).

10 Dieser Gedanke kam Alexandra während des zweiten Moduls unseres Menstruality-Leadership-Programms im Jahr 2012; mehr dazu unter www.menstrualityleadership.com.

11 Vielen Dank an Sjanies *Movement-Medicine*-Kollegin Catherine Wright, die Neugier und Mitgefühl als die beiden Grundvoraussetzungen für die Arbeit mit Suchtkranken benennt.

12 Das ganze Gespräch zwischen Alexandra, Susannah und Ya'Acov über die Wechseljahre und Beziehungen kannst du dir auf dem YouTube-Kanal der *Red School* anhören.

13 Laut einem Bericht des National Center for Health Statistics (NCHS) in den USA: Monaco, K. (2018), *Suicide Rate in Women Jumps by 50 %:* www.medpagetoday.com/psychiatry/depression/73485 [abgerufen am 20. Februar 2022].

14 Vielen Dank an die Yogalehrerin Frances Lewis, die den Ausdruck *menopause gap year* geprägt hat, den wir sehr lieben.

15 Die Einführung von Zuhörpartnerschaften in unsere Arbeit wurde inspiriert durch Sjanies Erfahrung mit der wunderbaren Elternorganisation *Hand in Hand*: www.handinhandparenting.org.

16 Codrington, K. (2022), *Second Spring*, HarperCollins.

17 Jane Bennett, Autorin mehrerer Bücher, darunter *The Pill: Are you sure it's for you?*, (Allen and Unwin, 2008), gemeinsam verfasst mit Alexandra Pope.

18 A. d. Ü.: Als Domdenken bezeichnet man die Fähigkeit, visionär vorauszuplanen und Projekte zu konzipieren, die sich über lange Zeiträume erstrecken – wie im Dombauwesen üblich.

QUELLEN

Angebote und Ressourcen rund um Wechseljahre und Menopause
Ein kostenloses Onlineangebot zur Unterstützung, Information und Hilfestellung für die Wechseljahre inklusive Selbsthilfe-Tools für Prämenopause und Menopause. Außerdem findest du hier Hinweise auf natürliche Hilfsmittel und Tipps für deine Gesundheit: *www.redschool.net/for-menopause.*

Wechseljahres-Onlinekurs – Menopause: The Great Awakener
Werde Mitglied der weltweiten *Red-School*-Community und nimm teil am sechswöchigen Live-Onlinekurs, den wir jährlich durchführen: *www.redschoolmenopause.com.*

Führungsstärke durch Menstrualität – Menstruality-Leadership-Programme
Das weltweit erste Führungskräfteprogramm für alle, die Pionierarbeit leisten, die Welt verändern, andere fördern und Verantwortung übernehmen wollen und dabei durch die Kraft des Menstruationszyklus und der bewusst erlebten Wechseljahre die eigene volle Autorität und Führungsrolle entfalten möchten: *www.menstrualityleadership.com.*

Weitere Möglichkeiten zur Persönlichkeitsentwicklung und Ausbildung findest du auf *www.redschool.net/programmes.*

Podcast zum Thema Menstrualität – Red School's menstruality podcast
Folge den inspirierenden Gesprächen mit den Pionier*innen und Verantwortlichen, die das Menstruationszyklusbewusstsein (MZB) und die bewusst erlebten Wechseljahre ins Zentrum des Lebens rücken: *www.redschool.net/podcast.*

Red School Online Community
Wir heißen dich willkommen auf *www.redschool.net/community.*

ÜBER DIE *RED SCHOOL*

Bei *Red School* leisten wir Pionierarbeit auf dem neu entstehenden Gebiet der Menstrualität. Wir haben die Vision, dass das Menstruationszyklusbewusstsein (MZB) und die bewusst erlebten Wechseljahre in jeder Vorstandsetage, in jedem Klassenzimmer und bei jeder Diskussion am Esstisch überall auf der Erde zunehmenden Stellenwert genießen.

Wir haben über 10 000 Stunden investiert, um diesen radikal neuen Ansatz für Gesundheit, Kreativität, Führungsstärke und spirituelles Leben zu entwickeln. Nun konzentrieren wir uns darauf, die führenden Vertreter*innen der weltweiten Menstrualitätsbewegung zu fördern, zu schulen und für unsere Sache zu begeistern.

Wir informieren weltweit über den psycho-spirituellen Reifungsprozess von der Menarche bis zur Menopause. Unsere Mission lautet, die Lebensenergie, Kreativität und Autorität der Menschheit durch die Magie des Zyklusbewusstseins und die bewusst erlebten Wechseljahre zu aktivieren.

www.redschool.net

DANKSAGUNG

Die Unterstützung und die Liebe vieler Menschen haben dieses Buch ermöglicht. Wir danken euch von ganzem Herzen.

Unser Dank richtet sich an alle, deren Zitate und Geschichten wir in dieses Buch aufnehmen durften, und an die Menschen, die an unseren Programmen teilgenommen haben, vor allem am Kurs über die Wechseljahre und Menopause. Ihr habt dazu beigetragen, dass unsere Arbeit mit Leben erfüllt wurde.

Wir danken dem wunderbaren Team von Hay House, darunter Michelle Pilley, Jo Burgess, Julie Oughton, Helen Rochester, unserer großartigen Lektorin Debra Wolter und der Coverdesignerin Kam Bains, für die Sorgfalt und Umsicht bei der Entstehung dieses Buches.

Ebenso danken wir unseren Erstleserinnen und Kritikerinnen für ihre Einsatzbereitschaft, Liebe und Klugheit: Penny Fuller, Jenny Smith, Laura Tonello, Anna Cole, Louise Ryder und Jady Mountjoy. Unserer einfühlsamen Leserin L. Barlow sind wir dankbar für ihre wertvollen Anregungen und ihre Aufmerksamkeit.

Wir möchten unserem fantastischen Team der *Red School* danken, das während unseres Schreibprozesses das Heft in die Hand genommen hat: Sophie Jane Hardy und Louise Ryder. Und unseren Dozentinnen Penny Fuller, Jady Mountjoy, Abi Denyer

Bewick und Jane Watson für ihr unermüdliches Engagement und ihre Mitarbeit bei der *Red School.* Unser Dank geht außerdem an Abi Denyer Bewick für ihre Einführung in das Thema Inklusion sowie an Jayne Power für ihre göttlichen Kochkünste während unseres Schreib-Retreats.

Zutiefst dankbar sind wir Sjanies Familie: ihrem Ehemann Curt für seine Geduld, seinen Weitblick und seinen schwarzen Humor und ihren Töchtern Lucia und Amala.

Und nicht zuletzt wollen wir die Beständigkeit unserer Partnerschaft feiern und die Freude, die uns die gemeinsame Arbeit an diesem Buch bereitet hat.

REGISTER

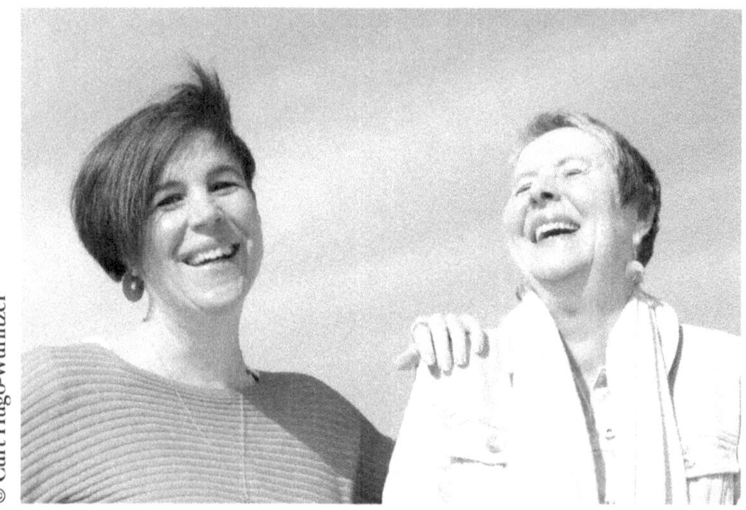

Sjanie Hugo-Wurlitzer und Alexandra Pope

ÜBER DIE AUTORINNEN

Die beiden Leiterinnen der *Red School,* Alexandra Pope und Sjanie Hugo-Wurlitzer, haben einen radikal neuen Ansatz für Gesundheit und Wohlbefinden, Kreativität, Führungsstärke und spirituelles Leben entwickelt, der auf der Kraft des Menstruationszyklus beruht.

Zusammen bringen sie 45 Jahre Erfahrung in der Erforschung und Vermittlung der Kraft des Menstruationszyklus und der Initiationsreise von der Menarche bis zu den Wechseljahren mit. Mit ihrem Buch legen sie ein neues Nachschlagewerk über diesen psychologischen und spirituellen Prozess vor und bilden damit die Speerspitze des neu entstehenden Gebietes der Menstrualitätsforschung, um Frauen und Menschen mit Zyklus zu unterstützen.

In ihrem Buch *Wild Power: Dein Zyklus als Quelle weiblicher Kraft* vereinen sie Fachwissen aus den Bereichen Psychotherapie, Hypnotherapie, Lebensberatung, Entspannungs- und Bewegungstechniken, Lehre und Moderation. Als Expertinnen auf dem Gebiet des weiblichen Wohlergehens und der Spiritualität bilden sie ein äußerst kreatives und produktives Team, das sein Werk mit einer gehörigen Dosis respektlosen Humors würzt.

www.redschool.net

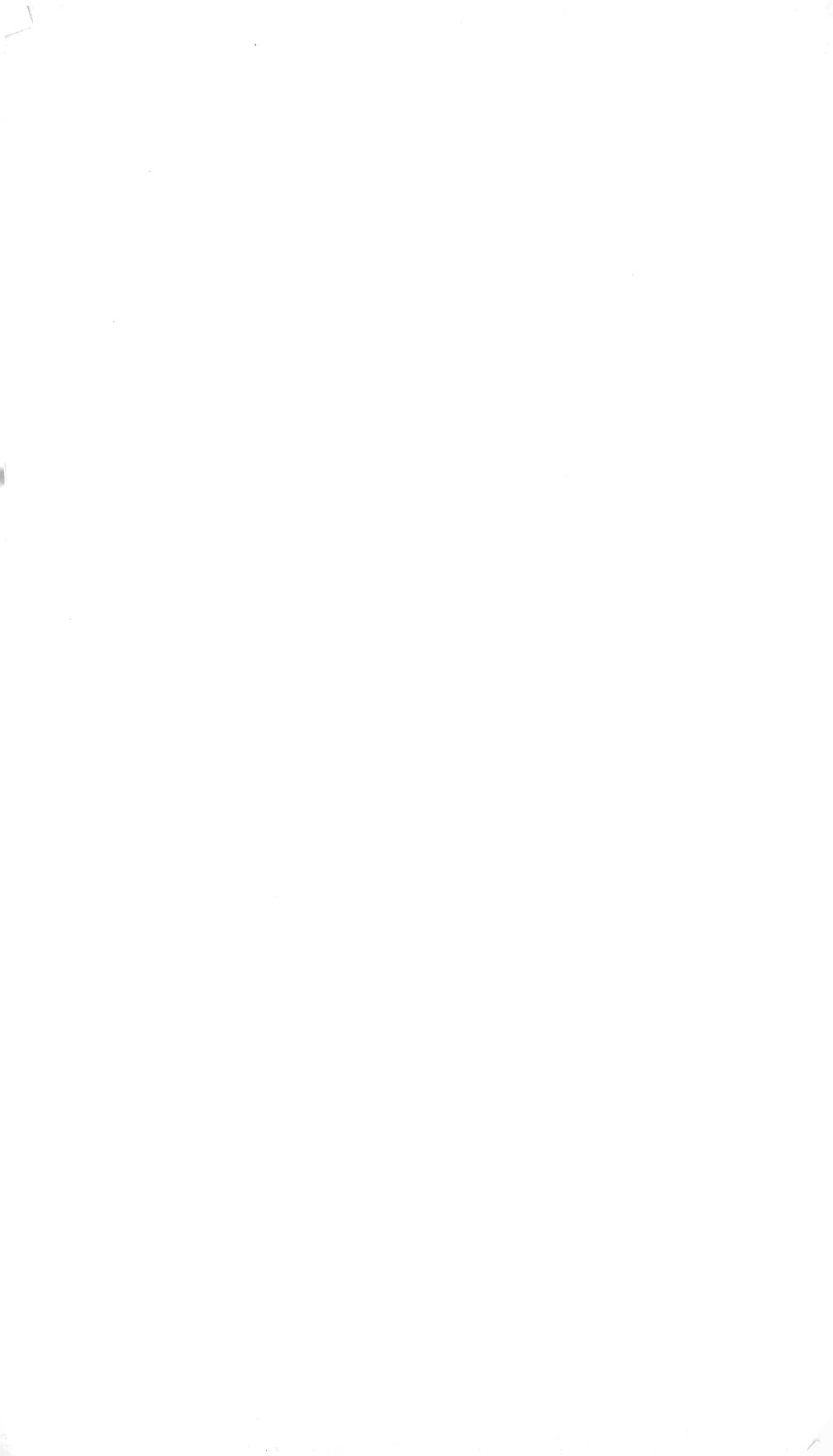